U0211411

中华医学
百科全书

军事与特种医学

军事环境医学

国家出版基金项目
NATIONAL PUBLICATION FOUNDATION

中国协和医科大学出版社

图书在版编目 (CIP) 数据

军事环境医学 / 汪海主编 . —北京：中国协和医科大学出版社，2017.7
（中华医学百科全书）
ISBN 978-7-5679-0652-5

Ⅰ.①军…　Ⅱ.①汪…　Ⅲ.①军事医学－环境医学　Ⅳ.① R82 ② R12

中国版本图书馆 CIP 数据核字 (2017) 第 070488 号

中华医学百科全书·军事环境医学

主　　编：汪　海

编　　审：孙　海

责任编辑：左　谦　刘　婷

出版发行：**中国协和医科大学出版社**
　　　　　（北京东单三条九号　邮编 100730　电话 010-6526 0431）

网　　址：www.pumcp.com

经　　销：新华书店总店北京发行所

印　　刷：北京雅昌艺术印刷有限公司

开　　本：889×1230　1/16 开

印　　张：14

字　　数：360 千字

版　　次：2017 年 7 月第 1 版

印　　次：2017 年 7 月第 1 次印刷

定　　价：180.00 元

ISBN 978-7-5679-0652-5

《中华医学百科全书》编纂委员会

许媛	许腊英	那彦群	阮长耿	阮时宝	孙宁	孙光
孙皎	孙锟	孙长颢	孙少宣	孙立忠	孙则禹	孙秀梅
孙建中	孙建方	孙贵范	孙海晨	孙景工	孙颖浩	孙慕义
严世芸	苏川	苏旭	苏荣扎布	杜元灏	杜文东	杜治政
杜惠兰	李龙	李飞	李东	李宁	李刚	李丽
李波	李勇	李桦	李鲁	李磊	李燕	李冀
李大魁	李云庆	李太生	李曰庆	李玉珍	李世荣	李立明
李永哲	李志平	李连达	李灿东	李君文	李劲松	李其忠
李若瑜	李松林	李泽坚	李宝馨	李建勇	李映兰	李莹辉
李继承	李森恺	李曙光	杨凯	杨恬	杨健	杨化新
杨文英	杨世民	杨世林	杨伟文	杨克敌	杨国山	杨宝峰
杨炳友	杨晓明	杨跃进	杨腊虎	杨瑞馥	杨慧霞	励建安
连建伟	肖波	肖南	肖永庆	肖海峰	肖培根	肖鲁伟
吴东	吴江	吴明	吴信	吴令英	吴立玲	吴欣娟
吴勉华	吴爱勤	吴群红	吴德沛	邱建华	邱贵兴	邱海波
邱蔚六	何维	何勤	何方方	何绍衡	何春涤	何裕民
余争平	余新忠	狄文	冷希圣	汪海	汪受传	沈岩
沈岳	沈敏	沈铿	沈卫峰	沈心亮	沈华浩	沈俊良
宋国维	张泓	张学	张亮	张强	张霆	张澍
张大庆	张为远	张世民	张志愿	张丽霞	张伯礼	张宏誉
张劲松	张奉春	张宝仁	张宇鹏	张建中	张建宁	张承芬
张琴明	张富强	张新庆	张潍平	张德芹	张燕生	陆华
陆付耳	陆伟跃	陆静波	阿不都热依木·卡地尔		陈文	陈杰
陈实	陈洪	陈琪	陈楠	陈薇	陈士林	陈大为
陈文祥	陈代杰	陈红风	陈尧忠	陈志南	陈志强	陈规化
陈国良	陈佩仪	陈家旭	陈智轩	陈锦秀	陈誉华	邵蓉
邵荣光	武志昂	其仁旺其格	范明	范炳华	林三仁	林久祥
林子强	林江涛	林曙光	杭太俊	欧阳靖宇	尚红	果德安
明根巴雅尔	易定华	易著文	罗力	罗毅	罗小平	罗长坤
罗永昌	罗颂平	帕尔哈提·克力木		帕塔尔·买合木提·吐尔根		
图门巴雅尔	岳建民	金玉	金奇	金少鸿	金伯泉	金季玲
金征宇	金银龙	金惠铭	郁琦	周兵	周林	周永学
周光炎	周灿全	周良辅	周纯武	周学东	周宗灿	周定标
周宜开	周建平	周建新	周荣斌	周福成	郑一宁	郑家伟
郑志忠	郑金福	郑法雷	郑建全	郑洪新	郎景和	房敏
孟群	孟庆跃	孟静岩	赵平	赵群	赵子琴	赵中振

赵文海	赵玉沛	赵正言	赵永强	赵志河	赵彤言	赵明杰
赵明辉	赵耐青	赵继宗	赵铱民	郝 模	郝小江	郝传明
郝晓柯	胡 志	胡大一	胡文东	胡向军	胡国华	胡昌勤
胡晓峰	胡盛寿	胡德瑜	柯 杨	查 干	柏树令	柳长华
钟翠平	钟赣生	香多·李先加		段 涛	段金廒	段俊国
侯一平	侯金林	侯春林	俞光岩	俞梦孙	俞景茂	饶克勤
姜小鹰	姜玉新	姜廷良	姜国华	姜柏生	姜德友	洪 两
洪 震	洪秀华	洪建国	祝庆余	祝陈晨	姚永杰	姚祝军
秦 川	袁文俊	袁永贵	夏慧敏	晋红中	粟占国	贾 波
贾建平	贾继东	夏照帆	倪 鑫	倪 健	徐 军	徐 晨
钱忠直	钱家鸣	钱焕文	徐克前	徐金华	徐建国	徐勇勇
徐永健	徐志云	徐志凯	高 晞	高志贤	高志强	高学敏
徐桂华	凌文华	高 妍	高思华	高润霖	郭 岩	郭小朝
高金明	高健生	高树中	郭海英	唐 强	唐朝枢	唐德才
郭长江	郭巧生	郭宝林	陶·苏和	陶广正	陶永华	陶芳标
诸欣平	谈 勇	谈献和	黄人健	黄叶莉	黄宇光	黄国宁
陶建生	黄 峻	黄 烽	萧树东	梅长林	曹 佳	曹广文
黄国英	黄跃生	黄璐琦	曹济民	曹雪涛	曹德英	龚千锋
曹务春	曹建平	曹洪欣	常耀明	崔 蒙	崔丽英	庚石山
龚守良	龚非力	袭著革	章友康	章锦才	章静波	梁显泉
康 健	康廷国	康宏向	屠鹏飞	隆 云	绳 宇	巢永烈
梁铭会	梁繁荣	谌贻璞	彭晓忠	彭瑞云	彭毅志	
彭 成	彭 勇	彭明婷	葛立宏	董方田	蒋力生	蒋建东
斯拉甫·艾白		葛 坚	韩德民	惠延年	粟晓黎	程 伟
蒋建利	蒋澄宇	韩晶岩	曾 苏	曾小峰	曾正陪	曾学思
程天民	程训佳	童培建	蒲传强	赖西南	赖新生	詹启敏
曾益新	谢 宁	谢立信	窦德强	赫 捷	蔡 威	裴国献
詹思延	鲍春德	窦科峰	廖品正	谭仁祥	谭先杰	翟所迪
裴晓方	裴晓华	管柏林	樊巧玲	樊代明	樊立华	樊明文
熊大经	熊鸿燕	樊飞跃	潘柏申	潘桂娟	薛社普	薛博瑜
黎源倩	颜 虹	潘国宗				
魏光辉	魏丽惠	藤光生				

《中华医学百科全书》学术委员会

梁文权　　梁德荣　　彭名炜　　董　怡　　温　海　　程元荣　　程书钧
程伯基　　傅民魁　　曾长青　　曾宪英　　裘雪友　　甄永苏　　褚新奇
蔡年生　　廖万清　　樊明文　　黎介寿　　薛　淼　　戴行锷　　戴宝珍
戴尅戎

《中华医学百科全书》工作委员会

尹昭云　　军事医学科学院卫生学环境医学研究所

龙超良　　军事医学科学院卫生学环境医学研究所

邢安辉　　北部战区解放军疾病预防控制中心

吕志忠　　军事医学科学院卫生学环境医学研究所

刘　卫　　军事医学科学院卫生学环境医学研究所

刘　兵　　西部战区军事医学研究所

刘嘉瀛　　军事医学科学院卫生学环境医学研究所

杜桂仙　　军事医学科学院卫生学环境医学研究所

李　曦　　军事医学科学院卫生学环境医学研究所

李凤芝　　军事医学科学院卫生学环境医学研究所

李文选　　军事医学科学院卫生学环境医学研究所

李佩尧　　军事医学科学院卫生学环境医学研究所

李培兵　　军事医学科学院卫生学环境医学研究所

李等松　　西部战区军事医学研究所

杨丹凤　　军事医学科学院卫生学环境医学研究所

杨成君　　北部战区解放军疾病预防控制中心

肖忠海　　军事医学科学院卫生学环境医学研究所

吴铭权　　军事医学科学院卫生学环境医学研究所

何子安　　军事医学科学院卫生学环境医学研究所

佘晓俊　　军事医学科学院卫生学环境医学研究所

汪　海　　军事医学科学院科学技术委员会

汪济民　　军事医学科学院卫生学环境医学研究所

沈兴华　　第二军医大学海军医学系

张东祥　　军事医学科学院卫生学环境医学研究所

张延坤　　军事医学科学院卫生学环境医学研究所

张是敬　　军事医学科学院卫生学环境医学研究所

张黎明　　第二军医大学海军医学系

林本成　　军事医学科学院卫生学环境医学研究所

金　宏　　军事医学科学院卫生学环境医学研究所

宗兆文　　第二军医大学海军医学系

赵小玲　　军事医学科学院卫生学环境医学研究所

洪　燕　　军事医学科学院卫生学环境医学研究所

聂鸿靖　　军事医学科学院卫生学环境医学研究所

袭著革　　军事医学科学院卫生学环境医学研究所

崔　博　　军事医学科学院卫生学环境医学研究所

蔡建明　　第二军医大学海军医学系

颜培华　　军事医学科学院卫生学环境医学研究所

前　言

　　《中华医学百科全书》终于和读者朋友们见面了！

　　古往今来，凡政通人和、国泰民安之时代，国之重器皆为科技、文化领域的鸿篇巨制。唐代《艺文类聚》、宋代《太平御览》、明代《永乐大典》、清代《古今图书集成》等，无不彰显盛世之辉煌。新中国成立后，国家先后组织编纂了《中国大百科全书》第一版、第二版，成为我国科学文化事业繁荣发达的重要标志。医学的发展，从大医学、大卫生、大健康角度，集自然科学、人文社会科学和艺术之大成，是人类社会文明与进步的集中体现。随着经济社会快速发展，医药卫生领域科技日新月异，知识大幅更新。广大读者对医药卫生领域的知识文化需求日益增长，因此，编纂一部医药卫生领域的专业性百科全书，进一步规范医学基本概念，整理医学核心体系，传播精准医学知识，促进医学发展和人类健康的任务迫在眉睫。在党中央、国务院的亲切关怀以及国家各有关部门的大力支持下，《中华医学百科全书》应运而生。

　　作为当代中华民族"盛世修典"的重要工程之一，《中华医学百科全书》肩负着全面总结国内外医药卫生领域经典理论、先进知识，回顾展现我国卫生事业取得的辉煌成就，弘扬中华文明传统医药璀璨历史文化的使命。《中华医学百科全书》将成为我国科技文化发展水平的重要标志、医药卫生领域知识技术的最高"检阅"、服务千家万户的国家健康数据库和医药卫生各学科领域走向整合的平台。

　　肩此重任，《中华医学百科全书》的编纂力求做到两个符合：一是符合社会发展趋势。全面贯彻以人为本的科学发展观指导思想，通过普及医学知识，增强人民群众健康意识，提高人民群众健康水平，促进社会主义和谐社会构建；二是符合医学发展趋势。遵循先进的国际医学理念，以"战略前移、重心下移、模式转变、系统整合"的人口与健康科技发展战略为指导。同时，《中华医学百科全书》的编纂力求做到两个体现：一是体现科学思维模式的深刻变革，即学科交叉渗透/知识系统整合；二是体现继承发展与时俱进的精神，准确把握学科现有基础理论、基本知识、基本技能以及经典理论知识与科学思维精髓，深刻领悟学科当前面临的交叉渗透与整合转化，敏锐洞察学科未来的发展趋势与突破方向。

　　作为未来权威著作的"基准点"和"金标准"，《中华医学百科全书》编纂过程中，制定了严格的主编、编者遴选原则，聘请了一批在学界有相当威望、具有较高学术造诣和较强组织协调能力的专家教授（包括多位两院院士）担任大类主编和学科卷主编，确保全书的科学性与权威性。另外，还借鉴了已有百科全书的编写经验。鉴于《中华医学百科全书》的编纂过程本身带有科学研究性质，还聘请了若干科研院所的科研管理专家作为特约编审，站在科研管理的高度为全书的顺利编纂保驾护航。除了编者、编审队伍外，还制订了详尽的质量保证计划。编纂委员会和工作委员会秉持质量源于设计的理念，共同制订了一系列配套的质量控制规范性文件，建立了一套切实可行、行之有效、效率最优的编纂质量管理方案和各种情况下的处理原则及预案。

《中华医学百科全书》的编纂实行主编负责制，在统一思想下进行系统规划，保证良好的全程质量策划、质量控制、质量保证。在编写过程中，统筹协调学科内各编委、卷内条目以及学科间编委、卷间条目，努力做到科学布局、合理分工、层次分明、逻辑严谨、详略有方。在内容编排上，务求做到"全准精新"。形式"全"：学科"全"，册内条目"全"，全面展现学科面貌；内涵"全"：知识结构"全"，多方位进行条目阐释；联系整合"全"：多角度编制知识网。数据"准"：基于权威文献，引用准确数据，表述权威观点；把握"准"：审慎洞察知识内涵，准确把握取舍详略。内容"精"："一语天然万古新，豪华落尽见真淳。"内容丰富而精炼，文字简洁而规范；逻辑"精"："片言可以明百意，坐驰可以役万里。"严密说理，科学分析。知识"新"：以最新的知识积累体现时代气息；见解"新"：体现出学术水平，具有科学性、启发性和先进性。

《中华医学百科全书》之"中华"二字，意在中华之文明、中华之血脉、中华之视角，而不仅限于中华之地域。在文明交织的国际化浪潮下，中华医学汲取人类文明成果，正不断开拓视野，敞开胸怀，海纳百川般融入，润物无声状拓展。《中华医学百科全书》秉承了这样的胸襟怀抱，广泛吸收国内外华裔专家加入，力求以中华文明为纽带，牵系起所有华人专家的力量，展现出现今时代下中华医学文明之全貌。《中华医学百科全书》作为由中国政府主导，参与编纂学者多、分卷学科设置全、未来受益人口广的国家重点出版工程，得到了联合国教科文等组织的高度关注，对于中华医学的全球共享和人类的健康保健，都具有深远意义。

《中华医学百科全书》分基础医学、临床医学、中医药学、公共卫生学、军事与特种医学和药学六大类，共计144卷。由中国医学科学院/北京协和医学院牵头，联合军事医学科学院、中国中医科学院和中国疾病预防控制中心，带动全国知名院校、科研单位和医院，有多位院士和海内外数千位优秀专家参加。国内知名的医学和百科编审汇集中国协和医科大学出版社，并培养了一批热爱百科事业的中青年编辑。

回览编纂历程，犹然历历在目。几年来，《中华医学百科全书》编纂团队呕心沥血，孜孜矻矻。组织协调坚定有力，条目撰写字斟句酌，学术审查一丝不苟，手书长卷撼人心魂……在此，谨向全国医学各学科、各领域、各部门的专家、学者的积极参与以及国家各有关部门、医药卫生领域相关单位的大力支持致以崇高的敬意和衷心的感谢！

《中华医学百科全书》的编纂是一项泽被后世的创举，其牵涉医学科学众多学科及学科间交叉，有着一定的复杂性；需要体现在当前医学整合转型的新形式，有着相当的创新性；作为一项国家出版工程，有着毋庸置疑的严肃性。《中华医学百科全书》开创性和挑战性都非常强。由于编纂工作浩繁，难免存在差错与疏漏，敬请广大读者给予批评指正，以便在今后的编纂工作中不断改进和完善。

刘德培

凡　例

一、《中华医学百科全书》（以下简称《全书》）按基础医学类、临床医学类、中医药学类、公共卫生类、军事与特种医学类、药学类的不同学科分卷出版。一学科辑成一卷或数卷。

二、《全书》基本结构单元为条目，主要供读者查检，亦可系统阅读。条目标题有些是一个词，例如"胎病"；有些是词组，例如"五色主病"。

三、由于学科内容有交叉，会在不同卷设有少量同名条目。例如《军队流行病学》《卫生事业管理学》都设有"突发公共卫生事件"条目。其释文会根据不同学科的视角不同各有侧重。

四、条目标题上方加注汉语拼音，条目标题后附相应的外文。例如：

jūnshì huánjìng yīxué
军事环境医学（military environmental medicine）

五、本卷条目按学科知识体系顺序排列。为便于读者了解学科概貌，卷首条目分类目录中条目标题按阶梯式排列，例如：

军事寒区环境医学 ……………………………………………………

　寒区气候环境 ……………………………………………………

　高原寒冷环境 ……………………………………………………

　环境冷强度 ……………………………………………………

　人体低温效应 ……………………………………………………

　　热交换 ……………………………………………………

六、各学科都有一篇介绍本学科的概观性条目，一般作为本学科卷的首条。介绍学科大类的概观性条目，列在本大类中基础性学科卷的学科概观性条目之前。

七、条目之中设立参见系统，体现相关条目内容的联系。一个条目的内容涉及其他条目，需要其他条目的释文作为补充的，设为"参见"。所参见的本卷条目的标题在本条目释文中出现的，用蓝色楷体字印刷；所参见的本卷条目的标题未在本条目释文中出现的，在括号内用蓝色楷体字印刷该标题，另加"见"字；参见其他卷条目的，注明参见条所属学科卷名，如"参见□□□卷"或"参见□□□卷□□□□"。

八、《全书》医学名词以全国科学技术名词审定委员会审定公布的为标准。同一概念或疾病在不同学科有不同命名的，以主科所定名词为准。字数较多，释文中拟用简称的名词，每个条目中第一次出现时使用全称，并括注简称，例如：甲型病毒性肝炎（简称甲肝）。个别众所周知的名词直接使用简称、缩写，例如：B 超。药物名称参照《中华人民共和国药典》2015 年版和《国家基本药物目录》2012 年版。

九、《全书》量和单位的使用以国家标准 GB 3100～3102—1993《量和单位》为准。援引古籍或外文时维持原有单位不变。必要时括注与法定计量单位的换算。

十、《全书》数字用法以国家标准 GB/T 15835—2011《出版物上数字用法》为准。

十一、正文之后设有内容索引和条目标题索引。内容索引供读者按照汉语拼音字母顺序查检条目和条目之中隐含的知识主题。条目标题索引分为条目标题汉字笔画索引和条目外文标题索引，条目标题汉字笔画索引供读者按照汉字笔画顺序查检条目，条目外文标题索引供读者按照外文字母顺序查检条目。

十二、部分学科卷根据需要设有附录，列载本学科有关的重要文献资料。

目　录

和机制研究。动物实验旨在解决人的问题，必将动物实验结果推广至人体。动物实验与人体试验相结合尤为重要，有时需要在自然或模拟军事环境的舱室中进行人体试验，还应在诊治伤病员的实践中进行充分观察和研究。

实验室研究与现场研究相结合　在战争现场、武器装备实验现场、特殊作业与事故现场、疾病流行现场及医院现场，可观察到损伤环境和伤员的第一手资料、验证防治措施和防护标准，但必须由实验室研究补充其不足。实验室研究应注重现场实践中的重大问题，设计周密的单因素或多因素研究，提高军事环境医学研究的水平和效益。

宏观研究与微观研究相结合　宏观和微观是对立的统一体。从国家和军队的方针政策、任务与需求做宏观考虑是全局和方向问题，军事环境医学研究为部队制定的策略与措施必须符合军队的需要与实际可能，以人群为主要对象。军事环境因素致伤可在整体、器官水平进行研究，更重要的是细胞及分子水平的微观研究，因为微观的改变出现得更早。分子生物学的迅速发展为从分子水平研究军事环境因素致伤规律、防治途径与措施提供了重要手段。采取宏观与微观相结合的方法才能解决军事环境医学研究中的关键技术问题。

理论研究与实践研究相结合　理论是从实践中总结出来的规律性认识，实践离开理论指导必然陷入盲目性。如军事环境医学研究环境与健康的关系，旨在提出卫生标准，作为军事作业环境卫生检测、监督的根据；卫生监测的结果又成为修订卫生标准、改善和提高生活质量、增进健康、提高战斗力措施的科学依据。军事环境医学研究必须与部队卫勤需求相结合，这也是理论与实际结合的重要方面。

定性研究与定量研究相结合　生命过程是质与量的矛盾统一体，健康是质与量相互依存、互相转化关系在生命过程中的反映。军事环境医学研究必须采取定性与定量相结合的方法，研究军事作业环境与健康的关系，这两者都是复杂的、多因素的、不断变化的。要重视统计学在军事环境医学研究中的应用，重视数据的搜集、整理、分析，认识事物的数量特征，以正确认识事物的规律性。

环境-社会-心理-工程-生物医学模式　医学模式是人类在与疾病抗争和认识自身生命过程的实践中得出的对医学本质的概括，对增进健康、防控疾病起着重要作用，并随医学发展和人类健康需求的变化而演变。20世纪以来，全球疾病谱和死因谱发生了明显变化，传染病减少，与环境-社会-心理因素密切相关疾病的死亡率跃居首位，生物医学逐渐演变为环境-社会-心理-工程-生物医学模式是医学发展的必然。该医学模式认为，经济、政治、文化、环境、社会心理、生活习惯、行为方式等因素均影响健康，最终通过个体的生理及心理变化发挥作用。医学模式的转变是增进健康、提高战斗力的重要保证，对军事环境医学发展也将产生巨大影响。

与其他学科关系　军事环境医学为综合性学科领域，与基础医学、临床医学、医学工程及管理科学之间有密切的关系。

基础医学　人体在受到环境因素的刺激后，可出现防御反应或损伤。冷、热、低氧等为外在环境因素，往往与装备因素如噪声、非电离辐射、振动、有毒有害物质等，与人体的内在因素如能量摄入不足、失水、疲劳等，与精神应激如创伤效应、孤独、信息过多等共同作用于人体，形成复杂的应激刺激，人体的反应及平衡调节机制也更为复杂。基础医学研究机体在复杂环境下的变化与平衡调节，以阐明其机制。如军事环境病理生理学研究机体在军事作业环境作用下各系统的病理生理学变化及其机制，军事环境药理学研究药物对机体在军事环境作用下平衡调节恢复的影响及其机制。

临床医学　军事作业环境可引起不同类型的损伤，如冻伤、低体温、中暑、急性高原反应、高原冻伤、急性肺水肿、急性脑水肿、高原心脏病、高原红细胞增多症及皮肤病等相关疾病；除躯体损伤外，还可引起心理应激与损害，其防治均涉及临床医学。随着武器装备的发展更新、新武器的出现，随着军事作业种类的增多、战场范围和信息化规模的扩大，军事环境医学将面临一系列新问题，更需要与临床医学携手解决。

医学工程　军事环境因素对官兵健康的影响与损伤防护，仅靠习服训练提高适应能力是无法完全解决的，还需要采用医学工程手段，利用工程技术方法加以解决。如在冷环境中，尽管人体可通过自身调节增加产热、减少散热，以及通过冷习服训练提高耐寒力，但仍不足以抵御严寒的侵袭，还须借助服装、装备、防护设施等进行行为调节，扩大生存、生活空间。随着科学技术发展，医学工程可采用新材料、新技术、新工艺研制新服装、新装备和防护设施等，进一步扩大人类的生存和生活空间。

管理科学　军事环境医学涉及面广，解决问题的手段多样，仅靠传统方法、药物、装备难以消除影响、危害官兵健康与战斗力的有害因素。还需开展习服训练、制定标准和方案，与指挥、训练、装备、条令制定等部门协调，通过组织、管理、技术等途径有效加以解决，因此与管理科学有密切的关系。

发展趋势　历次战争、重大战役均发生在寒区、热区、高原、沙漠或岛礁地区，凸显了军事环境医学在保障战争等军事行动和国家安全中的重要地位。未来战争的发展趋势是高技术、多兵种联合作战，作战规模、手段、时间、空间将发生明显变化，随着战争向技术密集型、智能密集型发展，对快速机动、远程作战要求更高，给军事环境医学提出许多新问题。军事环境医学为满足卫勤保障需求，运用多学科的理论、概念、技术和方法协同攻关，深化卫勤保障需求研究，在促进学科发展的同时，更好地为部队服务，主要进行以下几方面研究。

军事环境医学保障体系　立足现代医学前沿，建立环境因素侦检与模拟、评估与预警、健康维护和损伤救治体系，研制创新药物、装备、标准、方案、健康评价与辅助决策系统，充分发挥研究机构与后方医院的技术优势和指导作用，形成特色技术、核心技术和优势技术，提高军事作业能力。

环境因素侦检与疾病控制　研究高技术战争条件下环境因素的侦检与模拟，探索气象变化规律，深入研究军事生物气象学，建立习服训练、损伤预防及军事训练等的气候区划，减少环境因素损伤与训练伤。

复合因素损伤防治与习服　在单一环境因素损伤与习服研究的基础上，开展复合环境因素损伤与习服研究，包括环境因素、作业危害因素、心理因素对官兵健康和战斗力的影响，人体对复合因素刺激的反应，复合因素的致伤特点、规律、救治与防护措施，加速人体复合环境因素习服机制与生物学调控措施等内容，以利于部队在相应地区的快速机动与集结。

单兵生命监测系统　研制小型化、信息化、模块化以及有定位功能的新一代单兵生命监测系统，将单兵装备与军事作业环境因素的生理功能影响预测、环境因素心理应激检测、伤病诊断与救治整合在一起，提高官兵战斗力和卫勤保障能力。

战争环境心理应激与干预　研究在军事作业、反恐、遇险营救等情况下，官兵心理应激特点与规律，智力疲劳与认知能力损害效应，心理应激障碍评价，心理干预与药物治疗等防护措施、方案等。尤其应加强部队心理卫生研究，注重自然环境、作业环境与心理生理的交互作用，提高官兵心理健康水平和战斗力。

自然疫源性疾病的快速侦检　开展特异性强、敏感性高、操作简便的自然疫源性疾病快速侦检技术研究，建立流行病学数据库。部队在通过或进驻自然疫源地前，做好流行病学侦察、掌握当地传染病流行情况，开展卫生教育并采取有效防护措施。

医学防护信息和辅助决策系统　根据环境因素损伤的流行病学特点，环境危害因素与个体易感因素调查，提出官兵健康监控指标、方法与实施规程，制订突发事件处置预案。

基础研究　应用分子生物学、靶向创新药物与药物基因组学、表观遗传学、转化医学、整合医学等新技术、新概念、新理论，探讨环境因素损伤分子机制与损伤预警生物标志物，阐明环境因素损伤的关键病理生理学环节，提高研究水平与解决问题能力。

（汪　海　刘嘉瀛）

jūnshì gāoyuán huánjìng yīxué

军事高原环境医学（military high altitude environmental medicine）

研究部队官兵在高原环境所受有害环境因素对健康和军事作业能力的影响及增进健康、增强军事作业能力措施的学科。是军事医学的重要组成部分。中国人民解放军军事高原环境医学对保障高原地区部队的军事行动和非战争军事行动，对支撑高原地区的经济开发、极地科考及提高高原人群的生活水平都有重要意义。中国西南部高原地区是国防战略要地，发生高原局部战争的可能性依然存在，高原地区恶劣环境对驻守官兵机体造成严重损伤。因此，如何保障和提高高原部队有生力量和军事作业能力，是军事高原环境医学研究领域中的主要方向和任务，在国防现代化建设中占有重要地位。

简史　包括国外高原医学简史和中国高原医学简史。

国外高原医学　1509年国外最早记录的高原病是基于感性认识，描述了人体进驻高原后的不适感觉。1853年，沙赫邱等人首次提出了人到高原出现的有关症状与空气中氧分压降低有关的假设。保罗伯特首次采用减压舱模拟高原环境，观察到当机体处于高原环境时，低氧、低气压是产生高原病的根本原因，若受试者同时吸氧，完全可以改善高原低氧、低气压所引起的症状，他被尊称为高原生理学之父。1878年，他发表的经典著作《大气压力》（La pression barométrique）被认为是最早、最权威的高空生理学专著。

国外由于实验生理学、登山、旅游及传教活动的发展，于19世纪末开始对高原病进行实验研究，特别是注重高原现场流行病学调查。为此，1901年意大利著名高山生理学家莫索在阿尔卑斯山的玫瑰峰上建立了世界上第一座高山研究站，即玫瑰峰研究站。世界上许多高原科学家云集于此，从事高原医学研究。此后，许多国家相继建成了高山医学研究站，如奥地利达符高山研究站、瑞士中部的荣弗劳研究站及美国加州的白山研究站等，通过动物实验和人体观察，逐渐对高原环境对机体的影响产生了理性认识。1918年，施奈德把长期连续缺氧所致的反应称为高山病，这可能是对高山病最早的定义。对一些长期争论的问题达成了共识，例如对于肺部呼吸交换的生理学理论研究——呼吸交换是一个分泌过程或是扩散过程长期争论不休，1921~1922年巴克罗夫特在安第斯山海拔4267m高度上的动物实验证实了扩散作用的观点。1928年，秘鲁学者蒙赫编著了《安第斯山疾病》一书，书中描述了1例患者外周血红细胞计数高达$8.9×10^{12}$/L，血红蛋白含量为211g/L，蒙赫即以1例高原红细胞增多症为题提出报告。其后又收集了多例类似的病例进行探讨，直至1942年他明确以"慢性高山病"命名此症。为了纪念蒙赫对高原医学做出的卓越贡献，国际上已将慢性高山病习称为蒙赫病。1942年，另一位秘鲁学者赫塔德发表了题为"慢性高山病"的论文，首次通过实验证实慢性高山病的发病机制是外周化学感受器对低氧的敏感性减退和呼吸中枢对CO_2的敏感性减低，这一发现为进一步探讨慢性高原病的治疗、预防提供了理论基础。1960~1961年一支由国际科研专家、生理学家和登山运动员组成的高山医学考察队分别在珠穆朗玛峰脚下海拔3962m、5334m及5791m处，设立了明博、绿色及银色国际高山医学研究站。此次考察获得了大量高山生理学资料，发现了高山栓塞症（肺、脑），并论证了不论条件如何优越，人在特高海拔仍不可避免地发生高山衰退症。1962年，弗雷德等人首次测定了高原肺水肿患者的血流动力学，发现高原肺水肿患者的肺动脉压明显增高，从而提出高原肺水肿患者为非心源性肺水肿的论点。20世纪60年代后，世界许多国家，如美国、苏联、加拿大、日本、德国、秘鲁、英国、印度、巴基斯坦等都设立专门研究高原医学的机构或联合组织。针对高原病发病机制和高原病的防治，在器官、组织、细胞和分子水平上开展了一系列研究，推动了高原医学的发展。特别是美国，为保障进驻高原官兵的身体健康和战斗力，其军事作业技术研究机构——美国陆军环境医学研究所重点开展了应用性研究，包括高原病预防药物、营养制剂、适应锻炼方案、卫生装备等，并取得了成果。

中国高原医学　中国有关高原病的记载早于国外。早在公元100年在史籍《汉书·西域传》里，从感性认识上对高原病做了描述。随后，有多次类似记载。为适应高原局部军事冲突的需求，中国军事高原环境医学开始起步并发展至今。战争史上，在阿尔卑斯山、高加索山、帕米尔高原、青藏高原以及安第斯山脉等地曾发生多次高原军事行动和战争。1962年印军进驻喜马拉雅山区，曾收治重度急性高原病1925例，患病率高达83.3%，高原肺水肿患病率达15.5%。印军2000人在中印边境海拔3000~5000m高原作战中，最初3天因急性高原病减员42%。1985年以来，印度与巴基斯坦在海拔5000m左右地区发生的边界冲突中，大部分减员和死亡都是高原病所致。1950年中国人民解放军沿康藏公路进藏时，急性高原反应发生率达90%；1960年在藏北平叛中，患高原肺水肿者有400多例，病死率达1%~8%，个别分队高达28%；在1962年中印边境自卫反击战中，进入海拔5000m以上地区时急性高原反应发生率为80%~90%，高原肺水肿发病率为1.8%~5.8%；部队采用铁路和摩托化方式进藏时，急性高原反应发生率达90%，其中中度以上急性高原反应占26%。官兵长期驻守在海拔2500m以上高原可患慢性高原病，如高原心脏病、高原红细胞增多症等。大量事实表明高原环境对高原部队官兵身体健康和战斗力造成严重威胁。中国人民解放军在1950年进军西藏时开展了军事高原环境医学研究。中印边境自卫反击战后，为适应高原国防战备的需求，中国人民解放军军事医学科学院于1964年组建了高原医学研究室，这是中国组建最早的高原医学研究机构。第三军医大学、新疆军区第十八医院、西藏军区总医院、成都军区军事医学研究所等单位针对防治高原病措施进行了相应的探讨。中国人民解放军军事高原环境医学研究历程可概述为4个阶段。①20世纪60年代，主要开展了急性高原病流行病学调查及其防治措施的探索性研究。②20世纪70~80年代初，大量筛选抗缺氧药物，研制出以复方党参为代表的多种防治急性高原反应药物；开展了低氧生理学和高原作业生理学研究；同期完成了高原国防和国家高原重大工程施工人群（格尔木-拉萨输油管线、青藏公路、西藏无人区测绘、新疆高原军线架线、青藏铁路一期工程等）的医学保障任务。③20世纪80年代中期，开展了急性高原反应发病机制和生理学评价研究；中国首次开展了空运入藏部队适应能力的研究。④20世纪90年代后，开展了高原病防治与提高高原作业能力研究、急慢性高原病防治措施研究和高原低氧习服（适应）机制研究。特别是把分子生物学理论和技术引入高原医学领域，促进了军事高原环境医学的发展。20世纪70年代后，中国科学院上海生理研究所、中国医学科学院基础医学研究所等单位，针对高原病发病机制和防治措施也开展了一系列研究。中国在应用基础和应用研究方面均取得了显著成果。

研究范围　以高原部队和高原环境因素为研究对象，阐明高原环境因素，尤其是低氧和寒冷对机体的刺激及机体的反应，即高原环境因素与机体间的关系。针对保障和提高高原部队官兵身体健康和军事作业能力，开展如下研究。①高原环境因素的侦检、模拟、损伤预警。②高原病（高原肺水肿、高原脑水肿、高原心脏病、高原红细胞增多症、急性高原反应、高原脱习服、高原肺动脉高压等）的发病诱因、发病机制、诊断与防治。③高原复合因素（低氧复合低温）损伤的发病机制、诊断与防治。④高原适应/高原低氧习服机制及促习服措施。⑤高原军事作业能力下降机制及改善措施。⑥高原部队官兵心理障碍和精神创伤的规律和干预措施。⑦高原部队官兵的健康评价。

研究方法　以系统生物学的理论和技术为指导，以重要技术平台为依托，以学科交叉、知识融合、技术集成为模式，采用分析与综合相结合、部分与整体相结合、微观与宏观相结合、生命与环境相结合、理论与技术相结合、研究与开发相结合、遗传/环境与功能相结合、高原现场与实验室相结合的方法，全面、系统、深入地开展军事高原环境医学相关研究。

与其他学科关系　与基础医学、临床医学、军队卫生学和军队卫生勤务学等学科有密切关系。

基础医学　生理学、病理生理学、生物化学、运动生理生化学等是该学科的基础学科。例如，在高原低氧环境中，机体的生理功能将发生一系列代偿性变化，当低氧因素作用强度过强和（或）作用时间过久，则转化为一系列病理生理学失代偿性变化，最终导致高原病。为进一步揭示由代偿转化为失代偿的机制，必须借助生理学和病理生理学理论、知识和技术。

临床医学　高原病的诊断与鉴别诊断技术、治疗原则与措施都借助于临床医学，特别是急救医学的理论、知识和技术进行操作和实施的。例如，高原冻伤的诊断、分度和治疗原则与平原冻伤基本相同。临床医学为军事高原环境医学注入了丰富的理论、知识和技术。

军队卫生学　军队卫生学的主要任务是阐明卫生要求、卫生措施及相关标准，以保障部队官兵的身体健康，增强战斗力。军事高原环境医学是从医学角度阐明特殊环境因素引起高原特发病的诊断标准、规范化的治疗原则与措施（包括药物、装备、助剂和方案），以及军事作业医学监督等，以保障和增强特殊环境地区部队官兵的身体健康，提高军事作业能力。军队卫生学阐述的措施重在预防，以阻断疾病的发生；军事高原环境医学是在预防基础上阐明高原特发病的治疗、阻断特发病的发展及促进健康恢复的措施。两个学科在理论、知识和技术方面既密切联系、彼此互补，又各自构成独立学科体系。

军队卫生勤务学　军队卫生勤务学是研究军队卫生工作客观规律并实施组织管理的学科，简称"卫勤"，其任务是增进部队官兵身体健康，增强部队战斗力。无论平时还是战时，"卫勤"都包括卫生防疫、医疗保健、卫生防护和医学训练等。"卫勤"是以相关技术为支撑，相关技术又以"卫勤"需求为牵引。因此，军事高原环境医学研究的方向与任务，必须适应部队在高原环境中"卫勤"的需求，以研究和开发增进部队官兵身体健康，增强军事作业能力的关键技术为核心内容，为"卫勤"提供有力支撑。

发展趋势　未来战争发展趋势是高技术、多兵种联合作战，与以往相比，作战规模、时间、空间及作战手段等均将发生明显变化。为适应新形势下高原部队军事作业的医学保障需求，待解决的重点研究方向为：①军事高原环境医学保障体系的进一步完善，包括具有自主知识产权的创新药物、装备、标准、方案、助剂、健康评价保障信息与辅助决策系统等，特别应开展大型军事集结部队急进高原时的医学保障措施和关键技术研究。②深入开展复合环境因素对机体损伤的研究。在既往主要针对单一低氧环境因素研究的基础上，应深入开展复合环境因素对机体损伤的关键病理生理学环节及其防治措施研究。③高原低氧习服（适应）机制研究应有新突破。环境适应相关蛋白质的研究已引起生命科学领域的关注，应在生命科学的大背景下深入开展低氧习服（适应）研究，特别应注重不同环境因素交叉习服（适应）发生机制的研究，揭示环境适应的生物学奥秘，寻求加速机体对环境习服（适应）的生物学调控措施。④加强基础和应用基础研究。生命科学的理论与技术将引领军事高原环境医学深入发展，21世纪是生命科学的世纪，医学基础研究中的基因组学、蛋白质组学研究正在不断深入，将阐明越来越多的生命现象和疾病的本质，找到诊治疾病的新方法、新药物。中国人民解放军军事高原环境医学应借助生命科学理论和技术，进一步在分子水平上阐明高原环境因素对机体损伤的病理生理学过程和主导环节，以指导应用研究。

（尹昭云　汪海）

gāoyuán dìlǐ qìhòu huánjìng
高原地理气候环境（high altitude geographic and climate environment）　高原地区自然形成的大气、气候、水、生物、土壤等组成的综合体。是人类生活的物质基础。机体的生命活动既依赖于环境，又受环境影响。高原地理位置不同，其地理气候环境也有所不同，但其共同特点是大气压和氧分压低、太阳辐射强、寒冷、风大、湿度低、灾害性天气多，这些因素对高原人群身体健康和作业能力将产生严重影响。

基本内容　地理学上的高原是指海拔500m以上，顶部平缓，起伏较小，面积较辽阔的高地。地球的陆地面积约14 950万 km^2，平均海拔875m，海拔1000m以上的高原地区占陆地面积的28%以上。各大洲中，南极洲海拔最高，平均海拔2350m，其98%的面积被平均厚2000多米的冰体覆盖，形成冰雪大高原。亚洲平均海拔950m，高原面积几乎占1/2，有青藏高原、帕米尔高原、蒙古高原、伊朗高原、中西伯利亚高原、安纳托利亚高原、德干高原等。非洲平均海拔650m，其中海拔500～1000m的高原面积占60%以上，有埃塞俄比亚高原、东非高原、南非高原。美洲平均海拔600～700m，有巴西高原、圭亚那高原、秘鲁中部高原、科罗拉多高原、哥伦比亚高原等。大洋洲有巴克利高原、金伯利高原。欧洲无较大的高原。

医学上的高原是指人体对高原低氧环境有生理、病理反应的地域。不同人对同一高原环境的生理和病理反应不同，有人在海拔3000m以下高度就出现明显的缺氧症状，而有人在海拔5000m也无明显的缺氧症状。在海拔2500m以下地区急性高原反应发生率很低，因此多认为海拔2500m以上为医学上的高原。高原地理气候环境因素，除气压低、氧分压低、气温低、风大和辐射强外，还有气温日较差大、干燥、自然灾害多等特点，与人体健康密切相关。人类在高原定居生活的历史悠久，如中国的藏族、美洲印第安人在海拔4000m高原上的生活史就有数千年。全世界约有5亿人居住在高原地区，中国高原地区的居住人口达6000万人。平原人到达高原地区后，其生理功能将发生一系列代偿性改变，代偿不全时将发生高原病，甚至危及生命。而且，随着海拔增高，高原病发病率逐渐增加，人体作业能力逐渐下降。

中国的高原地区　包括西藏高原、青海高原、帕米尔高原、内蒙古高原、黄土高原和云贵高原。①西藏高原。被喜马拉雅山脉、昆仑山脉、唐古拉山脉环抱，平均海拔4000m以上。按地形可分为藏北高原、藏东及喜马拉雅山高山峡谷、藏南谷地。②青海高原。位于青藏高原的东北部，深居内陆，地势高耸，地形复杂，平均海拔2500～4500m，海拔4000m以上地区占青海省面积的1/2以上。按地形可分为祁连山地、柴达木盆地和青南高原。③帕米尔高原。为天山、昆仑山和喀喇昆仑山的联络点，系一辽阔的高原山地，山峰海拔多在5000m左右，山间的谷地和盆地多在海拔3700～4300m，平均海拔4000m以上。④内蒙古高原。位于中国北部，东起大兴安岭和苏克斜鲁山，南沿长城，北接蒙古人民共和国，面积40万km^2，海拔1000～1500m。整个内蒙古高原地势起伏微缓，中部有阴山横贯，为乌兰察布高原；南部为鄂尔多斯高原；北部和东部是呼伦贝尔高原、乌珠穆沁高原、锡林郭勒高原；西部有巴彦淖尔高原。⑤黄土高原。位于内蒙古高原的南部，西起祁连山东端，东至太行山脉，南抵秦岭，面积约20万km²，海拔800~2000m，地面覆盖着厚达20~50m的黄土，个别地区黄土厚达150m。⑥云贵高原。位于中国西南部，包括云南省东部、贵州全省、广西壮族自治区西北部及四川省、湖南省、湖北省边界一带，面积与黄土高原大致相似，海拔1000~2000m。

高原地理气候环境特点
①气压和氧分压低。海平面的大气压为101.1kPa（760mmHg），空气中的氧分压约为21.1kPa（159mmHg）。大气的质量越接近地面越密集，越远离地面越稀薄，因此，随着海拔升高，气压逐渐降低，空气中的氧分压也逐渐降低（表），进而使肺泡气氧分压和动脉血氧饱和度降低。超过一定海拔将导致机体供氧不足，产生一系列生理和病理改变。②辐射强。地表接收的太阳辐射量随海拔升高而增加。高原空气稀薄、尘埃少、日照时间长，其太阳辐射量明显多于平原。海拔每升高100m，辐射强度约增加1%。高原阳光辐射强，紫外线辐射亦强，特别是波长280~315nm紫外线增

加更多，如海拔4000m高原的紫外线强度比平原地区高1.5~2.5倍。缺少防护时，紫外线照射过久可引起日光皮炎、皮肤脱皮和水疱。高原积雪期较长，雪面的辐射反射率较高，防护不当可导致眼角膜和结膜损伤，引起雪盲。高原电离辐射也强，海拔3000m高原的宇宙射线年总量比平原高3倍，高原辐射量相当于平原本底最高值。③寒冷。高原空气较稀薄，大气热量难以保持。海拔每升高100m，气温约下降0.6℃，海拔5000m以上高原积雪终年不化。此外，高原植被稀少，甚至无植被，太阳照在由石头和砂子构成的地面上，吸热快、散热也快。因此，高原地区中午温度较高，早晚温度较低，气温日较差可达15~30℃。高原气温低且多变，如不注意防寒保暖，极易发生上呼吸道感染和高原冻伤等疾病。④风大。高原的海拔高度不同、地势不同、山脉走向不同，其风速、风向、大风日数等有明显不同，如青藏高原年大风日数达100~150天（最多可达230天），大风多集中在12月至次年5月，最大风速可达28m/s。大风

多见于每日14:00~20:00。高原上的风向昼夜不同，白天风沿山坡吹向山顶，夜晚寒风由积雪的山顶吹向山谷，彻夜寒冷。强风有降低大气温度、加速机体表面水分蒸发的作用，更加重了寒冷的程度，是引起冷损伤的重要因素之一。⑤湿度低。随着海拔升高，大气中水蒸气含量减少，空气湿度降低。如果以海平面空气中水蒸气的绝对含量作为100%，海拔3000m高原空气中水蒸气含量为26%，仅约为平原的1/4。高原地区相对湿度较平原地区低，人体通过呼吸和汗液蒸发可失去较多水分，严重时可出现脱水症状。轻度脱水对人体的影响较小，一般可造成嘴唇干裂、鼻出血、皮肤皲裂等，冬季尤为明显。⑥灾害性天气多。寒潮、雪灾、风暴与沙暴、霜冻和雷暴发生较频繁，可对人体健康和生命安全造成威胁。

（张东祥）

gāoyuán dīyǎng bàolù

高原低氧暴露（exposure to high-altitude hypoxia）　机体进驻高原地区或进入模拟高原低氧环境时所处的状态。根据高原低氧暴露速度、在高原地区停留时间和进驻高原模式的不同，可分为3类。①急性高原低氧暴露。在短时间（数小时至数日）内，由平原地区快速进驻高原地区或进入模拟高原低氧环境，或由较低海拔高原地区进驻更高海拔高原地区的过程。人体在急性高原低氧暴露期间可发生急性高原反应，主要表现为神经系统症状（如头晕、头痛、失眠、昏迷等）、循环和呼吸系统症状（心悸、气促）、消化系统症状（恶心、呕吐、食欲下降、腹胀、腹泻）及周身无力等，重者可发生急性高原病，

表　不同海拔的大气压与氧分压

海拔（km）	大气压		氧分压	
	kPa	mmHg	kPa	mmHg
0	101.1	760	21.1	159
1	89.6	674	18.8	141
2	79.3	596	16.6	125
3	70.5	530	14.8	111
4	61.6	463	12.9	97
5	53.9	405	11.3	85
6	47.2	355	9.8	74
7	41.2	310	8.6	65
8	35.9	270	7.4	56

注：1mmHg＝0.133kPa

如高原肺水肿和高原脑水肿。②慢性高原低氧暴露。人体从平原地区进入高原地区或模拟高原低氧环境，或从较低海拔高原地区进驻更高海拔高原地区生活或作业数周至数年所处的过程。在该过程中，包括从低氧不适应而产生的急性高原反应到逐步适应获得高原低氧习服两个过程。如机体长时间（半年以上）不能对低氧环境习服，则发生慢性高原病，如高原心脏病和高原红细胞增多症。急进高原时发生的急性高原病迁延不愈者及少数高原世居者，也可发生慢性高原病。③间断性高原低氧暴露。相对于连续性高原低氧暴露而言的一种高原低氧暴露过程，一般是在短时间内由平原地区急进高原地区或从较低海拔高原地区进驻更高海拔高原地区，停留一段时间后，又离开高原低氧环境返回平原地区或从较高海拔高原地区返回相对低海拔高原地区的过程，并多次重复这种过程。间断性高原低氧暴露常见于往返于高原地区与平原地区之间，或往返于低海拔高原地区与高海拔高原地区之间的高原部队官兵、交通运输人员、地矿工作者及探险者等。

根据低氧对机体的影响，海拔高度可分为4级。①在海拔3000m以下，人体的动脉血氧饱和度为92%~95%。在此海拔，大多数人在静息状态下不会感到特别不适，亦不会出现明显缺氧症状。②在海拔3000~4000m，人体的动脉血氧饱和度为85%~90%。此海拔是人体轻度缺氧的地域。初到这一高度，特别是接近海拔4000m时，大多数人会感到不适，出现明显的缺氧症状。但久居高原低氧习服后，仍可健康地生活和工作。③在海拔4000~5000m，

人体的动脉血氧饱和度下降到75%~80%。这一海拔地域是人体中度缺氧的地域。初到这一高度时，缺氧症状明显加重，劳动能力急剧下降。④在海拔5000m以上，人体的动脉血氧饱和度约为70%。这一海拔地域是人体重度缺氧的地域，机体处于严重缺氧状态。

人体高原低氧反应的个体差异较大。有人进入海拔3600m高原发生急性高原反应，甚至发生高原肺水肿；而有人进入海拔5000m高原仅有轻度缺氧症状。因此，上述分级是相对的、针对大多数人的。

（金 宏）

réntǐ gāoyuán dīyǎng xiàoyìng
人体高原低氧效应（high-altitude hypoxia effect on human）高原低氧环境因素对机体生理功能的影响。机体生命活动所消耗的能量来自体内生物氧化过程，如果氧的供应不能满足机体需求，机体处于缺氧状态，生物氧化过程受阻，将对生命活动造成严重影响。平原人进驻高原地区后，多以缺氧生理代偿反应为主。随着进驻高原地区时间的延长，依靠机体内源性自我调节机制，大多数人发生一系列代偿性变化，最终达到内外环境新的统一。有些人会发生失代偿病理性变化，甚至诱发高原病。机体对高原低氧环境因素产生的代偿反应是广泛的、非特异性的，涉及神经、呼吸、循环、血液、消化、内分泌、泌尿和免疫等系统。上述高原低氧效应对高原部队官兵的身体健康，特别是军事作业能力将产生严重影响，因此研究人体高原低氧效应及其有效干预措施有重要意义。

神经系统 神经系统特别是大脑对缺氧最敏感。1g脑1分钟

需氧0.09~0.10ml，几乎是1g肌肉需氧量的20倍。大脑约占体重5%，需消耗机体近20%的氧。因此，在高原低氧环境中，中枢神经系统的生理改变出现较早。机体轻度缺氧时，大脑皮质的功能紊乱主要以兴奋过程占优势，化学感受器对环境低氧刺激迅速做出应答反应，如通气量增多、心率加快、心输出量增加、血流加快等，心理上出现情绪不稳和兴奋现象。机体中度缺氧时，大脑皮质功能可由兴奋转向抑制，使与机体积极适应功能无关或关系较小的皮质中枢内抑制过程向超限抑制发展；某些与机体积极适应功能有关的皮质中枢兴奋过程和内抑制过程加强，不出现超限抑制，使与适应有关器官的调节作用增强。机体重度缺氧时，大脑皮质细胞发生严重代谢障碍，神经系统兴奋过程和条件反射逐渐减弱，抑制过程逐渐加深，并从皮质向皮质下中枢扩散，导致生理功能调节障碍，出现抑郁、淡漠，甚至昏迷等。

呼吸系统 平原人初进高原地区，气道阻力减小，呼吸加快、加深，使肺通气量明显增大，且随海拔升高而增加，以使更多氧进入血液与血红蛋白结合，增加组织供氧量。一般在到达高原地区4~7天后，肺通气量比在平原地区约增加20%。但过度通气时CO_2排出量增多，可引起呼吸性碱中毒。由于中枢和外周化学感受器附近的CO_2具有刺激肺通气作用，CO_2排出过多不利于机体高原低氧习服。严重急性缺氧可直接抑制呼吸中枢，导致呼吸减弱，夜间睡眠中频繁出现周期性呼吸、呼吸暂停甚至呼吸衰竭等现象。

循环系统 平原人初进高原地区，多数人心率加快，心输出

量增加，右心室收缩压升高；急进较高海拔地区或久居高原后，缺氧可引起高原肺动脉高压和右心室后负荷增加，造成右心室肥大。早期属于生理性肥大，多为离心性肥大；但长期缺氧可转为病理性肥大，形成高原心脏病。肺动脉压升高也是高原肺水肿发病中的关键病理生理学环节。随着缺氧程度加重，左心室功能随之降低，逐渐出现全心功能降低。平原人初进高原，冠状血管扩张，冠脉循环血流量增加，心肌供氧相对增多。随着在高原居住时间的延长和其他代偿机制的建立，冠脉循环血流量逐渐减少，左、右心室的血流量逐渐恢复至平稳状态。机体急性缺氧可引起脑血管扩张、血流量增加，对增加脑供氧具有重要生理代偿意义。当动脉血氧分压降至 25mmHg 时，脑血流量增加 5 倍。由于大脑处于容积固定的颅腔内，脑血流量的增加必然增大脑体积，造成颅内压升高，可引起头痛、恶心等不适症状，这也是急性高原反应发生的主要机制之一。

血液系统　平原人初进高原地区，交感神经兴奋，骨髓、脾等储血器官收缩，将储存的血液释放入血液循环，加之血液浓缩，使循环血中红细胞数、血红蛋白含量及血细胞比容增加。高原低氧暴露后期血液中红细胞数与血红蛋白含量的增加，与肾分泌促红细胞生成素增多有关。血液中红细胞数与血红蛋白含量增加，可增加血液氧含量，提高动脉血氧饱和度，增加组织供氧。久居高原地区后，可导致红细胞数与血红蛋白含量过度增加，造成血液黏度增高、循环阻力加大、血流速度减慢，导致高原红细胞增多症。

消化系统　平原人初进高原地区，自主神经系统调节障碍及副交感神经兴奋性下降，引起胃肠道运动功能紊乱，使食物的机械消化率降低，食物磨碎、食物与消化液的混合、食物向消化道远端推送的时间延迟，使胃排空和结肠排空时间延长。各消化腺的分泌功能均有不同程度减弱，如涎分泌量减少，甚至无分泌，直接影响口腔咀嚼与食物的初始消化；胃液 pH 升高、总酸度降低、胃蛋白酶活性降低，胰腺分泌的消化液减少，影响食物的消化和吸收；胆囊收缩抑制，使胆汁排出量减少，导致脂肪消化障碍。久居高原易造成胰腺腺泡细胞死亡，使胰腺分泌功能紊乱。

内分泌系统　平原人初进高原地区，肾上腺髓质激活，儿茶酚胺类激素分泌量显著增加，以改善机体缺氧时的心肺功能和能量供应，提高机体的应激兴奋性。但过度兴奋及儿茶酚胺过量分泌，可增加机体组织耗氧，使肺容量增加、肺微血管内压升高、肺血管内液外渗，易诱发高原肺水肿。缺氧通过刺激机体的外周化学感受器，反射性刺激下丘脑分泌促肾上腺皮质激素释放激素，进而促进腺垂体合成、释放促肾上腺皮质激素，使肾上腺皮质合成、分泌糖皮质激素如可的松、氢化可的松等和盐皮质激素如醛固酮等增加。糖皮质激素分泌增多可促进蛋白质和脂肪分解、促进糖异生，以提高血糖浓度、增加能源物质的利用。但过量分泌的糖皮质激素作用于肾远曲小管，促进留钠排钾，使血钠/钾比例失衡造成水肿。盐皮质激素能增强血管平滑肌对儿茶酚胺的敏感性。久居高原后，下丘脑-垂体-肾上腺皮质激素系统调节功能出现异常，累积的应激效应使肾上腺皮质细胞发生病理性改变，直接影响肾上腺皮质激素的生成与分泌。肾素-血管紧张素-醛固酮系统活性增高，体内肾素和醛固酮含量升高，导致钠水潴留，尿量减少，易诱发急性高原病。甲状腺功能增强，使 3,5,3′-三碘甲腺原氨酸（T_3）和甲状腺素（T_4）分泌量升高。到达高原地区 1 个月后，T_3 和 T_4 水平逐渐趋于正常。血糖和血胰岛素水平一过性升高或降低，约 1 周后恢复正常。高海拔地区的男女青年血浆中的促黄体生成激素、促卵泡激素、睾酮、皮质醇水平均明显增高。男女雄、雌性激素水平增高，尤以睾酮增高最为显著，女性雌二醇水平增高，男性雌二醇含量变化不大。

泌尿系统　平原人初进高原地区，肾血流量、肾小球滤过率、肾小管重吸收和分泌功能发生改变，尿量与尿液成分发生改变。轻度缺氧时多数人尿量增加；严重缺氧时尿量减少，造成钠水潴留，是急性高原病的诱因之一。严重缺氧时可出现蛋白尿，尿蛋白量随海拔升高及人在高原活动量的增加而增高，一般返回平原一段时间后可自行消失。

免疫系统　机体缺氧可抑制细胞免疫功能，使 $CD3^+$、$CD4^+T$ 淋巴细胞及自然杀伤 T 细胞数目减少，T 细胞有丝分裂原增殖活性下降，细胞周期延迟，大多数细胞停留在 G_1 期，使机体对病原体的抵抗力下降，易发生感染。机体缺氧也可引起巨噬细胞抗原提呈功能下降，吞噬功能降低；还可导致中性粒细胞与血管内皮细胞黏附增强，中性粒细胞的细胞毒作用增强，促进炎症反应。有些人体液免疫功能受到抑制，血中免疫球蛋白 A、免疫球蛋白

G 和免疫球蛋白 M 等含量减少，之后逐渐趋向升高。缺氧也可对胸腺、脾和淋巴组织等免疫器官造成一定损伤，导致胸腺萎缩、脾增大，伴有轻微炎症，直接影响免疫功能。

（张延坤）

gāoyuán shìyìng

高原适应（high altitude adaptation）

世居高原者或高原动物经世代自然选择后，机体的代谢、功能、形态等方面出现的不可逆的、具有遗传性的适应性改变。基因结构的改变可引起生物体表现型的改变；在基因序列不发生变化的条件下，基因表达的改变也可导致可遗传的表现型变化。这种表现型变化并未直接涉及基因的信息序列，因而是"表观"的，称为表观遗传变异，又称表观遗传修饰，为遗传学研究开辟了一个新的领域——表观遗传学（epigenetics）。表观遗传有 3 个密切相关的含义：①可遗传的，即这类改变通过有丝分裂或减数分裂，能在细胞或个体世代间遗传。②可逆性的基因表达调节。③无 DNA 序列变化或不能用 DNA 序列变化解释。表观遗传学研究的对象是表观遗传变异，主要包括 DNA 甲基化、组蛋白密码和染色质重塑、非编码 RNA 调控等。机体在高原低氧环境的长期作用和自然选择的压力下，其结构和功能发生适应性改造或重建，这些变化又可通过生殖遗传给后代而巩固下来，产生高原适应。

基本内容 现代遗传学认为，生物绝大多数性状的表现型是遗传与环境共同作用的结果。影响性状表现型的环境包括外环境和内环境两方面。生物生存环境的改变可引起生物性状表现型的改变，如喜马拉雅白化兔在 25℃时体温较低部位的毛都是黑色，其余部位全为白色；但在 30℃ 以上的环境里长出的毛全为白色。环境引起的变异包含可遗传给后代的变异及只在生物当代表现而不能传递给后代的变异。藏族在青藏高原生活，在一般的游牧生活和农耕条件下，很少出现高原反应，对高原低氧环境具有分子水平的适应。高原世居者可通过"遗传适应"的建立，使遗传与低氧环境达到对立统一，属于可遗传变异，以保证其在高原的正常生命过程。

长期在高原生活的世居者或移居者，因高原适应能力不同，一般认为有 3 种适应表现型。①适应良好型（适应型）。世居者世世代代生活在高原，已获得很好的适应能力，临床上无明显不适应症状。绝大多数移居者在一定海拔范围内，可获得较好的适应能力，尤其女性对适应高原环境有一定优势。各项指标包括血液、心功能、肺功能、微循环、免疫功能、内分泌功能等测定结果均在正常生理范围。②适应不定型（反复型）。该型人群一般可以获得适应或有一定程度的适应能力，但不够稳定，机体可反复出现代偿和失代偿。能坚持日常工作，但有时出现头痛、血压变化、失眠、心悸、气短、月经失调、疲乏无力、出血倾向（鼻出血、消化道或皮下出血、月经过多等）、食欲减退、腹泻、腹胀等高原低氧反应表现。季节变化、健康状态、工作劳累等可影响症状的有无或轻重。临床各项指标检查多在正常范围，但不够稳定，有时某些指标尚有一定程度的改变。通过保健、合理的体格锻炼、适当的治疗等，该型人群的适应能力可以得到改善。③适应不良型。对高原环境未获得较好适应能力的人群，可由代偿发展至失代偿。该型人群各项生理功能指标常有一定改变，部分人可发生高原病。

青藏高原世居藏族低氧适应的特征 青藏高原世居藏族是高原适应的典范，是世界上在高原居住时间最长，对高原低氧环境适应能力最佳的民族。藏族人有如下特点：①胸廓大、肺发育好，肺活量和肺总量较大，在低氧环境下，最大耗氧量和无氧代谢阈值均较高。②肺小动脉缺乏平滑肌细胞，肺部缺少小血管的重建机制，使其在缺氧状态下能保持肺动脉压的稳定。③低氧诱导因子−1 通过与目的基因——促红细胞生成素增强子结合，增强促红细胞生成素基因的转录，导致促红细胞生成素生成增多，进而刺激骨髓红细胞系祖细胞增生和分化，使红细胞计数和血红蛋白含量增高，有利于氧气运输。④肌肉中肌红蛋白浓度较高，有更强的运动能力。⑤谷胱甘肽硫转移酶 Pi-1mRNA 转录生成较高，肌肉中谷胱甘肽硫转移酶 Pi-1 的含量也较高。此酶可以清除体内过剩的氧自由基并有细胞解毒功能，可防止肌肉组织的氧化损伤。⑥总外周阻力、平均动脉压、肺毛细血管楔压较低，心率、冠状动脉灌注压较低，提示高原世居藏族的血流动力学明显优于移居汉族。⑦血液黏滞性低，红细胞变形性增强，提示藏族人适应高原低氧环境的血液流变性明显优于移居汉族。⑧凝血及纤溶功能相对平衡和稳定。⑨心肌酶活性、乳酸性氧债及非乳酸性氧债均低于移居汉族。⑩红细胞超氧化物歧化酶活性、血浆谷胱甘肽过氧化物酶活性和维生素 E 含量均较高，血浆丙二醛含量较低。另外，在藏族人骨髓组织低氧诱导因子-1α反应通路中，多种低氧诱导因子-1α反应基因如血管内皮生长因子、糖酵解酶类、转铁蛋白及其受体、甘油醛-2-磷酸脱氢酶2等基因的表达均下调。凋亡相关蛋白p53与bax等促凋亡基因表达下调，bcl-2等抑制凋亡基因及超氧化物歧化酶等清除氧自由基酶类基因表达上调。参与无氧酵解、有氧代谢的几乎全部酶类基因表达均下调，细胞周期相关蛋白的基因表达下调。水通道蛋白1和碳酸酐酶2基因表达下调，某些细胞因子的基因表达上调。这种多环节、多基因的综合调控，是藏族人适应高原低氧环境的分子机制之一。

(尹昭云)

gāoyuán dīyǎng xífú

高原低氧习服 （high-altitude hypoxia acclimatization）

人体长期反复接受高原低氧和（或）人工低氧环境刺激后，机体出现耐缺氧能力明显增强的一系列可逆的、不具遗传性的适应性改变。平原人移居一定海拔的高原后，机体逐步对高原低氧环境产生习服，在高原停留时间越长，习服越完全。以往多将这种习服称为高原习服，由于对高原环境因素的习服主要是针对高原低氧因素的习服，近年多称高原低氧习服。

基本内容 机体对高原低氧习服的水平，表现为器官水平的习服及组织和细胞水平的习服。前者表现为机体外呼吸和运氧的能力增强，主要通过增强呼吸、循环、造血等系统功能及增加组织中毛细血管数目等环节，提高氧的摄取量、加强血液携氧能力，使血液、组织、细胞内氧分压接近正常水平；后者表现为肌肉组织中肌红蛋白含量增高，增强组织利用氧能力。世居平原者移居高原后，经长时间的习服，其功能可逐渐接近世居高原者。此时的高原低氧习服除血红蛋白含量增高以增加氧的运送外，机体主要依赖于组织、细胞水平的代偿作用，而心、肺功能的代偿作用退居次要地位，呼吸、循环系统功能逐渐恢复。

影响因素 人体进驻高原地区后，高原低氧习服程度受多种因素影响。①海拔。高原对机体影响的主要因素是低氧，海拔越高，机体缺氧越重，机体高原低氧习服的能力越差。在海拔3000m、4000m和5000m地区建立高原低氧习服的时间分别为2~4周、5~6周和9~10周。达到组织细胞水平的习服则需数月、数年或更长时间。②进驻速度。高原低氧习服程度与进驻高原地区的速度有关，进驻高原的速度越快，则高原低氧习服越差。采用高原阶梯习服训练的方式进入高原有利于提高高原低氧习服水平。③营养状况。饥饿使机体低氧耐力下降。平原人进驻高原地区初期，消化系统功能下降，尤以食欲减退为明显，以至出现体重减轻、负氮平衡、糖耐量曲线异常、维生素缺乏等现象，影响机体对高原低氧的习服。因此，人体在高原地区应以高糖、适量蛋白质、低脂饮食为主，适当补充维生素，以提高机体对高原低氧的习服能力。④精神心理状态。良好的精神心理状态对高原低氧习服的建立有重要作用。初入高原者对高原自然地理气候环境因素的特点缺乏足够的认识，易产生紧张、恐惧情绪，加重急性高原反应的临床症状。因此，在进驻高原前应进行宣传教育，消除紧张、恐惧的情绪。⑤劳动强度。平原人进驻高原地区后，劳动能力下降，从事劳动强度过大的作业极易诱发高原病，尤其是诱发高原肺水肿。因此，在高原地区从事体力劳动应先轻后重，劳动时间应先短后长，注意劳逸结合，高原低氧习服训练应循序渐进。⑥体育锻炼。体育锻炼能改善和提高机体各器官的功能，增强机体高原低氧习服的能力。在进驻高原前2~3个月，可进行强度较大的体能锻炼。⑦个体因素。良好的生活习惯（不吸烟、不饮酒）、身体健康（无心、肺、肝、肾等重要脏器疾病）、体力充沛、喜欢运动等有利于高原低氧习服。

(尹昭云)

gāoyuán dīyǎng xífú chéngdù fēnjí

高原低氧习服程度分级 （grade of high-altitude hypoxia acclimatization）

依据相关生理指标及体能指标对高原低氧习服水平进行分级评价。所用生理指标包括呼吸频率、心率、血压、红细胞数及血红蛋白含量等，所用体能指标包括最大耗氧量（VO_2 max）、1000m跑所需时间等。通常将高原低氧习服程度分为3级。①初步习服。进驻高原地区7天以上并满足以下条件时，判定为初步习服：急性高原反应症状基本消失；静息状态下，呼吸频率、心率明显下降，并接近表1中列出的正常范围，血压基本恢复；低强度作业后无明显不适的感觉。②基本习服。进驻高原地区1个月以上并满足下列条件时，判定为基本习服。生理指标为：静息状态下呼吸频率、心率恢复至表1中列出的正常范围，血压稳定；红细胞数及血红蛋白含量增加到一定数量并趋于稳定；中强度作业后无明显不适的感觉。中青年

表 1　人群的基础生理指标

指　标	范　围
呼吸频率	16~20 次/分
心率	50~90 次/分
血压	
收缩压	90~130mmHg
舒张压	50~90mmHg
红细胞数	<6.50×10^{12}/L
血红蛋白含量	<200g/L

人可测定体能指标。中国人民解放军要求官兵达到的指标见表2。③完全习服。进驻高原地区 6 个月以上，并满足下列条件时，判定为完全习服。生理指标为：红细胞数及血红蛋白含量不大于表1中列出的限值并趋于稳定；高强度作业后无明显不适的感觉。中青年人可测定体能指标。中国人民解放军要求官兵达到的指标见表2。

（尹昭云）

gāoyuán dīyǎng xífú xùnliàn

高原低氧习服训练（training for high-altitude hypoxia acclimatization）　在一定时间内，有计划、反复多次地接受一定强度的低氧刺激，使人体耐低氧能力增强、加快习服高原低氧环境的训练方法。如在体能训练的同时复合预缺氧，即每天吸入一定时间的低氧混合气，可提高机体高原低氧习服的效果；在高原进行阶梯习服训练或同时复合体能训练，可获得更佳的高原低氧习服效果。

高原低氧习服训练主要适用于平原部队进驻高原前或进驻高原过程中，在时间允许的情况下实施，以提高机体对高原低氧的习服能力，降低高原病患病率。中青年人由平原地区进入高原地区并长时间停留时，应做高原低氧习服训练，以便更好地习服高原低氧环境，维护身体健康、增强作业能力。以下介绍高原部队采用的高原低氧习服训练的方法。

分类　包括平原体能训练、高原低氧习服复合体能训练、高原阶梯习服训练、高原阶梯复合体能训练。

平原体能训练　在平原地区进行一般性体能训练而获得高原低氧习服的一种方法。采用此法时，机体必须承受较长的运动时间和较大的运动负荷，增加机体耗氧量，以造成机体相对缺氧。经多次反复刺激，机体会产生类似反复高原低氧暴露时的适应性改变，获得高原低氧习服能力。平原体能训练包括有氧耐力训练和无氧耐力训练两种方式。

有氧耐力训练　①采用长距离跑、滑雪、游泳等训练方式。②以心率或速度控制训练强度，心率为145~170 次/分或最大运动速度的 70%~85% 为宜。如采用全力跑400m，休息 2 分钟或心率降至 120 次/分以下时再全力跑400m，重复6~8 次。③训练持续时间以 20~30 分钟为宜。④训练前做准备活动，原地跑或慢跑

表 2　中国人民解放军习服指标

海拔（m）	最大耗氧量 ［ml/(kg·min)］		1000m 跑所需时间	
	基本习服	完全习服	基本习服	完全习服
3000~3500	>39	>45	<4 分 36 秒	<4 分钟
3501~4000	>36	>43	<4 分 46 秒	<4 分 6 秒
4001~4500	>32	>38	<4 分 56 秒	<4 分 13 秒

5~7 分钟；训练后进行整理活动，继续慢跑直至心率降到 100 次/分以下或大汗淋漓状态停止时为止。

无氧耐力训练　①采用短时间、高强度的重复训练，提高腺苷三磷酸-磷酸肌酸供能能力。具体方法为：运动速度最快或运动负荷最大时的最长训练时间不超过 10 秒；每次训练的休息间歇时间不能少于 30 秒；成组训练后，组间的休息时间不应少于 3~4 分钟；训练方式可采用冲刺、短跑、投掷、跳跃和足球射门等。②提高糖酵解供能能力的训练。具体方法为：最大血乳酸浓度训练，采用 1 分钟超极量强度跑、间歇 4 分钟，共重复 5 次的间歇训练；乳酸耐受能力训练，以血乳酸浓度达到约 12mmol/L 为宜，此后重复训练时维持这一水平。

高原低氧习服复合体能训练　进驻高原前 1 周，在使用低氧呼吸器进行高原低氧习服训练的同时，复合小步匀速快走运动。机体经短暂时间缺氧后，对后续更长时间的缺氧或程度更严重的缺氧所致的机体损伤能产生较强的抵御效应。与此同时，辅以适当的体能训练，将明显增强机体的耐缺氧能力，使急性高原反应发生率呈降低趋势。

高原阶梯习服训练　在进驻高原过程中采用阶梯式上升的方式，即先在较低海拔地区停留一段时间使机体获得一定高原低氧习服能力后，再进驻到中等海拔地区停留一段时间，最后到达预定高海拔地区。如在进驻海拔5000m 高原之前，可分别在海拔2000m、3000m、4000m 高原各停留 1~3 周。高原阶梯习服训练有利于提高机体的耐缺氧能力。

高原阶梯复合体能训练　在进驻海拔 4000~5000m 高原之前，

先在海拔 2800~3000m 高原停留 1~3 周，同时进行体能训练。初达高原地区 1~2 天内做晨操、散步、做呼吸操（做深呼吸 10 分钟，每天 3~5 次）等轻度运动；到达高原地区 3 天后，做俯卧撑、哑铃、单双杠等运动，之后进行长跑训练。在一定海拔，单纯高原低氧习服训练的同时复合体能训练可强化高原低氧习服的效果。

注意事项 在高原低氧习服训练过程中，应实施严密的医学监督。

训练前的医学监督 对参加训练的官兵进行体检，有下列情况之一者不宜参加训练：身体虚弱，轻度活动时有明显头昏、头痛、恶心、呕吐、胸闷、气短等症状；静息状态下心率在 100 次/分以上；上呼吸道感染并发热，体温在 38℃ 以上；近期患有运动性创伤；重病初愈。检查训练场地和设备，使其符合安全、卫生要求。做好组织工作，尤其是应有医护人员参加。

训练中的医学监督 保证水、营养素的供给。进行症状学调查，检测心率、呼吸频率、血压、体重和心肺功能的变化。训练过程中出现过度疲劳（如面色苍白、四肢无力、心悸、心律不齐、运动失调）、急性高原反应、训练伤和其他医学意外（如昏倒、运动性哮喘）等情况之一时，应及时调整训练计划，减小训练强度、缩短训练时间，必要时停止训练。在停止训练的同时，给予及时救治。

高原习服的实施原则 高原阶梯习服训练：先在较低海拔地区（2500~3000m）停留一段时间，之后再进驻中等海拔地区（3000~4000m）后停留一段时间，最后到达高海拔地区。训练强度由小到大：在进驻高原初期，应

先进行轻度的体力活动，然后再进行体能训练，训练强度逐渐增大，切忌大运动量和高速率性运动，防止过度疲劳。因地制宜：根据高原部队的实际情况，制订适宜的高原低氧习服训练方法。

（尹昭云）

gāoyuánbìng

高原病（high altitude diseases）

人在高原地区生活、作业过程中出现以代谢变化、生理功能失代偿和靶器官损伤为基本特征，以机体对高原低氧的习服能力降低，特别是作业能力明显降低为主要表现的特发病。高原低氧是导致高原病的主要原因。

分型 19 世纪有关书刊上即出现高原病这一名称，各地区对高原病的分型与命名略有不同，主要是根据不同临床表现和不同发病主导环节进行分型。正确分型对高原病流行病学、临床诊断与治疗及相关基础研究均有重要意义。

国外分型 分为急性高山病和慢性高山病。急性高山病分为良性急性高山病、高原肺水肿和高原脑水肿 3 型。这与中国对急性高原病的命名与临床分型十分接近。慢性高山病或称蒙赫病（Monge disease），最突出的症状是红细胞过度增加，故又称为高原红细胞增多症。在西方国家，慢性高山病、蒙赫病和高原红细胞增多症是相同的概念。国外尚未见高原心脏病的命名，而是把高原红细胞增多、高原心脏病病理生理改变和高原慢性缺氧所致呼吸、循环系统等症状，统称为慢性高山病。

中国分型 1949 年以前，中国即有"高山病"这一诊断名称。1949 年以后，中国多次修订高原病分型。2002 年，中华人民共和国卫生部根据《中华人民共和国

职业病防治法》，颁布了国家标准《职业性高原病诊断标准》（GBZ 92-2002），使命名与分型标准化，并于 2008 年进行了修订（GBZ 92-2008）。该标准指出，临床上根据职业性高原病发病急缓可分为急性和慢性高原病，转至低海拔地区后可获改善。急性高原病包括高原脑水肿和高原肺水肿，慢性高原病包括高原红细胞增多症和高原心脏病。除该标准定义的职业性高原病外，在高原地区还可发生急性高原反应、高原肺动脉高压、高原高血压、高原低血压、高原脱习服、高原脱适应、雪盲、高原指甲凹陷症、高原睡眠障碍、高原心理障碍等高原多发病和常见病。

预防措施 高原病可以预防，认真做好高原卫生保障工作，积极采取预防措施，患病率将明显降低，病情将明显减轻。

排除高原病易感者 对进驻高原地区的人员进行全面体格检查，患有心脏病、开放性肺结核、肺气肿、支气管哮喘、严重支气管扩张、严重贫血、严重肝肾疾病、高血压和高热者等不宜进驻高原，以往曾患过高原肺水肿、高原脑水肿及各种慢性高原病者，均不宜再进驻海拔 3000m 以上高原地区。

消除高原病的诱因 ①避免心理恐惧和紧张。进驻高原地区前进行宣传教育，阐明高原低氧环境的特点及其对人体的影响，着重说明人体是能够习服高原低氧环境的，克服恐惧感和精神紧张。②保证足够的营养和能量供应。高糖和富含维生素的饮食对降低高原病发病率十分有益。③防治呼吸道感染。高原病常因呼吸道感染而加重。有呼吸道感染或感冒时进驻高原地区十分危

险,此时一般的急性高原反应也可能发展为高原肺水肿和(或)高原脑水肿。④避免吸烟和过度饮酒。吸烟和饮酒可加重人体缺氧,成为高原病的诱因。⑤防止过重体力作业和过度疲劳。高强度作业会使耗氧量增加,劳累是诱发高原病的常见原因。

提高机体高原低氧习服能力 高原低氧习服能力与个人体质,特别是与呼吸、循环等系统的生理功能关系密切。采取强度较大的长跑、负重行军、爬山等运动方式锻炼身体,经过1~2个月能有效地提高心肺功能,对人体高原低氧习服十分有利。单纯高原阶梯习服训练、高原阶梯习服训练与锻炼身体相结合,均有助于人体对高原低氧环境的习服。

做好卫生保障 做好进驻高原地区途中和到达高原地区初期的卫生保障,包括乘飞机、乘汽车进驻高原地区途中,及到达高原地区初期在宿营、饮食、保暖、体力负荷等方面的卫生保障。

治疗原则 ①把握好早期诊断和早期治疗时机。②休息。病情较轻者,应适当休息;病情较重者,如高原肺水肿、高原脑水肿患者,应绝对卧床休息。③吸氧。根据高原供氧装备的实际情况,可选用化学供氧器、高原富氧室、高原轻便加压舱等装备供氧。④药物治疗。根据高原病发病的主导环节,给予相应的靶向性药物。高原病常用治疗药物包括纠正缺氧时代谢异常的药物、作用于神经系统的药物、激素类药物、利尿剂、致适应剂、能量合剂和中药复方等。根据中国中医药理论,采用补益法,以补气、补血药物为主组成中药复方,如以复方党参和复方红景天为代表的中药复方,可明显提高机体的

耐缺氧能力,防治高原病。⑤后送。对于重症高原病,如高原肺水肿和高原脑水肿患者,应及早后送至较低海拔地区治疗。

(汪 海 聂鸿靖)

gāoyuán fèishuǐzhǒng
高原肺水肿 (high altitude pulmonary edema)
人体暴露于高原低氧环境后,低氧导致肺循环严重障碍,进而产生以肺间质和(或)肺泡水肿为基本病理生理学特征的急性高原病。多发生于急进海拔4000~5000m地区1~7天内,以进驻高原地区最初3天内发病最多,有的人进驻高原地区数小时后即发病。该病发病急骤、病情进展快、病死率高,对急进高原者威胁最大。该病早期为间质性肺水肿,如未及时治疗,后期将发展成肺泡性肺水肿。病情较重或持续时间较长时,心功能将受到影响,甚至发展为心力衰竭,个别病例可合并高原脑水肿。高原肺水肿的患病率一般为0.5%~10%。中国成人患病率最高为9.9%,最低为0.15%;国外报道患病率最高为15.5%,最低为0.03%。男性患者多于女性;儿童、孕妇更易患此病。

病因及诱发因素 高原低氧暴露为该病的病因。诱发因素包括:①海拔。进驻海拔3000m左右的高原即可发生高原肺水肿,患病率随海拔的升高而增高。②进入高原的速度较快、气象条件较差、能量供应不足、过度疲劳、体力负荷过大(特别是初进高原后立即进行负荷强度较大的作业)、饮酒过量、睡眠不足、精神紧张、受寒、感冒、咽炎、扁桃体炎、肺炎及重度急性高原反应均可诱发此病。曾患过此病重返高原者更易发病。③高原夜间睡眠时呼吸紊乱,可使低氧血症

进一步加重,也可能与卧位时静脉回心血量增多有关。

发病机制 在该病发生发展过程中,主要的病理生理学改变有低氧性肺动脉高压、肺微血管血栓性栓塞、肺毛细血管通透性增强、肺血容量增高、心脏前后负荷增加和心功能不全、抗利尿激素增加、病理性代谢产物增多。

低氧性肺动脉高压 缺氧引起肺小动脉,特别是肺小动脉终末支强烈收缩,导致肺动脉压升高。当肌性小动脉明显收缩时,非肌性小动脉反而扩张,从而使局部灌注不均匀,造成局部毛细血管流体压力增高,使液体渗入肺泡,故高原肺水肿X线胸片检查,肺水肿阴影多呈片状分布,具体内容见高原肺动脉高压。

肺微血管血栓性栓塞 一方面因血凝机制障碍;另一方面因肺小动脉收缩,供血区域毛细血管血流灌注不足,血流淤滞、流速缓慢,造成血小板和红细胞聚集,形成血栓。肺栓塞可使局部微血管内液体静压和溶质弥散力增加,因而产生混合性肺水肿。

肺毛细血管通透性增强 高原肺水肿尸检发现,内皮细胞连接间隙增宽或破坏。在纤维支气管镜采集的高原肺水肿支气管肺泡灌洗液中发现,灌洗液含有大量的蛋白质、红细胞和炎性细胞、IgG、IgM及补体C3、C4,提示高原肺水肿患者肺泡气血屏障存在漏孔现象。肺毛细血管通透性明显增高,内皮细胞受损,由此启动了许多病理生理变化。前者促进肺水肿的形成;后者释放多种调控血管舒缩因子,促进肺动脉高压的形成。毛细血管内外胶体渗透压梯度很大,毛细血管通透性增加时,血浆蛋白从毛细血管漏出,血浆胶体渗透压降低,组

织间液胶体渗透压升高，使组织间液增多。因此，如果全身性毛细血管通透性增加，可产生全身性水肿。

肺血容量增高 缺氧刺激下交感神经兴奋，儿茶酚胺分泌增多，引起外围静脉收缩，使大量血液转移至肺循环，导致肺动脉压及毛细血管压增高，促进肺水肿发生。

心脏前后负荷增加和心功能不全 缺氧直接损伤心肌是心功能不全的主要原因之一。另外，缺氧引起交感神经兴奋，儿茶酚胺分泌增多，一方面迫使外周血液进入肺循环，另一方面血管收缩和外周阻力增加导致心脏后负荷加重。心功能不全和（或）后负荷加重均可使微血管内液体静压增加，导致液体渗出。

抗利尿激素增加 高原肺水肿患者常表现有肾上腺皮质激素分泌减少和（或）抗利尿激素分泌增加。高原肺水肿患者早期常有少尿的症状可能与此有关。

病理性代谢产物增多 高原肺水肿常继发肺部感染，细菌毒素、酸性代谢产物聚集，肺活性物质如组胺、5-羟色胺、激肽和前列腺素等产物增多，均可使微血管壁受损，溶质弥散力增加。缺氧还可直接或间接使肺泡Ⅱ型上皮细胞分泌肺表面活性物质减少，肺泡表面张力增高，肺泡内压降低，导致微血管内液体静压升高，液体渗出。

临床表现 起病急骤，早期可出现急性高原反应症状，如发绀、气促、频繁咳嗽等，应予警惕。该病临床症状和体征与一般肺水肿相同，如呼吸困难、发绀、咳嗽，咳大量白色、橘黄色或粉红色泡沫痰；两肺有湿或干啰音，以右肺和肺底出现较早。动脉血

氧饱和度仅为 60% ~ 70%，有时更低，明显低于身处相同海拔的健康人水平。部分患者血压增高，也可有轻或中度低血压，甚至休克。多伴有畏寒和低热，体温一般不超过 38℃，若体温过高，说明有并发感染。若出现明显神经精神症状，提示可能合并高原脑水肿。

辅助检查 ①X 线检查两肺多呈片状、云絮状阴影，亦可呈斑点状或结节状阴影，以肺门周围显著，向外呈扇形伸展，右侧常较左侧为重，偶见于一侧肺野，或仅见肺纹理增粗、模糊。经卧床休息、吸氧等治疗或后送低海拔地区，临床症状迅速好转，X线征象可于短期内消失。②心电图呈现窦性心动过速、电轴右偏、右室过度负荷及心肌缺血等改变，有时心电图大致正常。③心脏插管示肺动脉压增高。

诊断与鉴别诊断 早期诊断依据：①进入海拔 3000m 以上高原后，出现急性高原反应症状，伴有咳嗽、咳痰和呼吸困难，发绀明显。②呼吸增快，胸部听诊呼吸音粗糙，肺底和（或）腋下闻及捻发音或细湿啰音。临床诊断依据：①初入高原地区后发病，或因上呼吸道感染，或因剧烈运动，或因进入更高海拔地区后发病。②静息时呼吸困难，咳嗽，咳白色、粉红色或血性泡沫状痰。③发绀明显，血氧饱和度明显降低。④胸部听诊单侧或双侧有湿啰音。应排除心肌梗死、心力衰竭、肺炎等心肺疾病，排除肺鼠疫及其他急性传染病。

治疗 一般采用综合治疗。该病为非心源性肺水肿，若不及时救治可很快导致死亡（12 小时内）。如及时发现，尽早正确治疗，数天内即可治愈，不留后遗

症。因此，该病救治的关键在于早发现、早就医、早治疗。①绝对卧床休息，取半卧位，严密观察呼吸、脉搏、血压及咳痰变化，定时测定体温。给予高糖、低脂、清淡的流质或半流质饮食，加强生活管理。②吸氧。高流量给氧，缺氧纠正后改为中、低流量给氧。临床症状缓解后，间断低流量给氧。③有高血压者可选用硝苯地平缓释片。④胸闷、气喘症状明显者可口服氨茶碱。⑤水肿较重者可静脉注射呋塞米。⑥低血压症状明显伴有慢性肾上腺皮质功能减退者，给氧治疗无效时可用生理剂量激素替代疗法，如静脉滴注地塞米松。⑦痰多、末梢循环差或肺部湿啰音不易吸收者，可肌内注射或静脉注射山莨菪碱。⑧感染者，可给予青霉素或其他抗菌药物肌内注射或静脉滴注。⑨心功能不全者，可给予毛花苷 C 或毒毛花苷 K 缓慢静脉注射。⑩高压氧舱治疗高原肺水肿疗效较好。⑪还可采用低浓度一氧化氮吸入疗法。

（江 海 聂鸿靖）

gāoyuán nǎoshuǐzhǒng

高原脑水肿（high altitude cerebral edema） 人体暴露于高原低氧环境后，缺氧导致脑血液循环严重障碍，进而产生以脑细胞水肿为基本病理生理学特征的急性高原病。高原脑水肿多发生在海拔 4000m 以上地区，11 月至翌年 4 月发病居多，常见于初次进入高原者，患病率 1% 左右，男性多于女性。该病发病急，临床特点是出现严重脑功能障碍和意识丧失，有时可合并高原肺水肿。

病因及诱发因素 高原低氧暴露为该病的病因。诱发因素包括过度劳累、上呼吸道感染、晕车、呕吐、饥饿、受寒等。

发病机制 病理生理学主导环节是脑毛细血管通透性增强、血脑屏障损伤、脑组织能量代谢障碍和氧自由基增加。

脑毛细血管通透性增加 见高原肺水肿。

血脑屏障损伤 血脑屏障结构损伤及其通透性增加是脑水肿形成与发展的重要环节之一。低氧暴露可使大鼠的血脑屏障受损，导致血脑屏障通透性增加，脑组织含水量也随之增加。缺氧时，血管内皮生长因子、水通道蛋白1、水通道蛋白4表达水平增高，导致脑血管内皮细胞通透性增加，使脑血管内水分子进入内皮细胞。同时，随着缺氧程度的加重，覆盖在毛细血管周围的星形胶质细胞足突上的水通道蛋白4的表达增高，导致大量水分子进入星形胶质细胞，造成星形胶质细胞水肿，血脑屏障损伤。

脑组织能量代谢障碍 严重脑缺氧使腺苷三磷酸生成减少、磷酸肌酸迅速耗竭，导致：①细胞核内的结合钠变为游离钠进入细胞质，引起的渗透压变化使细胞间隙水分进入细胞内。②细胞膜上 Na^+-K^+-ATP 酶活性受抑制，细胞间隙水分被动进入细胞内。

氧自由基增加 缺氧破坏氧自由基产生与消除间的动态平衡，使氧自由基增加，引发一系列反应，产生大量的脂质过氧化物，使各种膜结构如内质网、溶酶体、线粒体损伤，细胞结构破坏，膜流动性降低，通透性增加等。

临床表现 该病起病急，临床过程可分为3期。①昏迷前期。除有剧烈头痛、心悸、气促等严重急性高原反应症状外，主要表现为大脑皮质功能紊乱，如表情淡漠、精神抑郁、记忆力减退、神志蒙眬、嗜睡等。部分患者表现为欣快多语、注意力不集中、定向力和判断能力下降等，甚至有幻听和幻视、烦躁不安、大喊大叫、哭笑无常等精神症状。体征有发绀、脉速、呼吸加快、视物模糊、共济失调、抓空等。如未及时处理，患者可在数小时内进入昏迷状态。也有因急性缺氧发生昏厥，清醒后又逐渐进入昏迷者。②昏迷期。呼之不应、躁动、呕吐、谵语、尿便失禁、抽搐，甚至出现角弓反张等。瞳孔放大，对光反射迟钝，颈稍有抵抗或强直，四肢肌张力增强，深浅反射消失。血压可轻度或中度升高，也有血压下降出现休克者。经及时治疗，多数患者可在数小时至3天内清醒，严重病例或有合并症者，昏迷时间可延长至1个月以上。③恢复期。多数病例经治疗数日后清醒，清醒后主要表现为头昏、头痛、痴呆、沉默寡言、疲乏无力、嗜睡、记忆力减退等。恢复时间短者数天，长者数月。恢复后一般无后遗症，个别留有遗忘症。

辅助检查 ①血常规检查多属正常，并发感染者，白细胞计数增高；无严重合并症者，血清钾离子、钠离子、氯离子、尿素氮和血糖含量等多在正常范围。②脑脊液检查示多数患者脑脊液压力升高，个别患者脑脊液蛋白质含量轻度增高或有少量红细胞。③脑电图检查主要表现为枕区 α 波减少或消失，以 δ 波为主的慢波占优势，并呈弥漫性分布。脑电图可帮助判断意识障碍程度及转归。一般情况下，意识障碍程度与 α 波数值成反比，而与 δ 波数值成正比。④其他可见多数患者视盘水肿、视网膜充血，部分患者眼底出血。

诊断与鉴别诊断 ①早期诊断。进入海拔 4000m（少数人进入海拔 3000m）以上高原地区后，急性高原反应症状进行性加重，出现明显发绀、剧烈头痛、恶心和频繁呕吐；神经症状由兴奋转为抑制，出现嗜睡、昏睡，突然发生谵语、尿失禁等。②现场诊断。急性高原反应后出现神经精神综合症状，如冷漠、倦怠、定向障碍、精神混乱、嗜睡、昏迷；和（或）共济失调，如平衡失调、步幅出线、跌倒、不能站立；或无急性高原反应而突然出现上述神经精神综合症状和共济失调。③临床诊断。初入海拔 3000m 以上高原地区后发病，或久居高原地区因剧烈运动或进入更高海拔地区后发病；出现剧烈头痛、呕吐等神经精神综合症状和（或）共济失调，随之神志恍惚、意识蒙眬、嗜睡、昏睡以至昏迷，有时可直接昏迷。可出现肢体功能障碍、脑膜刺激征和（或）锥体束征阳性；眼底检查可见视盘水肿或视网膜出血、渗出；脑脊液压力增高，脑脊液中细胞成分和蛋白质无变化。应排除急性脑血管病、药物过量、急性一氧化碳中毒、癫痫、脑膜炎、脑炎等。

治疗 该病病情危重，应及时就地抢救，有条件时可将患者转送至低海拔地区的医疗机构治疗，转送途中不应中断治疗。①绝对卧床休息，严密观察血压、脉搏等生命体征变化。②低浓度、低流量给氧，病情好转后改为间断给氧；如出现呼吸中枢兴奋性降低，给予呼吸中枢兴奋剂。③高渗葡萄糖液和甘露醇交替使用，可配合使用利尿剂，采取"多脱少补"的原则，维持体液及电解质平衡。对伴有休克者，需纠正休克后再用利尿剂。④神志清醒者，可口服肾上腺皮质激素，密切观察呕吐物及粪便色泽，谨防发生消化道出血。⑤给予能量合剂。⑥对以兴奋性症状为主的患者，使用镇静剂应慎重。⑦可给予抗菌药物，预防继发感染。⑧头部可放置冰袋，减慢代谢速度，以保护脑细胞功能。⑨必要时可给予止血药物，防止脑或其他内脏器官出血。重症病例可使用高压氧舱疗法。

(汪 海 聂鸿靖)

gāoyuán xīnzàngbìng

高原心脏病 (high altitude heart disease)

长期生活在海拔 2500m 以上地区的人员，因高原低氧出现以肺动脉压升高、右心室肥大、中度低氧血症为基本病理生理学特征的慢性高原病。一般见于平原人移居高原，或由低海拔高原移居高海拔高原者，高原世居者偶有发病。该病的患病率为 0.07%～1.72%，成人患病率约 0.5%，男性多于女性。

病因及诱发因素 长期高原低氧暴露为该病的病因。诱发因素主要为上呼吸道感染、急性扁桃体炎、肺炎、重体力劳动等。

发病机制 病理生理学的主导环节是低氧性肺动脉高压、体循环阻力增大、心肌及传导系统损伤。

低氧性肺动脉高压 正常肺循环具有低阻力、低压力、高流量、短流程、大容量等特点。低氧性肺动脉高压使肺循环阻力增大，右心室负荷加重，进一步发展恶化可造成右心室肥厚、扩张，功能障碍甚至衰竭，具体见高原肺动脉高压。

体循环阻力增大 高原低氧暴露可使交感神经紧张、应激反应增强，血液中去甲肾上腺素水平升高，血管紧张度增加。高原心脏病患者不但肺血管结构发生

改变，而且体循环血管也发生不同程度的改变，主要表现为体循环小动脉中层平滑肌增厚、收缩，内膜增生，导致血管腔不同程度狭窄。红细胞增多、血液黏度增加、血流缓慢，导致血流阻力增大。这些因素均可使左心室负荷加重。

心肌及传导系统损伤 在高原低氧条件下，若冠状动脉供氧能满足心肌的生理需要，则心肌的生理功能维持正常，结构也无损害。但当冠状动脉血流供氧不能满足心肌需求时，心肌处于缺氧状态，不仅代谢及功能发生变化，心脏的大小及心肌的结构也出现改变。而且海拔越高、动脉血氧分压越低，心肌损害越严重。同时，心脏传导系统功能也发生障碍。

临床表现 起病缓慢，症状逐渐加重。主要表现为劳力性呼吸困难、心悸、胸闷、头昏、疲乏等症状，最终发生右心衰竭，此时上述症状加重，常伴有咳嗽、咯血性痰、腹胀及全身水肿；少数患者不能平卧，出现夜间阵发性呼吸困难等左心衰竭表现。常见体征有呼吸急促、发绀、下垂性水肿、心尖搏动弥散、心界扩大等。心率常增快，也可减慢，可出现期前收缩等心律失常，肺动脉瓣第二音亢进或分裂，心前区、胸骨左缘或剑突下常闻及收缩期杂音，偶有舒张期杂音或奔马律。右心衰竭时，可见颈静脉怒张、肝大、肝颈静脉反流征阳性。

辅助检查 ①血常规检查常可见外周血红细胞计数和血红蛋白含量增多，而白细胞计数一般正常。②尿常规检查可见酸性尿，少数患者可见蛋白尿、血尿或白细胞尿。③肝功能轻度受损，检查可见血清转氨酶活性升高。④X

线检查主要表现为右心室增大，或以右心室为主的左、右心室增大，也可见以左心室增大为主。肺动脉段突出，右肺下动脉第一分支增宽，边缘模糊，上腔静脉增宽。肺门阴影扩大，肺纹理增粗紊乱，可有斑片状渗出性改变。⑤心电图检查主要表现为心电轴右偏，极度顺时针方向转位，心肌肥厚及缺血改变，心律失常，右束支传导阻滞，尖峰型 P 波或肺性 P 波。⑥超声心动图检查常见肺动脉高压，右心室肥厚、扩张，右心室流出道增宽，室间隔增厚。心功能评价为右心室功能受损以及左心室舒张功能障碍。

诊断与鉴别诊断 根据《职业性高原病诊断标准》（GBZ 92-2008），高原心脏病分为轻度、中度和重度 3 类。①轻度高原心脏病。肺动脉平均压>20mmHg 或肺动脉收缩压>30mmHg，且 X 线胸片、心电图、超声心动图检查有一项以上显示右心室增大。②中度高原心脏病。肺动脉平均压 > 40mmHg 或者肺动脉收缩压>60mmHg，右心室增大，活动后乏力、心悸、胸闷、气促，并有发绀、轻度肝脏肿大、下垂性水肿，肺动脉瓣第二音亢进或分裂等。③重度高原心脏病。肺动脉平均压>70mmHg 或肺动脉收缩压>90mmHg，稍活动或静息时出现心悸、气短、呼吸困难，明显发绀，肝脏肿大，下垂性水肿，少尿等。应排除其他呼吸与循环系统疾病，特别是慢性阻塞性肺疾病、慢性肺源性心脏病及原发性肺动脉高压、冠心病、风湿性心脏病。

治疗 在高原地区治疗高原心脏病，一般以改善心肌氧供应、减少耗氧量、对症处理、支持疗

法等为基本原则，多数患者能获得好转或临床治愈，部分患者需转送平原地区治疗。治疗前，应明确呼吸道感染情况和心功能状况，然后针对病情采取以下相应措施。①休息。在高原地区患病后应适当休息，减少体力活动。已有心力衰竭者应卧床休息。②吸氧。吸氧疗法是治疗该病的有效手段，有条件者可使用高压氧治疗。③控制呼吸道感染。④降低肺动脉压。⑤治疗心力衰竭。⑥补充多种维生素，给予能量合剂等。⑦针对剧烈头痛、心律失常等进行对症治疗。⑧转送平原地区治疗。合并高原红细胞增多症和高原高血压时，应采取相应治疗措施，具体见高原红细胞增多症和高原高血压。

（汪 海 聂鸿靖）

gāoyuán hóngxìbāo zēngduōzhèng

高原红细胞增多症（high altitude polycythemia）

长期生活在海拔 2500m 以上地区的高原移居者或高原世居者，因高原低氧暴露出现以红细胞计数和血红蛋白含量增多为基本病理生理学特征的慢性高原病。该病患病率随海拔升高而上升，在海拔 2000m 地区偶有发生，在海拔 3000~4000m 地区患病率约为 2.4%，在海拔 4000m 以上地区约为 4.3%。多见于高原移居者，男性多于女性，儿童病例罕见；可单独发病，也可与其他类型的慢性高原病并存。

病因及诱发因素 长期高原低氧暴露为该病的病因。诱发因素包括：①在高原地区从事体力劳动，尤其是重体力劳动，易诱发此病。②吸烟、饮酒对该病的发病有一定影响。吸烟时，一氧化碳与血红蛋白结合力强，使血氧饱和度下降，加之长期大量吸烟引起肺功能损害，通气/灌流比例失调，动脉血氧分压下降加重机体缺氧，刺激红细胞过度增生。③高原低氧是高原红细胞增多症患者睡眠结构改变（睡眠时间和有效睡眠指数减少，总觉醒时间增多）和呼吸改变（出现周期性呼吸，呼吸暂停）的主要原因，睡眠和呼吸紊乱又进一步加重低氧血症，促进红细胞过度增生。

发病机制 病理生理学主导环节是红细胞大量增生、红细胞脆性增加和肺通气功能降低。

红细胞大量增生 在高原低氧条件下，低氧诱导因子-1 不仅上调促红细胞生成素基因的表达，而且上调一系列促进铁向红细胞运输的蛋白质，如转铁蛋白及其受体、血浆铜蓝蛋白等基因的表达。促红细胞生成素刺激骨髓的原始红细胞，使其分化为有核红细胞，并促进有核红细胞分裂，加速红细胞成熟。红细胞计数和血红蛋白含量明显增加，使血液向组织运氧增多，这是机体对高原低氧环境的一种代偿性反应。促红细胞生成素产生于肾脏管周毛细血管床的间质细胞和肝脏静脉周围的肝细胞，是红细胞生长和发育必不可少的造血生长因子。低氧诱导的促红细胞生成素异常增加是低氧性红细胞增多的重要原因。

红细胞脆性增加 低氧使红细胞脆性增加，易于破坏，其破坏产物促进骨髓内红细胞的生成。

肺通气功能降低 持续慢性低氧刺激可降低外周化学感受器对低氧性通气反应的敏感性，降低呼吸中枢对二氧化碳分压的敏感性，导致呼吸驱动作用减弱，造成肺通气功能降低，使机体摄氧能力下降，红细胞代偿性过度增生。

临床表现 该病起病隐袭，呈慢性过程，发病后迁延多年，在高原低氧环境下不能自愈。转入平原地区后，红细胞计数、血红蛋白含量、红细胞比容可恢复正常，临床症状消失；再返高原后又可复发。随着病情的发展，可逐渐引起全身多系统损害。临床表现常见头痛、头晕、恶心、呕吐、食欲减退、腹胀、胸闷或伴胸痛、心前区疼痛、心悸、气短、记忆力减退、失眠或嗜睡，部分患者有乏力、肢体麻木、耳鸣、夜间睡眠周期性呼吸或呼吸暂停等。少数重症病例由于脑水肿、颅内高压出现剧烈头痛，常诱发恶心、呕吐、轻度意识障碍。最显著的体征是皮肤黏膜发绀，尤其是口唇、面颊、鼻尖、耳垂、手掌、甲床等末梢部位，有时有水肿，面颊毛细血管扩张呈紫红色条纹，交织成网状，眼结膜血管淤血、曲张，形成特殊的"多血"面容。口腔黏膜和舌质青紫或紫红，舌下静脉血管盘卷扩张。皮肤上有散在的出血点或淤斑，甲床根部更多见。指（趾）甲松脆，可见反甲或杵状指。偶见黄疸。心血管系统方面，患者的血压改变不一致，高血压比低血压多见，无高原心脏病者心界不扩大。心率在正常范围或偏低，常见窦性心动过缓，部分患者心律失常。肺动脉瓣第二音亢进或分裂，心尖部和（或）三尖瓣区常听到Ⅰ~Ⅱ级柔和吹风样收缩期杂音，第一心音较低钝。并发心功能不全者，可见颈静脉怒张、下肢水肿和淤血性肝肿大。呼吸系统方面，少数患者呈桶状胸，多数患者自觉深呼气后继以呼吸暂停，但呼吸困难不常见，夜间睡眠多见周期性呼吸或呼吸暂停。呼吸音清晰，并发心功能不全时，两肺底可闻及捻发音或小水泡音，且不易消失。消化系统方面，少数患者有腹胀，肠鸣音活跃，上腹部轻压痛时应注意是否合并慢性胃炎或溃疡，常可在右锁骨中线肋下 1~2cm 处触及肝脏，边缘钝，质地中等，无触痛。

辅助检查 ①血液学检查结果显示全系血液参数均有改变，但以红系改变最为突出。一般红细胞计数在 $6.5×10^{12}$/L 以上，血红蛋白含量常大于 200g/L，血细胞比容大于 0.65%。外周血白细胞计数和血小板计数一般在正常范围内，并有减少趋势。部分患者凝血酶原时间明显延长，纤溶酶原含量明显降低，纤溶酶/纤溶酶原比值明显增高。肾素、血管紧张素、醛固酮水平明显低于地处同一海拔的健康人。②血氧饱和度。明显低于地处同一海拔的健康人。③毛细血管脆性试验（束臂法）。阳性率为 76.7% ~ 87.5%。④胸部 X 线检查。两肺充血，两肺下叶常见散在颗粒斑，直径约 2mm。如未合并高原心脏病和高血压，心影一般正常；若合并高原心脏病，首先出现肺动脉段突出，并伴有肺动脉主干增宽尤以肺动脉右下支最明显，继而出现右心室扩大或双侧心室扩大。⑤心电图检查。电轴右偏，右心室肥厚或高电压，右束支不完全性传导阻滞，或左前分支阻滞，ST－T 改变常见于 II、III、aVF 导联。心电图改变以右心室改变为主，兼有左心室改变者多与合并高血压有关。⑥超声心动图检查。心脏左右心室结构均有不同程度改变，右心室改变更明显，其中以右心室扩大及右室壁肥厚、室间隔和左室后壁肥厚、肺动脉扩大等最为显著，射血分数、每搏量及每分钟心输出量均明显下降。⑦眼底检查。约 80%

的患者眼底视网膜动、静脉有改变，主要表现为血管扩张、痉挛、硬化、渗出和视盘充血。

诊断与鉴别诊断 在具备男性血红蛋白 ≥210g/L、女性血红蛋白 ≥190g/L（海拔 2500m 以上），男性血红蛋白≥180g/L、女性血红蛋白 ≥ 160g/L（海拔 2500m 以下）的条件下，再按临床症状、体征严重程度"计分"，以确定诊断分级。轻度高原红细胞增多症累积计分 3~7 分，中度累积计分 8~11 分，重度累积计分≥12 分（表1）。应排除慢性肺疾病（如肺气肿、支气管炎、支气管扩张、肺泡纤维变性、肺癌等）引起的低氧血症导致的继发性红细胞增多症及真性红细胞增多症（表2）。

治疗 尚无成熟的治疗方案。在高原地区，多采取以下治疗措施。①减轻劳动强度，避免剧烈活动，节制烟酒。②吸氧。有条件者可使用高压氧治疗。③静脉输注复方氯化钠溶液、平衡盐溶液或低分子右旋糖酐等，实施血液稀释疗法。此法可改善微循环，增加血液的组织灌注。④降低肺动脉高压，减轻右心室负荷。⑤根据不同病情选用消瘀、活血化瘀、补阳活血、益阳补气活血等功效的中草药治疗。⑥在高原上治疗效果不佳者，应转送至平原地区治疗。

（汪　海　聂鸿靖）

jíxìng gāoyuán fǎnyìng

急性高原反应（acute mountain sickness）

平原人进入海拔 3000m 以上高原地区，或原在高原地区居住返回平原地区生活一段时间后重返高原时，因机体对高原低氧环境未习服而产生的临床综合征。多发生在快速进入高原途中及到达高原地区后数小时

至数日内，一般到达高原地区后 6~12 小时为发病高峰时间。若不及时治疗，不仅急性高原反应持续时间延长，而且可能继发高原肺水肿、高原脑水肿而危及生命。青藏高原地区（海拔 4000 ~ 4700m）急性高原反应的发生率为 59% ~ 65%，喀喇昆仑山地区（海拔 5000~5200m）可高达 91%。

表 1　高原红细胞增多症计分标准

临床表现	严重程度	计分
呼吸困难和（或）心悸	无	0
	轻度	1
	中度	2
	重度	3
睡眠障碍	睡眠正常	0
	不能正常入眠	1
	睡眠不足，时睡时醒	2
	无法入眠	3
发绀	无	0
	轻度	1
	中度	2
	重度	3
静脉扩张	无	0
	轻度	1
	中度	2
	重度	3
局部感觉异常	无	0
	轻度	1
	中度	2
	重度	3
头痛	无	0
	轻度	1
	中度	2
	重度	3
耳鸣	无	0
	轻度	1
	中度	2
	重度	3
血管栓塞	无	0
	有血管栓塞	6
	有血管栓塞且有并发症	12

表2 高原红细胞增多症与其他类别红细胞增多症的鉴别要点

项 目	高原红细胞增多症	继发性红细胞增多症	假性红细胞增多症	真性红细胞增多症
病因	高原低氧暴露	肺源性心脏病，先天性心脏病	脱水，血液浓缩	不明
皮肤与黏膜	青紫	发绀	脱水貌	砖红色
脾大	可见	无	无	多见
全血容量	正常或增加	正常或增加	减少	正常或增加
白细胞计数	正常	正常	正常	增高
粒细胞碱性磷酸酶活性	正常	正常	正常	增高
血小板计数	正常	正常	正常	增高
动脉血氧饱和度	降低	降低	正常	正常
骨髓象	红系增生	红系增生	正常	三系增生
血清铁含量	增高	正常或增高	正常	正常
移居平原后	好转或正常	无变化	无变化	无变化

病因及诱发因素 急性高原低氧暴露为该病的病因，其发病与海拔、登山速度、生活管理、劳逸情况、饮食保障、机体状态及气象条件变化等因素密切相关。寒冷、疲劳、精神紧张、饥饿、体质虚弱和上呼吸道感染等均可诱发、加重急性高原反应。

发病机制 高原低氧暴露为始动因素，肺氧合效率下降，体液转运失调，以及脑血流、脑区域血流、脑微循环的改变为其发病的3个重要环节。①急性缺氧使肺泡Ⅱ型细胞结构与功能发生改变，肺泡表面活性物质减少，导致肺氧合效率下降，使动脉血氧分压下降，肺泡-动脉血氧梯度增大，组织细胞供氧不足，能量代谢障碍，腺苷三磷酸生成减少。②急性缺氧使血管活性肠肽的活性增加，引起脑血管扩张，脑血流增加。③急性缺氧使利尿与抗利尿激素系统平衡失调，出现抗利尿（少尿）和水潴留。在这三方面的共同作用下，发生急性高原反应。上述各环节相互影响，如高原低氧暴露时，肺氧合效率下降，使组织细胞缺氧，腺苷三磷酸生成减少，钠泵紊乱，促进脑水肿发生；少尿（水潴留）不仅促进脑水肿的发生，也导致肺间质水肿和肺泡液潴留，进一步促使肺氧合效率下降，形成恶性循环。

临床表现 主要症状是头昏、头痛、恶心和呕吐，其他常见症状有视物模糊，心悸、气促、胸闷，乏力，食欲减退、腹胀、便秘，少尿，嗜睡、精神不集中、失眠多梦，手足发麻等。体格检查常见临床体征有口唇与指（趾）甲床发绀，呼吸、心率加快，心尖区常可闻及收缩期杂音，肢端轻度水肿等。这些表现的轻重程度不尽相同，个体差异较大。一般经3～10天的代偿调节，症状可逐步消失，少数患者需经治疗才能恢复。

诊断与鉴别诊断 到达海拔3000m以上高原地区，或原在高原地区居住、返回平原地区生活一段时间后重返高原时，短时间内（24～48小时或更早）出现头昏、头痛、恶心和呕吐等症状，依据中华人民共和国国家军用标准《急性高原反应的诊断与处理原则》（GJB 1098-1991）进行诊断。症状学诊断：首先根据患者头痛或呕吐的程度，其次根据诸症状评分的总计分数，可分为基本无反应（±）、轻度（+）、中度（++）和重度（+++）反应。急性高原反应的临床症状、症状分度及评分见表1，急性高原反应的分度与诊断标准见表2。生理学诊断：根据患者的动脉血氧分压和肺泡-动脉血氧分压差的大小，分为基本无反应和有反应（包括轻度、中度和重度反应）。急性高原反应判别式为：

$$Z = b_1 x_1 + b_2 x_2$$

式中b_1、b_2为判别系数，分别为0.080和-0.028；x_1为动脉血氧分压，单位mmHg；x_2为肺泡-动脉血氧分压差，单位mmHg。

将动脉血氧分压和肺泡-动脉血氧分压差的测量值代入上述判别式，计算Z值，再与判别临界值Z_0（$Z_0 = 0.446$）比较。若$Z > Z_0$，则基本无反应；若$Z < Z_0$，则有反应。应排除其他疾病所引

表1　急性高原反应临床症状的分度与评分

症　状		症状分度	症状评分
头痛	不明显，无痛苦表情，不影响日常活动	±	1
	较轻，有痛苦表情，服用一般镇痛药后明显好转，不影响日常活动	+	2
	较重，有痛苦表情，服用一般镇痛药后有所缓解，影响日常活动	++	4
	较重，不能忍受，卧床不起，服用一般镇痛药无效	+++	7
呕吐	每日呕吐1~2次，呕吐物以食物为主，服用一般止吐药后明显好转，不影响日常活动	+	2
	每日呕吐3~4次，最后呕吐物为胃液，服用一般止吐药后有所缓解，影响日常活动	++	4
	每日呕吐5次以上，卧床不起，服用一般止吐药无效	+++	7
其他症状	头昏、恶心、心悸、气短、胸闷、视物模糊、失眠、嗜睡、食欲减退、腹胀、腹泻、便秘、口唇发绀、手足发麻等	-	各评1分

表2　急性高原反应分度与诊断标准

分　度	诊断标准
基本无反应（±）	总计分1~4分
轻度反应（+）	头痛（+）或呕吐（+）或总计分5~10分
中度反应（++）	头痛（++）或呕吐（++）或总计分11~16分
重度反应（+++）	头痛（+++）或呕吐（+++）或总计分16分以上

起的类似急性高原反应的症状，应与晕动病、急性上呼吸道感染和神经症等疾病进行鉴别，尤其应与高原肺水肿和高原脑水肿进行鉴别诊断。

治疗　轻度患者通常5~10天可自愈。症状明显时，根据病情给予相应治疗。①进入高原初期一般休息5~7天，在海拔5000m以上高原地区休息时间可适当延长。②胸闷、气喘明显时，应首先给予吸氧治疗。有条件时可使用高压氧舱治疗，对伴有昏迷者效果更佳，是重度患者的首选治疗措施。③针对头晕、头痛、恶心、呕吐、腹胀、胸闷、气短、心悸、心动过速、血压异常、局部水肿等给予对症治疗。④可口服提高机体低氧耐力的药物。⑤经上述治疗症状持续加重，逐渐出现呼吸极度困难，咳白色或粉红色泡沫痰，或意识丧失甚至昏迷的重危患者，应迅速明确诊断，如确诊为高原肺水肿和（或）高原脑水肿时，救治见高原肺水肿和高原脑水肿。

（汪　海　聂鸿靖）

gāoyuán fèidòngmài gāoyā
高原肺动脉高压（high altitude pulmonary arterial hypertension）

人体长时间高原低氧暴露后，以低氧所致肺小动脉功能及器质性改变引起的肺动脉压力增高为基本病理生理学特征的高原病。肺动脉平均压21~30mmHg为轻度高原肺动脉高压，肺动脉平均压30~50mmHg为中度高原肺动脉高压，肺动脉平均压>50mmHg为重度高原肺动脉高压。早期高原肺动脉高压系短期缺氧引起肺小动脉收缩所致，长期慢性低氧暴露时的梗阻性肺动脉高压系心室肌及肺血管重构所致。

发病机制　①离子通道。肺动脉平滑肌细胞缺氧可抑制电压门控钾通道，导致细胞膜去极化和膜电位下降，使胞内游离钙离子浓度增加，诱导钙依赖性蛋白激酶的激活，进而引起肺动脉平滑肌收缩。同时，钾通道功能下降，膜持续去极化，胞内游离钙离子浓度增加还可导致肺血管平滑肌细胞增生，引起低氧性肺血管重构，最终造成高原肺动脉高压。②气体信号分子。内源性一氧化氮存在于血管内皮细胞中，为内皮细胞依赖性舒张血管因子，可使血管平滑肌舒张，进而扩张血管，调节血压。高原低氧暴露时，脑、肺组织一氧化氮和一氧化氮合酶水平明显降低，一氧化氮合酶催化反应平衡常数也降低。海拔越高，一氧化氮水平降低越多，内皮素水平增加越多。硫化氢和一氧化碳在高原肺动脉高压形成中也起重要调控作用。③内皮素。人体高原低氧环境暴露时，内皮素-1表达增强，分泌增多。内皮素-1激活其受体，诱导血管平滑肌钙离子浓度显著增高、血管收缩，使肺动脉压升高。④前列环素（PGI_2）。PGI_2是膜磷脂释放的花生四烯酸的代谢产物，主要由血管内皮细胞产生，通过刺激环磷酸腺苷的生成，引起肺血管平滑肌舒张。机体缺氧时，血管内皮细胞释放PGI_2减少，可引起高原肺动脉高压。⑤5-羟色胺（5-HT）。肺动脉平滑肌细胞中5-HT载体的表达和（或）活性升高均可引起肺动脉重构。机体缺氧时，肺动脉平滑肌细胞中 5-HT 水平升高，导致平滑肌细胞增殖和肥大。⑥磷脂酶 A_2。磷脂酶 A_2 可能通过脂质炎症介质增多而引起高原肺动脉高压。⑦生长因子。参与高原肺动脉高压形成的重要生长因子有血管内皮生长因子、成纤维细胞生长因子、转化生长因子等十几种，从不同方面促进血管重构。⑧原癌基因。机体缺氧时，肺动脉中原癌基因 c-myc 和 c-sis 表达明显增强。c-myc 基因产物使细胞核内 DNA 合成加快，促进平滑肌细胞增生和分化。c-sis 编码血小板衍生生长因子 B 链，可诱导血管内皮细胞和平滑肌细胞 DNA 合成和有丝分裂。

临床表现 呼吸困难、咳嗽、发绀、失眠、易激惹、疲乏、心率快，严重者可发生右心衰竭。

实验室检查与特殊检查：①心电图主要表现为窦性心动过速，右心房、右心室增大和（或）肥厚，心电轴右偏。②行胸部 X 线检查，可见右肺下动脉干横径 $\geqslant 17mm$ 和（或）右肺下动脉干横径与气管横径比值 $\geqslant 1.10$；心脏增大，右心房、右心室扩大。③超声心动图主要表现为右心室流出道 $\geqslant 33mm$，右室内径 $\geqslant 23mm$；肺动脉平均压 $>30mmHg$ 或肺动脉收缩压 $>50mmHg$。④右心导管检查可见肺动脉平均压 $\geqslant 25mmHg$。

诊断与鉴别诊断 根据病史，尤其在海拔 3000m 以上高原居住史，结合临床症状和体征、心电图、超声心动图、X 线检查等进行诊断。应排除特发性肺动脉高压、慢性血栓栓塞性肺动脉高压、结缔组织病相关性肺动脉高压、呼吸系统疾病相关性肺动脉高压、左心疾病相关性肺动脉高压、左向右分流性先天性心脏病肺动脉高压、多发大动脉炎（肺动脉型）等疾病。

治疗 ①长期给氧治疗是高原肺动脉高压有效的治疗手段之一，有较显著的降低肺动脉压作用，部分病例可逆转肺动脉高压。②短期吸入低浓度一氧化氮能显著降低肺动脉高压和肺血管阻力。③中、重度高原肺动脉高压患者应坚持雾化吸入前列环素类似物。④口服内皮素受体阻滞剂，可抑制内皮素所致的血管收缩。⑤口服钙通道阻滞药。⑥口服磷酸二酯酶抑制剂，如西地那非可选择性降低高原肺动脉高压患者的肺循环阻力。

（江海 聂鸿靖）

gāoyuán gāoxuèyā

高原高血压（high altitude hypertension）

高原低氧环境暴露后，主要因低氧导致的以血压升高为基本特征的高原常见病。患病率较高，尤以平原移居高原者患病率更高。中国西藏地区患病率为 20%，青海省青藏公路沿线为 14%，青海省个别地区高达 50%。

发病机制 平原人急进高原低氧环境或由较低海拔高原进驻到更高海拔地区后，因机体缺氧首先刺激交感神经兴奋，部分通过化学感受器的作用、部分通过压力感受器的作用，引起血管收缩、血流阻力增加、心率加快、心输出量增加，出现高原高血压。血压升高可能与大脑皮质下中枢调节失控、外周化学感受器反射性增强血管运动中枢张力、肾素-血管紧张素-醛固酮系统活动增强、血液黏滞度增加、体循环血管改变等因素有关。

临床表现 与原发性高血压病有许多相同之处。一般临床症状为头晕、头痛、心悸、胸闷、气短、乏力、耳鸣、口干、易激惹、多梦、失眠等，可伴有面部及肢体麻木，消化道症状如恶心、呕吐、食欲减退也常见。尚有以下特点：①高原高血压患者的症状突出，但与血压升高程度不相称，多数仍属于高原反应症状。②临床上虽曾见高原高血压患者患脑血管意外的报道，但心、肾、脑的损害较少，其并发症明显少于原发性高血压。高原高血压的主要体征是血压增高超出正常标准，即收缩压 $\geqslant 140mmHg$，舒张压 $\geqslant 90mmHg$。单纯收缩压增高的较少，单纯舒张压增高的较多；收缩压仅轻度、中度增高，脉压缩小。约半数高原高血压患者有心脏体征，左、右心室均有不同程度增大，肺动脉瓣第二音亢进和（或）分裂，主动脉瓣第二音增强，心尖部可闻及 I～II 级收缩期杂音。

诊断与鉴别诊断 根据 1982 年中国全国高原医学学术讨论会拟定的试行方案，高原高血压的诊断标准为：一般系居住在海拔 3000m 以上地区的移居者，移居高原前无高血压病史；移居高原后血压升高，$>140/90mmHg$（收缩压或舒张压单项增高即可）；返抵平原后血压自行下降，而重返高原后血压又复升高。应排除原发性高血压病和其他原因引起的继发性高血压。

治疗 高原高血压与原发性高血压的治疗原则基本相同，但高原高血压患者使用利尿剂时必须慎重，过多应用利尿剂易发生血栓栓塞。部分治疗效果不理想的患者及一些重症患者宜转至低海拔地区治疗，一般可恢复正常。但是，高原高血压持续时间较长已引起器质性病变者，即使再返回低海拔地区，恢复也十分困难。

（聂鸿靖）

gāoyuán dīxuèyā

高原低血压 (high altitude hypotension)

高原低氧环境暴露后，主要因低氧导致的以血压降低为基本特征的高原病。常合并高原红细胞增多症、高原心脏病。平原移居高原人群该病患病率为 5.3% ~ 30%，移居时间越长，发病率越高；世居藏族该病患病率约为 13%。女性多于男性，体弱者多见。

发病机制 平原人进入高原后，随着停留时间的延长，心脏的自主神经及调节中枢由初期交感神经型调节优势转变为迷走神经型调节优势，自主神经功能发生改变，心率逐渐减慢，出现高原低血压。可能与肾上腺皮质功能减弱、血管平滑肌松弛、心输出量减少、自主神经功能紊乱等因素有关。

临床表现 以头昏、记忆力减退、乏力、视物模糊、心悸为主要临床表现，多数患者在登山、跑步或下蹲后站立时症状加重。但也有部分患者运动后血压升高，部分患者有肢体发麻、胸痛、头痛、气促、食欲减退等症状。脉搏多为 60 ~ 80 次/分，收缩压低于 90mmHg，舒张压低于 60mmHg，脉压多缩小。多见肺动脉瓣第二音强于主动脉瓣第二音，肺动脉瓣第二音分裂。胸部 X 线、心电图、眼底检查等无特殊改变。

诊断与鉴别诊断 根据 1982 年中国全国高原医学学术讨论会拟定的试行方案，高原低血压的诊断标准为：多在海拔 3000m 以上地区发病；在平原地区血压正常，而抵高原后血压逐渐低于 90/60mmHg（收缩压或舒张压单项降低即可）；常见主诉有眩晕、头痛、头重、耳鸣、易疲劳、衰弱感、不安、注意力不集中、工作能力下降、易出汗、四肢冷感、肩僵硬、失眠甚至晕厥等症状；返抵平原后血压自行上升，而重返高原后血压又复下降。应排除其他原因引起的继发性低血压。

治疗 轻度血压降低一般不需要特殊治疗。急进高海拔地区后出现的严重低血压则需及时治疗。严重患者需及时转至低海拔地区治疗，转运时给予吸氧并注意保持头部的血液供应。对于在高原居住时间较长的高原低血压患者，其症状已影响日常工作、生活，亦应给予适当治疗。

（聂鸿靖）

xuěmáng

雪盲 (snow blindness)

积雪强光反射导致的以人眼视力障碍为基本特征的疾病。又称日光性眼炎。高原地区比低海拔地区日光紫外线照射更加强烈、持久，因此人在高原地区暴露时会加剧高原积雪强光反射导致的雪盲。

发病机制 高原地区紫外线辐射比海平面高 2.5 ~ 6 倍。眼外层组织受紫外线照射后，细胞代谢障碍，导致细胞核膨胀、碎裂和细胞死亡，引起角膜上皮肿胀、混浊、细胞不规则，结膜充血水肿、血管异常增生，晶状体囊下上皮细胞增生、肿胀、核固缩。

临床表现 潜伏期 0.5 ~ 24 小时，通常为 6 ~ 8 小时。发病初期，眼似有异物摩擦感。随后，轻者可有两眼刺痛，中心视力减退、畏光、流泪，眼前呈云雾状，视物不清、变形、色觉异常等症状；重者可有剧烈灼痛，眼睑痉挛，严重畏光，视物不清，同时有虹视、头痛和视力减退等表现。检查可见结膜充血、水肿，有黏液性分泌物，角膜有点状剥离呈磨玻璃状，瞳孔缩小，对光反应迟钝。发病数小时至 2 天内最严重，一般 3 ~ 7 天基本恢复，重者视觉障碍可延续数周。痊愈后基本无后遗症。

诊断 根据病史，结合临床症状和体征进行诊断。

治疗 针对眼痛，使用有抗炎、镇痛作用的眼膏或滴眼液治疗，闭眼休息；口服维生素类等，改善角膜的营养。如眼感觉不适，可到黑暗处或以眼罩蒙住眼闭眼休息，或局部冷敷以减轻充血；切忌热敷，高温会加剧疼痛。

预防 在高原地区户外雪地活动时，可戴有色眼镜防护；或用硬纸片切一水平缝隙，固定在眼前，通过缝隙视物；或压低帽檐、眯眼；或用布条、牛皮纸等剪成条遮于眼前，避免阳光直接照射。

（聂鸿靖）

shǒuzú jūnliè

手足皲裂 (rhagadia manus et pedis)

手足皮肤血管收缩、皮脂腺与汗腺分泌减少，出现皮肤干燥、变脆、开裂的现象。常见于秋冬季节，通常是受寒冷、低氧、干燥等因素的影响，好发于手足皮肤角质层较厚、无毛囊和皮脂腺的部位，特别是手掌、手指尖端及关节伸侧、足跟和足外缘处，所致疼痛可影响手部作业与行走，甚至影响睡眠。老年人多发，也与伤员的职业有关，如经常接触酸碱、机器油、有机溶媒等。

临床表现 可分为轻、中、重 3 度。轻度者沿手足皮肤纹理方向出现表浅裂纹，皲裂仅达表皮层，无出血与疼痛；中度者皮肤粗糙、干燥、角化，裂纹可深达真皮组织，伴轻度疼痛但无出血；重度者皮肤角化过度，局部粗糙、干燥，出现较深裂口，露出湿润鲜红的皮下组织，伴有出血、触痛、灼痛，可因皲裂出现继发感染。

治疗 一般不需特殊治疗，局部用药主要使用作用温和的软膏，使局部皮肤保持湿润。重者宜先用温热水浸泡，再用刀片削薄过厚的角质层，然后搽药。对已发生皮肤皲裂者，可局部涂抹5%~10%水杨酸软膏溶解角质。外涂10%~20%尿素软膏，2~3次/日，可使角质蛋白溶解变性、去角质，促进角质层滋润，进而使皮肤柔软，刺激上皮再生，减轻皮肤疼痛；或外涂1%尿囊素（allantoin）软膏。也可外用橡皮膏贴，或一些促进裂口愈合的贴膏。患有真菌感染者，应积极治疗真菌感染。

预防 手足皲裂应防治结合，以防为主。改善作业环境，注意局部保暖。冬季户外作业时戴手套，皮肤暴露部位外涂护肤霜。冬季作训中尽量少接触冷水、汽油，减少洗手次数。洗手时使用婴儿皂，少用普通肥皂特别是刺激性强的肥皂；洗后立即擦干、外涂护肤霜，防止风吹，注意保暖。每日户外作业后清洁手足皮肤，并用温热水浸泡患部20分钟使皮肤角质软化，然后外涂润肤剂。

（刘嘉瀛）

gāoyuán zhǐjiǎ āoxiànzhèng

高原指甲凹陷症（high altitude koilonychia）
人体高原低氧环境暴露后，主要因低氧导致的以指甲变形为基本特征的高原病。多发生在海拔2000m以上高原地区，患病率为50%~60%，随海拔升高而增加，多见于重体力劳动者或经常接触冷水的人员，高原移居者发病率高于高原世居者。

发病机制 可能与高原低氧导致机体末梢微循环障碍，局部寒冷刺激使毛细血管收缩，以及维生素、微量元素、含硫氨基酸等营养物质摄入不足等因素有关。

临床表现 可分为4度。Ⅰ度：甲板扁平，出现纵纹和纵沟，形如起皱，色泽尚可。Ⅱ度：甲板前部或中部有明显凹陷，呈鸭嘴状，颜色发紫，无光泽，常伴有纵纹，或有多数下陷的小凹与隆起的小脊相间，致甲板表面凹凸不平。Ⅲ度：甲板增厚，明显凹陷，边缘肥厚翘起，颜色深紫，失去光泽，粗糙灰暗，脆弱易折，凹陷呈匙状或似鞍形，少数指甲边缘翻起与甲床下软组织裂开。Ⅳ度：除Ⅲ度所有表现外，尚有疼痛，出血，甚至部分指甲脆裂脱落。

诊断 根据病史，结合临床症状和体征进行诊断。

治疗 轻者无需特殊治疗。重者可在其腕关节背侧皮下注射氧气，可服用滋阴补血中药、鱼肝油丸加钙片、复合维生素片等。局部涂抹防陷甲膏，还可外用鱼肝油乳膏，或羊脂滑石膏，尿囊素乳膏及忍冬平裂膏进行治疗。

预防 应加强劳动保护，减少手与冷水、汽油、机油等液体接触；每日用温热水浸泡双手数次，以改善局部微循环；改善伙食，合理补充营养，以增强抗病能力；平时经常交叉揉搓或拍打双手，也可起到预防作用。

（聂鸿靖）

gāoyuán shuìmián zhàng'ài

高原睡眠障碍（high altitude sleep disorder）
人体高原环境暴露后，因恶劣的自然地理气候环境因素，尤其是低氧导致的以睡眠障碍为基本特征的高原病。在海拔3000m以上地区，睡眠功能障碍发病率可高达83%。

发病机制 在高原地区，低气压、低氧、大风、寒冷、干燥、气温日较差大等自然地理气候环境因素可破坏机体内环境平衡，使机体代谢失衡及睡眠功能紊乱，睡眠障碍更突出。中枢神经系统对低氧非常敏感，低氧使下丘脑、丘脑、边缘系统等与睡眠密切相关的脑区的神经元功能下降，对与睡眠和觉醒功能密切相关的神经核团及递质系统的影响尤为明显，这可能是高原睡眠障碍发生的神经生物学基础。

临床表现 ①入睡困难，即睡眠潜伏期过长，是高原睡眠障碍最主要的表现之一。②频繁觉醒，从而出现日间疲乏、困倦等表现。③周期性呼吸，在3~4次深呼吸后出现约10秒的呼吸停止。④夜间呼吸窘迫，常伴有无法呼吸的感觉和胸部束缚感，可持续数小时甚至整个夜晚，并伴有恐惧感，起床活动后该症状消失。⑤平原人到达高原地区后可出现不同程度的睡眠性低氧血症。⑥睡眠时，心率和心脏节律也发生周期性变化，深呼吸时心率加快，呼吸停止时心率减慢。⑦平原人到达高原地区数小时内最容易感到困倦，表现为打哈欠、瞌睡，一有机会即可入睡。⑧夜间出现夜惊，表现为身体抽动和喊叫。⑨多梦。⑩时有发作性睡病，特点是短时间（一般不超过15分钟）的不可抗拒的入睡，醒后精神饱满，1~5小时后又再次发作，发作时伴有幻觉、肌张力消失等。还有睡眠过多症，睡眠时间可长达数日，清晨往往难以完全清醒。

诊断 主要依据临床表现进行诊断。

治疗 ①初上高原的人群中，很大一部分人白天出现头晕、头痛、记忆力减退、嗜睡、困倦以致精神恍惚，严重时影响正常作业和生活。一般推荐这部分患者使用睡眠调节剂、中枢兴奋剂。②应用睡眠诱导剂，及时改善睡眠质量，纠正慢性高原低氧造成的睡眠障碍。

(聂鸿靖)

gāoyuán xīnlǐ zhàng'ài

高原心理障碍 (high altitude mental disorder)

平原人暴露于高原低氧环境后，因恶劣的自然地理气候环境因素和社会因素所致以无能力按社会认为适宜的方式行事，其行为后果与本人或社会不相适应为基本特征的高原病。主要表现为认知歪曲、情绪紊乱和意志行为改变等。

发病机制 包括生物学机制和社会学机制。

生物学机制 在高原环境中，人体中枢神经系统对缺氧最敏感且耗氧量大。轻度缺氧时，皮质下中枢受影响较轻，兴奋过程占优势，注意事物多，转移快；严重缺氧时，由于皮质细胞发生严重代谢障碍，兴奋过程和条件反射逐渐减弱，抑制过程逐渐加强，出现注意涣散、反应迟钝、淡漠。高原环境下的心理障碍与神经内分泌系统、免疫系统及代谢的改变有关。

社会学机制 高原心理障碍可由各种社会应激因素引起。应激是机体在应对生存环境中多种因素过程中，实际或认知上的要求与适应和应付能力之间的不平衡导致的身心紧张状态及其反应。应激既是一种对刺激的反应，又是一种特定的身心状态。应激反应时，人体的生理和心理会产生一系列的变化，进而对机体活动效率和身心健康产生一系列影响。个体对应激刺激做出适当的反应是适应环境的表现，如果反应超过了情景对个体的要求，或个体不能应对危险情景，个体的反应很可能不适度，从而影响生理、心理功能，导致心理障碍。

临床表现 ①认知障碍。认知过程是人体对客观世界的认知和察觉，包括感觉、知觉、记忆、思维、注意等心理活动，是客观事物在人脑中的反映和人脑对客观世界变化信息的加工。长期暴露于较高海拔高原，对认知功能可有明显影响，如语言功能降低，认知运动任务完成较差，感知困难，记忆的获得、保持较差，操作速度显著减慢。高原低氧对认知能力的影响主要集中在信息的加工前阶段及信息评价过程，其中包括感知觉障碍、思维障碍、记忆障碍、注意障碍、智力障碍、心理运动能力障碍等。②情绪情感障碍。情绪和情感是人对客观事物所持的态度在内心中所产生的体验和伴随的身心变化。长期暴露于较高海拔高原，常见情绪情感障碍的症状有情感淡漠、情感脆弱、情绪低落。部分人还可出现延迟性心因性反应、抑郁症、焦虑症、恐惧症、躯体形式障碍、神经衰弱等。采用症状自评量表（SCL-90）和特质应对方式问卷（TCSQ），对整群随机方法抽取的1500名驻高原某地军人进行了心理健康测评，结果显示，驻高原某地军人的SCL-90评分与全国常模比较，除人际敏感因子分外，其余项目因子分均增高；与军人常模比较，躯体化、焦虑、敌对因子分均增高。对驻守海拔3700~5400m的400余名官兵进行调查，高原组SCL-90测评的躯体化、焦虑、恐怖等因子得分高于军人常模；除人际关系外，其余各因子得分均高于中国青年常模；出现抑郁症状者的比例为1.3%~5.8%，高于军人平时的0.4%~4.5%，提示高原官兵心理健康水平下降，个别心理素质较差者甚至出现心理障碍。通过分析危险因素发现，军官对下属的态度、人际交往、父母文化程度、军龄、部队管理方式、连续驻防时间、身体健康状况等对官兵心理有一定影响，长期驻守高原的军人心理健康水平低于地方青年和军人平均水平。

干预 ①加强适应性训练，增强应对复杂环境的能力与素质，克服自然地理气候环境、生活工作环境和训练环境因素对心理的影响。②充分考虑个性特征，从维护心理健康的角度出发，重点加强意志品质培养，使其品格特征更加勇敢、机智、果断、顽强。③注意人际关系能力的培养，努力营造和谐生活。注意克服和纠正愤怒、自卑、自负导致的交往障碍；克服认知错误造成的交往障碍；克服人格不健全或性格差异导致的障碍。④通过教育，尽量排除自动出现的消极思想影响。开展多层次、多形式的心理健康教育，普及心理健康知识，提高官兵心理健康水平。

(聂鸿靖)

gāoyuán tuō xífú

高原脱习服 (high altitude deacclimatization)

平原人在高原地区获得高原习服后再返回平原地区时，出现一系列不适表现的临床综合征。约70%的人产生明显的高原脱习服反应。影响脱习服的因素比较复杂，包括心理因素、生活不适应、气候环境不习惯、机体器官功能衰退以及各种疾病因素等。高原居住地海拔越高，居住时间越长，返回平原时年龄越大，如同时罹患其他疾病，返回平原地区后出现的症状越严重。

发病机制　尚不十分清楚。多数学者认为，高原环境氧分压低，高原移居者长期处于低氧环境，从高原地区返回平原后，机体要从适应低氧环境的状态调节为适应常氧环境的状态，会出现心率减慢、心搏量增加，过度通气消失，自觉全身不适、乏力、困倦等。其原因可能是体内产生大量的氧自由基，破坏细胞膜的结构和功能，干扰细胞的正常功能，引起酶失活、激素水平紊乱、免疫功能下降，从而对人体产生一系列损害。

临床表现　①非特异性症状。平原人移居高原获得高原习服后，返回平原地区 1~2 天，出现嗜睡、反应力和记忆力下降、心率减慢、食欲增加或减少、乏力、头昏等症状；返回平原地区 1 周内，少数人可出现双侧小腿或面部轻度水肿；返回平原地区 1~2 个月内，反复出现胸闷、食欲减退、间断性咳嗽、咳痰、心悸、胸闷、心前区隐痛、心律失常等症状；返回平原地区 2 年后，少数人出现贫血、肺通气不足、心率减慢和血压变化等。在脱习服过程中，还可出现血栓形成倾向。其中，少数人无明显症状。②贫血。高原习服者返回平原地区后，血红蛋白含量与血细胞比容降低，常因过度调节而出现贫血。③肺通气不足。高原习服者返回平原地区后过度通气消失，与在高原地区时相比，运动后通气量降低尤为明显。④心率减慢。在海拔3100m 生活的高原移居者返回平原地区 10 天后，心率即轻度减慢；在平原地区居住 2 年后，可出现心动过缓。⑤心输出量增加。高原习服者心输出量正常或降低，返回平原地区后增高。⑥肺动脉高压逆转。高原习服者返回平原

地区居住 2 年后，肺动脉压及血管阻力与平原人相似，肺动脉压增高的逆转逐步完成：第一步，因高原慢性低氧暴露所造成的肺血管收缩逐步逆转；第二步，红细胞增多逐渐降低；第三步，肺动脉树末端肌化逐渐消退。

脱习服的各种临床症状持续时间长短不一。持续时间最短的临床症状有脉搏减慢、双侧小腿及面部水肿，一般在 1 个月内消失；其次是食欲增加，嗜睡、乏力、头昏、失眠等持续半年左右消失；食欲缺乏，间断性咳嗽、咳痰，心悸、胸闷、心前区隐痛、心律失常等 3 年内逐渐消失。可有少数临床症状持续时间更长或反复出现，如反应力、记忆力下降，心率缓慢等。右心功能不全者也可出现类似高原脱习服的临床表现，但其水肿首先出现在身体最低部位，是肾淤血、钠潴留、尿量减少所致；并有内脏淤血，可出现右上腹胀痛、恶心、呕吐、食欲缺乏或腹泻等。查体可发现，右心功能不全者颈静脉怒张，口唇发绀，右心室增大，除原有心脏病的体征外，三尖瓣区有收缩期杂音，肝肿大并有压痛，肝颈静脉回流征阳性，重症患者可有腹水或胸腔积液。

诊断　主要依据高原生活、作业经历和临床表现进行诊断。

治疗　大部分脱习服症状未经治疗可自行消失，部分人需对症治疗。①正确认识高原脱习服过程，消除恐惧心理，以尽快适应平原环境。②适当参加体育锻炼可改善人体生理功能，减轻症状。③早睡早起，坚持午休，保证充足睡眠，辅以适当的锻炼，逐渐改善心肺功能。④注意节制饮食。⑤口服新复方党参片或复方红景天胶囊、多种维生素、谷

维素，疗效明确的补中益气中草药等。⑥采用高压氧与一氧化氮治疗，可获得良好效果。

（聂鸿靖）

gāoyuán tuō shìyìng

高原脱适应（high altitude deadaptation）

已获得高原适应者来到平原地区时，出现一系列不适甚至病理表现的临床综合征。高原脱适应可维持较长时间。这是机体通过自身调节逐渐消除对高原低氧环境的适应性，以适应平原环境，达到新的内外环境平衡的过程。影响高原脱适应的因素较复杂，有心理因素、生活不适应、气候环境不习惯、器官功能衰退及各种疾病因素等。

发病机制　高原世居者世代居住于高原低氧环境，来到平原后，机体需重新调节以适应常氧环境，从而出现高原脱适应症状。

临床表现　高原脱适应的主要临床表现与高原脱习服相似，但反应程度更重、持续时间更长。应全面询问患者在高原生活的时间及家族史，以便做出正确诊断（表）。此外，应排除右心功能不全，具体见高原脱习服。

防治　离开高原前，做好卫生知识的宣传教育工作。出现高原脱适应症状后，大部分症状无需治疗可自行消失，部分症状可对症处理，口服多种维生素、谷维素等，服用疗效明确的补中益气中草药等，具体见高原脱习服。

（聂鸿靖）

gāoyuán jūnshì zuòyè

高原军事作业（high altitude military operation）

在高原环境中，部队平战时从事一般军事行动（或活动），或从事某些特殊军事行动（或活动）的作业过程。包括军事训练、作战、执勤、巡逻、侦察、修筑工事、通讯联络、武

表 高原世居者在平原居住2年后血液与心肺参数的改变

参 数	居住地海拔4540m		居住地海拔150m	
	静 息	运动后*	静 息	运动后*
血红蛋白（g/L）	185.0±5.0	–	135.0±2.0	–
血细胞比容	0.55±0.02	–	0.42±0.01	–
平均摄氧量［ml/(min·m²)］	158.0±4.7	802.0±28.8	161.0±3.7	866.0±24.0
通气量［L/(min·m²)］	5.2±0.4	24.7±1.1	4.8±0.2	19.9±0.8
动脉血氧饱和度（%）	78.5±1.2	69.2±1.3	97.3±0.7	94.3±0.6
心率（次/分）	77.0±3.9	144.0±6.9	59.0±2.1	114.0±3.8
心指数［L/(min·m²)］	3.8±0.2	7.6±0.3	4.3±0.2	8.8±0.3
心搏指数［毫升/(次·平方米)］	50.2±2.7	–	74.2±3.6	–
肺动脉压（mmHg）	24.0±1.6	54.0±3.7	12.0±0.6	25.0±1.1
肺阻力［dyn/(s·cm⁵)］	334.0±27.4	–	145.0±10.7	–

注：* 运动负荷为300kg·m/(min·m²)，运动后立即测定

器维修保养、战创伤与特殊环境因素损伤救治、战储物资供应保障、国防工程建设、抢险救灾、维护国家主权斗争等项内容。

影响因素 高原自然地理气候环境因素与战场环境因素对官兵健康和军事作业能力的影响比较复杂，各种因素相互影响，其危害比单一因素的危害更严重。高原军事作业可分为体军事作业和脑军事作业。在以往军事活动、军事训练、行军、常规武器战斗和国防施工建设中，多以体军事作业为主，主要体现官兵的体军事作业能力。随着常规武器的升级换代和新概念武器的不断涌现，随着军事装备的不断更新及部队信息化、智能化技战水平的不断提高，现代高科技战争中脑军事作业能力所占成分大幅度增加，对脑军事作业能力的要求也逐步提高。现代高技术战争既能造成躯体损伤，又能极大地震撼造成心理创伤或精神障碍，加之高原特殊的自然地理气候环境因素的影响，脑、体军事作业能力明显下降。

高原低氧环境导致军事作业能力下降的病理生理学环节包括肺通气受限，肺动脉压升高，最大心输出量下降，过度通气使呼吸肌耗氧量增加和呼吸肌疲劳，能量代谢障碍，自由基增加与脂质过氧化等。为提高高原部队军事作业能力，采用高原病防治药物、防护装备、营养助剂、高原低氧习服训练和心理干预等措施，收效甚大。另外，在高原部队中科学开展高原军事作业，严格执行高原军事作业强度分级、高原军人体能评价、高原单兵适宜负重等国家军用标准，加强高原军事作业医学监督，落实各项高原卫生防病措施，对维护高原部队官兵身体健康、提高高原部队军事作业能力有重要意义。

强度分级 依据军人在高原地区进行军事作业时的体力消耗，对不同水平的军事作业强度进行分级。高原军事作业强度分级，可参照高原地区劳动强度分级的国家标准执行。高原低氧暴露增加人体的生理负荷，使作业能力下降。不同海拔上的军事作业强度等级差别较大，可根据能量代谢率、耗氧量、心率对高原单项体作业强度进行分级。心率较易获得与分析，而且心率与耗氧量、能量代谢率等生理参数密切相关，因此中国多采用心率划分单项军事作业强度。中国按作业时的心率水平将平原单项作业强度分为轻、中、次重、重、过重和超重6个等级，与其相对应的心率分别为 < 92 次/分、92～110 次/分、111～130 次/分、131～150 次/分、151～165 次/分和 > 165 次/分，每两个相邻等级间的心率相差15~20 次/分。平原人进入高原地区后心率普遍增加，而且个体间心率不同，从事相同作业负荷时心率绝对值标准差范围较大。为纠正这一偏差，采用心率增加百分比校正不同海拔、不同负荷对心率的影响：

高原心率＝平原心率×（1＋相应海拔心率增加百分比）

在平原单项体作业强度标准的基础上，用校正后的心率进行高原单项作业强度分级，能客观

加压方法提高舱内氧分压的高原供氧设备。在高海拔地区，采用电动空气压缩机向舱内充注新鲜空气，使舱内空气压力升高，氧分压随之升高，可从根本上改善舱内人体的供氧环境，增加动脉血氧饱和度，使舱内患者如同返回低海拔地区以至平原地区，迅速缓解缺氧引起的急性高原病的各种症状。高原轻便加压舱主要由舱体单元、呼吸单元（口鼻罩、导管和呼吸阀门）、进排气和安全单元（空气压缩机、进气阀、排气阀、安全阀、压力表）、生命体征监测单元（血氧饱和度监测仪、指夹传感器、舱体连接接口、连接延长线）、电源单元（220V/50Hz交流电源和12V直流汽车电源）等组成。高原轻便加压舱的使用压力范围为 0 ~ 0.05MPa（舱内压力每增加 0.01MPa，相当于模拟海拔下降1000m），即相当于舱内海拔最大可下降5000m；应用压力 0.05MPa，极限压力 0.15MPa；安全阀调节范围 0.02 ~ 0.05MPa；工作条件 -20 ~ 40℃，应用环境海拔

2000 ~ 6000m；使用气体为空气；重量（含包装）<11kg；展开后体积：长 2000mm，直径 550mm；血氧饱和度监测范围 0 ~ 100%；舱内的压力下降速度平均为100m/min。与高压氧舱相比，高原轻便加压舱以大气中的氧为氧源，舱体可折叠、体积小、重量轻、易携带，适宜于高原部队和医疗单位在高原现场使用（图2）。

高原富氧室　在高原地区连续向室内输入高浓度氧气，使室内氧浓度高于 21%，旨在提高人体动脉血氧饱和度、改善缺氧症状的高原供氧设备。富氧室主要由密闭房间，制氧单元，混合送气及氧气、二氧化碳浓度监控单元，温湿度控制单元，空气净化单元（吸收二氧化碳的装置）等组成。其技术指标应达到：室内氧浓度 23% ~ 25%，二氧化碳浓度不大于 0.2%，室温 0 ~ 30℃，相对湿度 10% ~ 90%。高原富氧室可供多人同时吸氧，降低高原病发病率，提高睡眠质量，缓解

疲劳。使用中应注意氧气和二氧化碳浓度的变化，室内应安装防爆开关，严禁穿化纤服装，不打手机电话等，以防静电引起火灾。

化学供氧器　在催化剂的作用下，利用产氧剂和水的化学反应制取氧气的供氧装置。化学供氧器的结构包括两个单元：一是产氧单元，由产氧容器、过滤器和缓冲球三部分组成，在产氧容器中加入定量的产氧剂与水混合即可产氧；二是配气单元，由口鼻罩、氧气阀门和缓冲球组成。产生的氧气经过滤器、橡胶导管流向口鼻罩，随着人的呼吸实现同步供氧。化学供氧器的技术指标依其配方不同，特别是产氧剂投入量的不同而异。一般情况下，氧利用率大于98%，氧浓度高于99.6%，产氧剂投入 0.2kg（包装定型）时产氧 20~30L，氧气出口流速 0.5~1.5L/min，连续供氧时间 30~40 分钟。其优点是体积小、重量轻、便于随身携带、操作简单。该装置可明显降低体力负荷时的心率，提高作业能力；明显

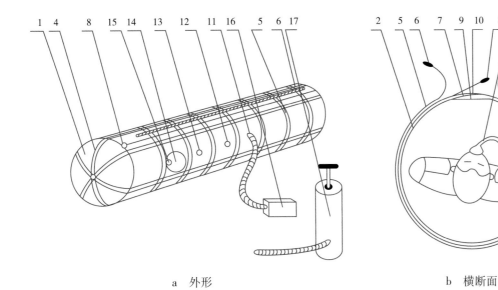

a　外形　　　　　　　　　　　　　　b　横断面

图2　高原轻便加压舱示意

1. 舱体；2. 内层袋；3. 中层袋；4. 外层纵向加强带；5. 外层横向加强带；6. 安全带卡；7. 内尼龙搭扣；8. 外尼龙搭扣；9. 密封拉链；10. 中层拉链；11. 进气阀；12. 排气阀；13. 安全阀；14. 观察窗；15. 高度表；16. 电动泵；17. 人力泵；18. 排气装置

缓解或消除较重急性高原反应时的缺氧症状，如头痛、恶心等。特别适用于单兵应急供氧。在化学产氧的同时也产热，可使吸入气的温度较高，故使用化学供氧器供氧时可引起咽喉部不适，特别应注意防止面部烧灼伤（图3）。

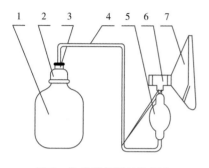

图3　化学供氧器结构示意
1. 产氧容器；2. 容器盖；
3. 过滤器；4. 橡皮导管；5. 缓冲球；6. 氧气阀门；7. 口鼻罩

分子筛供氧器　以沸石分子筛为吸附剂，采用变压吸附技术制取医用氧气的设备。在常温条件下以低压空气为原料，利用加压时分子筛对氮（吸附质）的吸附容量增加，减压时对氮的吸附容量减少的特性，形成加压吸附、减压解吸的快速循环过程，直接用物理方法分离空气中的氧气，从而生成高浓度的医用氧气。其特点是产氧快、安全、经济、方便。分子筛供氧器结构简单，由两个分子筛床、一些阀门组件和一个氧气容器组成，其加压气源可由空气压缩机提供。其技术指标应达到：可持续提供氧气气源，采用混合送风方式可使空气中氧浓度达到23%~25%，其分子筛床可使用多年而不需更换。使用分子筛供氧器供氧能有效减轻高原缺氧症状，提高高原作业能力，适用于高原医疗单位临床应急供氧（图4）。

便携式液态供氧装备尚不成熟，相关报道极少，因此这里暂不涉及。

供氧原则　一般认为，单纯缺氧而无二氧化碳潴留的患者，由于肺泡内氧分压降低，影响氧的弥散，应给予高氧分压氧气吸入，待缺氧症状改善后即可停止供氧。对既缺氧又有二氧化碳潴留的患者，如肺源性心脏病发生呼吸衰竭或重症慢性高原病患者，主张以低浓度、低流量、持续给氧为宜。

注意事项　①氧气流量调节。除高原肺水肿、高原脑水肿、一氧化碳中毒等伤员急救时采用中、高流量吸氧外，一般主张低流量吸氧，氧气流量为 2~3L/min。②吸氧导管放置。应确保伤员能将氧气吸入肺内，以保证氧疗效果。③湿化和加温。低流量给氧一般使用气泡式湿化瓶（瓶内装20%~30%酒精），高流量给氧宜使用更有效的湿化器湿化吸入氧气，湿化液温度28~34℃。④防止交叉感染。所有供氧装置，包括鼻导管、鼻塞、面罩、湿化器等均应专人使用或用75%酒精消毒。⑤氧气储备。使用瓶装氧气为富氧室供氧时，应定期检查瓶内氧气含量，对未用和已用完的氧气瓶应分别注明"满"或"空"字样，分类储存，以备急需。注意氧气瓶内的氧气不要用尽，至少应保留 0.5 个大气压，以免渗入空气导致再充氧时发生意外。氧气瓶不可存放于高温环境，氧气瓶周围严禁烟火和放置易燃品。严禁在氧气瓶的螺旋处涂油。搬运时要稳，避免碰撞，以防爆炸。

（肖忠海）

gāoyuán dīyǎng huánjìng yíngyǎng dàixiè

高原低氧环境营养代谢（nutrition metabolism in hypoxic environment at high altitude）　高原低氧环境对人体营养代谢过程、营养需要量及营养物质作用的影响。高原地区的自然地理气候环境特点是低气压、低氧、寒冷、强紫外线辐射等，对机体生理功

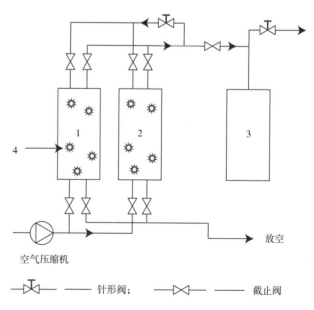

图4　分子筛供氧器工艺流程
1. 吸附塔；2. 吸附塔；3. 氧气容器；4. 沸石分子筛

能、生化代谢、营养代谢均产生显著的影响，对与营养代谢密切相关的消化系统的功能也会产生明显影响。高原环境影响人体的主要因素是低氧，采用营养干预的方法可以有效地减轻低氧引起的高原反应，增强人体高原适应能力，改善人体高原作业能力。

基本内容 高原低氧环境影响机体的营养代谢，主要表现在以下4方面。①高原低氧环境影响人体的消化功能。人体初入高原时，高原低氧可引起胃肠不适，食物摄入量明显减少，导致营养素供给减少，出现营养不足或缺乏；同时，人体由平原进入高原地区，食物中各种营养素的消化吸收率，也随着海拔升高而下降，直接影响人体习服高原环境的能力。②高原低氧环境影响机体的基础代谢。人在高原地区的基础代谢率高于平原地区，具体增高幅度与个人生理状况、所处海拔、在高原地区停留时间有密切关系。在海拔4000m以下地区，人体的基础代谢率一般与平原地区无明显差异；但在海拔4000m以上地区，人体的基础代谢率明显升高，即使高原习服后，仍然高于平原地区的10%以上（表1）。③高原低氧影响机体产能营养素代谢。高原环境大气中氧分压降低，人体摄氧量减少，使氧供给不足，引起无氧酵解加强，血中乳酸含量升高；血糖含量下降，使肝糖原分解加强，糖异生增加，以保持血糖稳定。一般认为，人体在高原地区对葡萄糖的利用明显高于平原地区。在高原低氧环境下，脂肪动员加速，血中甘油和非酯化脂肪酸含量升高，但脂肪酸氧化不完全，体内酮体生成增加，可出现酮血症或酮尿症。高原低氧环境使蛋白质分解代谢增强，

可出现负氮平衡，血浆游离氨基酸水平下降，非必需氨基酸水平下降幅度大于必需氨基酸水平；肝脏中游离氨基酸，尤其是必需氨基酸水平升高，这可能是机体糖异生增强的反映。④高原低氧环境也对非产能的维生素和矿物质元素的代谢产生显著影响。体内某些维生素的营养状况与人体进驻的海拔和停留时间明显相关。模拟海拔4000~8000m条件的实验结果显示，随着海拔升高，评价机体维生素B_2营养状况的全血谷胱甘肽还原酶活性系数、评价机体维生素B_1营养状况的红细胞转酮醇酶活性逐步升高，血清维生素E水平则逐步下降；停留时间对谷胱甘肽还原酶活性系数、红细胞转酮醇酶活性、维生素E水平的影响与海拔的影响相仿。尿中维生素B_1、维生素B_2排出量也随海拔升高与停留时间延长显著增加。人体进入高原初期，水代谢一般呈负平衡状态，电解质代谢紊乱，体液由细胞外进入细胞内，导致细胞水肿；高原人体血清K^+和Cl^-的含量高于平原人群，尿中K^+和Cl^-的排出量下降，其他元素含量的变化多不如K^+和Cl^-的变化明显。高原低氧环境对机体微量元素代谢也有影响，随着海拔升高，血清Zn^{2+}和Fe^{2+}的水平呈下降趋势，而Cu^{2+}和Mn^{2+}的水平呈升高趋势，高原低氧环

境对某些营养素代谢的具体影响可见高原低氧环境能量代谢、高原低氧环境电解质代谢、高原低氧环境水代谢、高原低氧环境维生素代谢。

应用 通过对高原低氧环境营养代谢特点的研究，可以确定人体在高原低氧环境中的营养需要量与供给量。人体进入海拔4300m高原地区后的第5天，能量消耗量增加3%~15%，第9天时增加17%~35%；中国人民解放军国家军用标准《军人营养素供给量》（GJB 823A-1998）规定，高原部队低强度作业的每日能量供给量为11.72~13.81MJ（2800~3300kcal），中强度作业为13.81~15.90MJ（3300~3800kcal），高强度作业为15.90~18.41MJ（3800~4400kcal），比平原部队相应作业强度提高10%。有关三大产能营养素的比例，早期苏联学者认为应掌握"高糖、低脂、不滥用蛋白质"的原则，糖类、蛋白质和脂肪三者的适宜比例（重量比）应为4:1:(0.7~0.8)，高糖膳食有助于肺泡氧张力的增加和脑功能的改善。但这一原则可能仅适用于初入高原者的急性缺氧期，对于高原低氧习服者或在高原地区居住1年以上者，则不必强调高糖低脂的膳食原则，可适当增加脂肪和蛋白质的供给，以便增加食物的美味，促进食欲，

表1 汉族青年在平原和高原时基础代谢率的比较

年龄 （岁）	样本量 （例）	海拔 （m）	基础代谢率 [kJ/(h·m²)] [kcal/(h·m²)]
19~25	33	0	164.8（39.4）
18~20	63	520	179.1（42.8）
18~20	63	2700	166.1（39.7）
18~20	63	3650	170.3（40.7）
19~28	7	4300	200.0（47.8）

改善营养，增加机体的抗缺氧能力。对于高原低氧习服者或已度过急性缺氧期的人，糖类、蛋白质和脂肪的适宜比例可与平原地区相同，其重量比以 4 : 1 : 1.1 为宜，应分别占摄入总能量的 55%~65%、12%~15%、25%~30%。高原低氧环境影响人体维生素和矿物质的代谢，其需要量也应增加，尤其维生素 B_2 与维生素 C 的需要量显著高于平原地区。居住在高原地区的成年人维生素 B_2 的每日需要量为 1.58mg、维生素 C 为 80mg，而初入高原成年人的维生素 B_2 需要量要高于久居高原者，为 1.80mg。另外，补充多种维生素对改善机体能量代谢与心脏功能，对增强体能、提高机体抗缺氧能力均有一定效果。在高原低氧环境下，人体铁和锌的需要量显著高于平原地区。人体进入高原地区后，造血功能亢进，机体需要增加铁的摄入，以满足合成血红蛋白的需要。根据高原营养素需要量的研究结果，专家提出成人高原膳食营养素供给量建议，见表 2。

（金 宏）

gāoyuán dīyǎng huánjìng néngliàng dàixiè

高原低氧环境能量代谢（energy metabolism in hypoxic environment at high altitude） 高原低氧

环境对人体能量代谢过程、能量需要量以及产能营养物质作用的影响。

高原低氧环境影响人体能量代谢，机体在供氧不足的情况下，其生命活动过程中的能量消耗大于平原地区，能量需要量增加；但是，机体缺氧影响胃肠功能，可导致食欲下降，使机体摄食量减少，能量供给减少，导致机体的能量代谢失衡。有报道，人在海拔 4300m 高原地区暴露 5 天后，在从事同等强度的作业时，其能量消耗较在海平面地区增加 3%~15%，9 天后增加 17%~35%；同时还观察到能量摄入量降低，第 1 天女性摄入的能量为海平面时的 58%，男性摄入的能量为海平面时的 72%；女性的能量摄入量需要 1 周才恢复，而男性在 2 周后仍未恢复，从而导致能量摄入的负平衡。

基本内容 高原低氧环境影响三大产能营养素代谢，可导致腺苷三磷酸合成减少，消耗增加。具体影响概括如下：①高原低氧环境影响糖类代谢。总体表现为有氧代谢下降，无氧酵解加强，糖异生降低。比较机体在高原和平原地区糖耐量的试验显示，机体在高原地区静脉注射葡萄糖后 4 分钟时血糖达到最高峰，随后快速下降，12 分钟后血糖维持在较

低水平，说明高原低氧使机体糖的利用增加。在高原低氧环境下，血乳酸和丙酮酸含量增高，乳酸/丙酮酸比值增大，表明机体无氧酵解增强；急性缺氧时，糖异生关键酶表达量降低、活性减弱，糖异生受阻。随着机体对高原低氧环境的习服，糖异生逐渐增强。②高原低氧环境影响蛋白质代谢。主要表现为蛋白质分解代谢增强，合成代谢减弱。高原低氧导致食欲下降，食物摄入量减少，蛋白质摄入量不足；其次，由于能量摄入减少，体内蛋白质动员增加，使蛋白质和氨基酸分解代谢增强，出现不同程度的负氮平衡。大鼠在模拟海拔 2000m、3000m 高原低氧环境的低压舱内进行耐力训练，与平原组相比，骨骼肌蛋白质的分解代谢显著增高，增高的趋势与海拔有关；居住在海拔 4200m 高原地区的中国居民的血液分析显示，血尿酸、肌醇和氨基酸含量均高于平原地区居民，说明高原地区居民肌肉分解代谢增强；当人体急性暴露于海拔 4000m 高原时，在蛋白质分解增加的同时，蛋白质合成降低 50%。③高原低氧环境影响脂类代谢。高原低氧暴露时脂肪分解代谢增强，血脂含量增高。暴露于模拟海拔 5486m 的家兔血浆非酯化脂肪酸、甘油、胆固醇、磷脂等含量均升

表 2 成人高原膳食营养素供给量建议

作业强度	能量（MJ）（kcal）	蛋白质（g）	脂肪（g）	维生素 A（μgRE）	维生素 B_1（mg）	维生素 B_2（mg）	维生素 PP（mg）	维生素 C（mg）	钙（mg）	铁（mg）	锌（mg）
低强度作业	11.72~13.81（2800~3300）	100	110	1000	1.5	1.5	15	75	800	25	20
中强度作业	13.81~15.90（3300~3800）	110	120	1000	2.0	2.0	20	100	800	25	20
高强度作业	15.90~18.41（3800~4400）	120	130	1000	2.5	2.5	25	150	800	25	20

注：维生素 A 的计量单位为微克视黄醇当量（μgRE），即相当于微克视黄醇的量

高，原因可能与高原低氧暴露时交感神经兴奋性增强，儿茶酚胺分泌增多有关；随着机体低氧反应的加剧，血中非酯化脂肪酸含量持续增加，脂质过氧化反应显著增强，红细胞膜流动性降低，同时脂肪酸氧化不完全，可导致酮体大量聚积，出现酮血症或酮尿症。人在海拔3658m高原地区居住3周，血清非酯化脂肪酸、总胆固醇和磷脂含量均较平原地区显著增高。

应用 研究高原低氧环境对能量代谢的影响以确定进入高原者应摄入的能源营养素比值。初入高原人员处于急性缺氧期，膳食三大产能营养素的构成应掌握"高糖、低脂、适量蛋白质"原则，适宜比例为4：（0.7～0.8）：1。原因是高糖膳食可提高机体的抗急性缺氧能力，改善机体在缺氧状态下的换气能力，增加动脉血氧含量，提高机体抗缺氧能力；而高脂膳食在供氧不足的情况下，脂质氧化不完全产生大量酮体，其大量聚积使机体的抗缺氧能力进一步降低。动物实验显示，摄入高糖膳食比摄入高脂膳食和高蛋白质膳食能耐受更高程度的缺氧，能增加机体的肺通气量和弥散度、动脉血氧分压和血氧饱和度，加速氧的传递，改善脑功能、增强工作能力，降低高原病发病率。人在海拔4300m高原口服109.9g葡萄糖（相当于1713.8kJ的能量），可提高肺的氧气弥散率13.9%；高山滑雪者摄取高糖膳食后，可坚持滑雪167分钟，而进食正常膳食者仅为114分钟，进食高蛋白质膳食为57分钟。原因可能与糖类所含的氧原子多于脂肪和蛋白质有关，在消耗等量氧时，糖类产生的能量高于脂肪和蛋白质（1L氧产能：糖

类为21.11kJ，脂肪为20.36kJ，蛋白质为18.73kJ），而且糖类的呼吸商为1，高于脂肪的0.7和蛋白质的0.8，在产生同等能量时生成的二氧化碳多于脂肪和蛋白质，有利于纠正碱血症。

高蛋白质膳食对初入高原人员缺氧耐力的影响报道不一。有研究认为，蛋白质膳食有利于高原低氧习服，可满足机体在高原低氧习服过程中对蛋白质需求量增加的需求，增加脑和心肌的蛋白质及肌红蛋白合成。也有研究认为，高蛋白质膳食不利于高原低氧习服，蛋白质不易消化并可能使组胺等含氮化合物在体内聚积，引起机体缺氧耐力降低。动物实验显示，高蛋白质膳食可降低急性缺氧动物的缺氧耐力，影响机体的有氧代谢，使血乳酸含量和乳酸/丙酮酸比值升高，并对高级神经活动有损害作用。研究结论不同，可能与所使用的蛋白质种类不同有关。蛋白质种类不同，其所提供的氨基酸种类与比例也不同，某些氨基酸能提高机体的缺氧耐力，如酪氨酸、色氨酸、牛磺酸和谷氨酸等。酪氨酸可提高机体在高原的作业能力，减轻急性高原反应症状，这可能与酪氨酸是多巴胺、肾上腺素及去甲肾上腺素的合成前体有关；色氨酸通过5-羟色胺和乙酰胆碱的合成与释放，影响高原低氧时机体的神经功能；牛磺酸能改善缺氧引起的兴奋性氨基酸的神经毒性作用，减轻急性缺氧对肌细胞线粒体功能的损害。综合上述研究结果，高原部队作业人员并不需要特别增加食物蛋白质的供给量，但应选用优质蛋白质，注意氨基酸的平衡。

高脂膳食不利于机体的高原低氧习服。人体在平原地区注射

脂肪乳化液可使血氧饱和度降低，如在注射脂肪乳化液的同时吸入40%的氧则可使血氧饱和度恢复正常。动物实验也证实，高原低氧暴露时静脉注射脂肪乳化液可使动脉血氧含量和血氧容量降低，这可能与脂肪覆盖红细胞表面，影响血红蛋白与氧的结合和携带有关。

高原人体营养调查结果表明，蛋白质产能比为10%～13%，脂肪为11.1%～43.0%，糖类为44.0%～77.8%，可满足高原地区人员正常作业和生存的需要。高原低氧习服者不必过分强调上述高糖低脂的膳食原则，三大产能营养素的适宜比例可与平原地区人员相当，产能比以1：1.1：5为宜，即蛋白质、脂肪和糖类分别占摄入总能量的12%～15%、25%～30%和55%～65%，但应注意优质蛋白质的摄入。

（金 宏 洪 燕 李培兵）

gāoyuán dīyǎng huánjìng diànjiězhì dàixiè

高原低氧环境电解质代谢

（electrolyte metabolism in hypoxic environment at high altitude） 高原低氧环境对机体电解质吸收、利用和排出方式、需要量，以及电解质改善机体高原低氧耐力的影响。

基本内容 急性低氧暴露时，细胞外液转移到细胞内，细胞内液增加，出现细胞水肿，电解质代谢紊乱，表现为血中钠离子和氯离子含量增加，尿排出量减少。快速进入高原地区引起的心电图改变与低钾血症相似，显示血中钾离子含量降低。钾离子丧失和水、钠离子潴留是引起急性高原反应的重要因素。

铁离子是构成血红蛋白、肌红蛋白、细胞色素氧化酶、细胞

色素、过氧化氢酶等的重要成分，参与氧的运输和氧化还原反应。机体进入高原后，组织缺氧诱导促红细胞生成素分泌增加，造血功能亢进，加速红细胞生成和铁离子的利用。红细胞铁离子的更新率增快，进入高原地区 2 小时红细胞中铁离子的更新率即比海平面增高 50%，进入高原地区 7~14 天达到高峰，6 个月后更新率虽有下降，但仍高出海平面 1 倍以上。铁离子的转运系统也发生变化。动物实验显示，高原低氧环境能使血浆转铁蛋白含量增加，铁结合蛋白含量减少，非结合蛋白含量升高，总铁结合力增高，总铁结合力与铁结合蛋白比值上升。从体内贮存库中释放的铁离子增多，机体经肠的铁离子吸收率提高，吸收的铁离子很快被利用而出现在红细胞中。机体铁离子的转运能力增加，加快了血浆中铁离子的转运速度，以利于合成血红蛋白，生成更多的红细胞，满足机体的需要。

锌离子是体内含锌蛋白和某些重要金属酶的组成成分，参与物质代谢。高原低氧环境使机体缺氧，心、脑、肾中锌离子的含量随金属酶活性增强而增高，锌离子的代谢活跃，机体对锌离子的需要量增加。机体某些酶和蛋白质中含有铜离子，如铜、锌-超氧化物歧化酶、细胞色素氧化酶、多巴胺β羟化酶、铜蓝蛋白等，铜离子在缺氧动物组织中的含量随酶活性的增强相应增多，如心、脑、肾中的细胞色素氧化酶活性增强，铜离子的含量亦增加。碘是甲状腺素的重要组成成分。初入高原地区的人员在急性缺氧时，机体甲状腺素分泌增加，甲状腺摄取碘量亦随之增加。高原低氧环境对机体钙代谢的影响与日照有很大关系，高原多雨地区人体血清中钙离子含量较低，少雨地区偏高，之所以出现这种差异可能与日照影响机体维生素 D 的生成，间接影响钙离子的吸收有关。

应用 研究高原低氧环境对机体电解质代谢的影响，可以确定高原低氧环境下人体电解质需要量与供给量。急性低氧暴露时，细胞外液向细胞内液转移，摄取充足的电解质对预防急性高原反应有重要作用。因此，初入高原地区的人员应进食含钾离子多的食品或适当补充钾盐，同时适当限制钠盐的摄入量，这对缺氧初期少尿的人员更为重要。高原地区人员需增加铁离子的摄入，一般认为成人每日膳食增加铁离子的供给量 5~10mg，可满足高原人体的需要。高原部队官兵膳食的电解质供给量建议为：钙离子 800mg，二价铁离子 25mg，锌离子 20mg。

（金　宏　李培兵）

gāoyuán dīyǎng huánjìng shuǐdàixiè

高原低氧环境水代谢 （water metabolism in hypoxic environment at high altitude） 高原低氧环境对机体水吸收、利用和排出方式、需要量，以及水改善机体高原低氧耐力的影响。

在高原低氧环境中，机体水代谢的改变主要是失水，可能系肾血流量减少、肾脏对水分重吸收减少及不感蒸发增加所致。有研究报道，大鼠低氧（12.0%氧含量）暴露后，血浆渗透压明显增高；低氧暴露 35 天后再回到常氧环境，2 小时累计摄水量明显高于对照组，提示机体在低氧暴露过程中处于失水状态。同时，从低氧暴露第 2 周起，大鼠每日摄水量和尿量变化一致，且均较对照组明显减少。人体试验也观察到，高原空气干燥，对初入高原人员影响较大，易引起水代谢负平衡。进入高原地区后，过度通气以及高原的干燥环境使机体丢失水分增加。在平原地区进行轻体力作业时，经皮肤和肺以不感蒸发的方式丢失的水分为 1300ml/d；在高原地区进行同等强度作业时，水分丢失高达 1800ml/d。攀登珠穆朗玛峰时的观察也显示，人体在海拔 5800m 时水的出入量比在平原地区出入量多 30%，呼吸失水增加 3~4 倍（1200~1700ml/d）。而人在海拔 4300m 高原地区停留 28 天后，尿量减少、尿比重增高，提示人体水含量不足。

摄取充足水分对预防急性高原反应有重要作用。初入高原地区常无口渴感，不愿饮水，常造成机体脱水，易致冷损伤、降低疲劳耐受性，降低高原低氧习服能力；适当补充水分可以提高初入高原者的急性缺氧耐受能力，改善心、脑、肝的物质代谢过程。据 1960~1961 年对珠穆朗玛峰登山运动员的观察，为保持尿量达到 1000~1500ml/d 以利于代谢产物排出体外，每日应饮水 3~4L；如要维持体液平衡达到平原地区的水平，则需饮水约 5L/d。久居高原地区人员已对高原低氧环境产生习服，水分丢失情况与平原地区相差不大，水分的补充可与平原地区相同。

（金　宏　李培兵）

gāoyuán dīyǎng huánjìng wéishēngsù dàixiè

高原低氧环境维生素代谢 （vitamin metabolism in hypoxic environment at high altitude） 高原低氧环境对人体维生素代谢过程、需要量及维生素改善机体耐低氧

作用的影响。

基本内容 高原低氧环境对维生素代谢的主要影响包括：①机体在高原低氧环境下，维生素 B_1、维生素 B_2 代谢加快，需要量增加。平原地区青年维生素 B_2 供给量为 $1.30\sim1.50$mg，而平原青年初入高原地区时维生素 B_2 需要量增加至 1.80mg；在同样条件下，久居高原的青年人维生素 B_2 需要量为 1.58mg，供给量为 1.90mg。可见高原地区人体维生素 B_2 需要量高于平原地区，初入高原者高于久居高原者。初入 3700m 高原者维生素 B_2 的需要量高于久居高原者，也高于平原人的供给量标准，每日维生素 B_2 摄入量达到 2.14mg 才能有效预防缺乏病的发生。在高原低氧环境中，机体组织中氧化型尼克酰胺腺嘌呤二核苷酸含量减少，给予烟酰胺能明显提高其含量，表明机体在高原低氧环境中烟酸的消耗量也增加，应增加供给量。②人体急性缺氧时，尿中维生素 C 排出量增加，血浆中维生素 C 含量减少。初入西藏高原青年的维生素 C 需要量及供给量均高于平原地区青年，而与久居高原的青年基本相同。在模拟高原低氧环境下，大鼠血浆维生素 C 含量随着海拔上升呈递减趋势，随着在同一海拔停留时间的延长呈递减趋势，大脑和肾上腺中维生素 C 含量也低于正常大鼠，表明高原低氧条件下大鼠维生素 C 消耗量增加。豚鼠实验表明，脑和肾上腺组织中维生素 C 含量在缺氧时降低；增加维生素 C 的供给量后，脑中维生素 C 含量升高，但肾上腺和血浆中维生素 C 含量变化不大。③在模拟高原低氧环境中，随着海拔上升和停留时间的延长，大鼠血清维生素 E 含量呈下降趋势，

在海拔 4000m 停留 8 小时即与平原大鼠有显著差别，说明在高原低氧环境下机体维生素 E 需要量显著增加。与维生素 C 代谢改变类似，机体在高原低氧环境中组织维生素 E 含量明显降低，且降低程度比维生素 C 更明显，表明维生素 E 消耗相对较多，而维生素 C 消耗相对较少，这可能与高原低氧条件下机体脂质过氧化反应增强，抗氧化物质消耗的不同有关。

应用 研究高原低氧环境维生素代谢，可以确定进入高原者的维生素需要量：高原部队作业人员维生素的需要量增高，尤其是维生素 B_2 与维生素 C 的需要量显著高于平原地区。久居高原人员每日供给维生素 A 1050μgRE、维生素 B_1 2.0mg、维生素 B_2 1.58mg，初入高原人员每天供给维生素 B_2 1.80mg、维生素 C 80mg，即可满足人体的正常需要。中国人民解放军驻海拔 4800m 高原部队军人每日供给维生素 A $1050\sim1500$μgRE、维生素 B_1 $2.0\sim2.5$mg、维生素 B_2 $1.5\sim2.0$mg、维生素 C $75\sim100$mg 较为适宜。适量补充各种维生素，主要是 B 族维生素、维生素 E、维生素 C 及维生素 A，不但能使体内维生素含量维持在充裕水平，而且能显著提高缺氧耐力，加速高原低氧习服过程。大多数学者认为补充多种维生素能够提高缺氧耐力，但剂量要适当。美军建议不管是寒冷地区还是高原地区，维生素的摄入量为：维生素 B_1 3mg/d、维生素 B_2 3mg/d，维生素 C 250mg/d，α−生育酚 400mg/d。中国人民解放军《军人营养素供给量》（GJB 823A-1998）对高原部队的维生素供给量未做特殊规定，可按同等作业强度的标准供给，即

维生素 A 的供给量为 1000μgRE/d，维生素 B_1 $1.5\sim3.0$mg/d，维生素 B_2 $1.3\sim2.0$mg/d，维生素 C $60\sim150$mg/d。

（金 宏 李培兵）

gāoyuán dīyǎng huánjìng yíngyǎng bǎozhàng

高原低氧环境营养保障（nutritional guarantee in hypoxic environment at high altitude）

为防止或缓解高原低氧环境对机体营养代谢影响，促进人体尽快习服高原低氧环境而采取的营养供给与保障措施。高原地区的大气压和氧分压低，氧供给不足，引起食欲减退、胃肠功能紊乱、能量和营养素供给不足，反过来又加重缺氧所致的食欲减退，影响和干扰机体的营养物质代谢，使机体的营养需要量产生变化，应改变营养物质的供给与保障方式，使之适应机体在高原低氧环境下的需要，减轻高原低氧的影响，具体见高原低氧环境营养代谢。

合理的营养和饮食保障是预防急性高原反应和高原病的有效措施。针对初入高原者的膳食供应，建议采取如下措施：①对炊事人员和初入高原人员进行营养与食品卫生及相关知识的宣传教育，提高他们抗高原损伤的信心，学会保障合理营养的知识与技能，提高饭菜的色、香、味等感官性状，增加饭菜可口性，以提高食欲、增加食物的摄入量。针对初入高原人员食欲减退的问题，可采取少食多餐的方式增加食物摄入量，可在正餐之间增加一些小吃、面点等；烹调绿叶类蔬菜时，要尽量避免使用高压锅烹煮，以减少水溶性维生素的损失。②保证正常膳食供应。初入高原地区时，一般应避免剧烈运动或重体力作业，逐步高原低氧习服后再

逐渐加大作业强度，故按照平原地区的中度作业强度标准供给能量即可。膳食供应要增加品种的多样性，以满足初入高原者不同的饮食习惯和口味，提高膳食的选择性和可接受性。另一方面，初入高原者往往不喜欢油腻食物，要保证糖类食物的供应。多吃新鲜蔬菜、水果和豆类，以提供丰富的维生素和矿物质元素，适当增加海带、鱼及其制品的供给，使食物来源多样化，提高优质蛋白质及钙、铁、锌的摄入量。③保证水的供应。初入高原者饮水的供应要充足，避免发生脱水现象。④高原地区蔬菜供应的数量和品种均较平原地区减少，而移居高原者维生素需要量又有所增加。为满足人体的营养需要和抗缺氧要求，在条件允许的情况下，可服用复合维生素制剂和钙片，或有抗缺氧作用的营养制剂与其他营养补充剂。

(金　宏)

jūnshì hánqū huánjìng yīxué

军事寒区环境医学 (military environmental medicine in cold region)

研究寒区地理气候环境中的有害环境因素及其对部队官兵健康及军事作业能力的影响，以及免受或减轻其影响与伤害的保障措施的学科。部队在严寒环境中作战、训练、执勤，从事国防施工、抢险救灾及非战争军事行动时，可发生冷损伤、寒冷相关疾病及自然疫源性疾病，严重影响官兵健康和军事作业能力。该学科通过采取相应的卫生预防与保障措施，旨在增进军人健康、预防疾病、提高部队战斗力，为军事预防医学和健康医学重要组成部分。

简史　军事寒区环境医学的出现及发展，与预防医学的发展、武器更新、战略战术变革密切相关。在奴隶社会及封建社会，军事寒区环境医学只是将民间医药经验用于军队疾病防治，及至18世纪中期工业革命和19世纪早期蒸汽机使用，才开始有近代科学的特点。真正科学意义上的军事寒区环境医学出现于20世纪，是与寒区环境、寒区训练和作战紧密结合的预防医学与临床医学。第一次世界大战以来，新武器不断涌现、杀伤手段多样化，多军兵种联合作战、快速机动、高技术对抗，战场空间、杀伤范围扩大，军队构成向技术、智能密集型发展，导致战争与战区气候条件的关系越来越密切，寒区气候环境因素对官兵健康和战斗力的影响日益增强，部队对军事寒区环境医学保障的需求和依赖程度日益提高，使得军事寒区环境医学成为预防医学中相对独立的学科门类。

中国很早就认识到寒冷对军人健康的影响，并采取相应的防护措施。公元前400年，庄子《逍遥游》记有"宋人有善为不龟手之药者"，防治冻疮皲裂。《汉书·赵充国传》中有"将军士卒寒，手足皲瘃（即冻疮），宁有利哉"，提示汉代行军打仗，已考虑天时和地理；汉武帝时屯田戍边西北的军队配有御寒药"发寒散"。宋代已认识冻疮病因、好发部位及治疗方药。在防寒方面：宋代将南、北方部队互调，实施气候习服训练；清代提出"军宜聚处，饵热性之物，及热饮食而后行，不当数出，令受风寒"；作战时"军人奔走，致病之故，多由靴伤、鞍伤、冻伤、暍伤（中暑），应留心防此四弊"。

中外近、现代战争中，如拿破仑入侵沙皇俄国、俄日战争、第一次和第二次世界大战、朝鲜战争、英阿马岛战争等均有大批冷损伤发生，造成部队大量非战斗减员。如第二次世界大战中，美军因冷损伤造成的兵力损失相当于1个美军师4.2个月不能参战。冷损伤发病率、致死（残）率高，对部队战斗力影响巨大，推动了冷损伤研究，促进了军事寒区环境医学的发展。第一次世界大战期间的冷损伤主要是战壕足，在战争期间明确了该病特点，英军执行"进战壕前按摩双腿、不穿紧身衣、执勤不超过2天、伤员未经治疗不得行走、双足休息不能加温"的措施后，发病率从1915年占住院患者的38.4‰降至1918年的3.82‰。冻结性冷损伤是第二次世界大战时的重要冷损伤。第二次世界大战前，苏联基洛夫军事医学科学院提出以快速复温法治疗冻伤。1947年美国首次公开报道以温水快速复温治疗冻伤，并定为美军的法定治疗方法，此后成为各国普遍采用的治疗方法。1950年，美军从预防角度提出：冷损伤与部队训练、指挥、个体因素、冷损伤史、气象条件、战斗行动、防寒服装等有关；当环境因素与冷损伤发病率相关时，影响发病率的主要因素是战斗行动及是否使用掩蔽所；若天气恶劣足以引起战壕足，则发病率主要决定于战斗行动而不是地形和人员轮替。1961年美军创建陆军环境医学研究所，设有军事寒区环境医学专门研究机构。20世纪60~70年代，中外学者采用抗凝、抗炎、扩张血管、降低血黏度以改善血液循环，高压氧、交感神经阻断等方法治疗冻伤；基础医学研究的进步也深化了对冻伤发病机制的认识。各国军方研制了一系列寒区装备和卫生用品，如美军研制的显示高分辨率地图与气象数据的监测器、超人战斗服数字化单兵作战平台、冷气候军用口粮、第三代防寒服装、四季通用作战靴、伤员用单兵供暖器等；加拿大研制了防寒食品，直升机与急救车用野外低体温复温系统；俄军研制了调温型加热鞋垫等。外军编有一系列专著、手册，如美军《特殊环境医学》《军事作业环境因素》《冷损伤预防和对策》《寒区单兵作业与生存手册》等。

中国人民解放军自建军以来，十分重视军事寒区环境医学，广泛动员官兵开展防寒教育、学习防冻知识、交流防寒经验，保护易冻部位、严防后送伤员冻伤，使部队在装备简陋的条件下减少了因冷损伤造成的非战斗减员。在朝鲜战争中，中国人民志愿军冻伤发病率曾达 14.9%，其中重度冻伤占 1/4，严重削弱了部队战斗力。通过加强防冻教育与管理、开展耐寒训练、做好卫生监督及物资保障，发病率下降至 1.5%，且无重度冻伤发生。在 1962 年中印边境自卫反击战中，中国人民解放军西段部队冻伤占部队总减员的 1/5，个别部队高达 90%，战伤、冻伤和高山（原）病的发病比例为 1.00∶1.02∶1.36。为此，各部队积极宣讲防冻知识、提出防冻措施，加强巡诊与治疗。1969 年中国人民解放军军事医学科学院成立了寒区卫生研究室，与军区科研机构及寒区部队协作开展军事寒区环境医学研究，取得了丰硕的成果。研究了冻伤特别是重度冻伤防治药物与技术措施，制定了部队耐寒锻炼方案及冷习服评价标准，开展了服装卫生学研究与服装卫生评价，探索了寒区军事生物气象学用于指导

耐寒训练、冷损伤预防及军事训练。在应用基础方面，研究了冻伤发病的内皮细胞与分子机制、高原冻伤发病机制与高原重度冻伤实验治疗方案，提出低氧与寒冷呈负交叉习服；冷损伤防治装备、防寒保暖措施与用品研究也取得显著成绩。相继编写了《寒区部队卫生手册》《寒区部队卫勤保障单兵手册》《寒区部队卫勤保障军医手册》等系列丛书，普及冷损伤卫生防护知识。

研究范围 包括与提高寒区部队军事作业能力和健康水平，防治冷损伤、寒冷相关疾病及自然疫源性疾病有关的医学基础研究、应用研究及保障措施研究。

冷环境健康维护及冷损伤防治 是军事寒区环境医学保障的首要任务，包括：①研究寒区气象变化规律、环境因素侦检技术与模拟、环境冷强度评价与预警，在此基础上开展寒区军事生物气象学研究，以加强寒区军事作业医学监督，科学指导作训。②研究寒冷环境对人体生理功能的影响及人体对冷刺激的反应，以提高冷损伤预防水平。③研究冷损伤发病机制，诊断标准，救治技术与治疗方案，救治药物研发与装备研制，伤员后送与护理方案，寒区自然疫源性疾病的防治。④研究冷习服机制，冷习服评价标准，冷习服训练方案，卫生监督及促习服措施，提高官兵防寒能力。⑤研制防寒装备、研究防寒措施，在基层部队中推广应用。⑥制定寒区卫勤保障军用标准。⑦军事作业种类多、战场情况瞬息万变。研究各军兵种适用、有效的防寒措施，贯彻执行；依据环境冷强度预警，做好安排与轮换，科学指导军事作业。

寒区营养卫生 研究冷环境

对人体代谢的影响以及寒区官兵的热能与营养素需求，研制寒区部队方便口粮，供应热饮、热食，保证能量和营养素供应，以适应官兵在寒冷环境中代谢增强、补充寒区作业时官兵散热增多、体力消耗大、新鲜蔬菜水果供应短缺等不足。

寒区服装卫生 研究寒区官兵服装卫生学需求，使防寒军服做到轻、薄、暖，多层组合，洁净透气，大小适宜，官兵能科学穿用；研制辅助加热装置，有针对性地解决寒区特殊军事作业时的防寒问题，提高官兵军事作业效率；也可用于战创伤伤员的防寒保暖。

寒区给水卫生 解决冬季地表水及浅层地下水冻结、冰雪化水水质易污染、低温条件下水洁治效果不佳、冰雪路送水困难等情况下的饮用水供应与洁治难题。

个人卫生 寒区冬季室内活动多，人员相对密集。应搞好个人卫生，预防传染病、一氧化碳中毒与火灾。

研究方法 立足于现代医学发展前沿，利用预防医学的研究方法，将动物实验与人体试验相结合、实验室研究与现场研究相结合、宏观研究与微观研究相结合、理论研究与实验研究相结合、定性研究与定量研究相结合，采用环境-社会-心理-工程-生物医学模式，准确把握寒区环境因素的作用及其位置，并充分考虑环境因素、心理因素、社会因素对寒区部队医学保障的影响，提高研究层次。

与其他学科关系 军事寒区环境医学是一门综合性学科，与基础医学、临床医学、医学工程及管理科学之间有密切的关系。

基础医学 进行基础医学研

究有助于阐明机体在寒冷条件下的变化与平衡调节，阐明其作用机制。

临床医学 冷环境因素不仅可引起冻结性冷损伤、冻疮、战壕足、浸渍足、低体温等躯体损伤，还可引起心理损害。其防治均涉及临床医学，需要与临床医学携手研究解决。

医学工程 仅依靠人体习服训练提高耐寒力无法抵御严寒的侵袭，还需采用医学工程手段和技术方法，使用新材料、新技术、新工艺研制新的服装、装备和防护设施等进行行为性体温调节，以消除寒冷环境对健康的不利影响及造成的损伤，扩大人的生存和生活空间。

管理科学 要消除寒冷环境对官兵健康与作业能力的不利影响，需要与指挥、训练、装备、条令制定等部门协调，或通过行政管理、组织指挥、工程技术等途径解决，因此与管理科学有密切关系。

发展趋势 随着战争向技术密集型、智能密集型发展，现代战争给军事寒区环境医学提出了许多新问题。

军事寒区环境医学保障体系 立足于现代医学发展前沿，建立寒区环境因素侦检与模拟、评估与预警、健康维护和损伤救治体系，充分发挥研究机构与后方医院的技术优势和指导作用，形成军事寒区环境医学保障的特色技术、核心技术和优势技术，以适应寒区高技术局部战争的需要，提高军事作业能力。

寒区环境因素侦检与疾病控制 研究高技术实战条件下寒区环境因素的侦检与模拟，探索寒区气象变化规律，深入开展寒区军事生物气象学研究，建立中国寒区冷习服训练、冷损伤预防及军事训练等的气候区划，防止或减少冷损伤、训练伤的发生。

寒冷低氧复合因素损伤防治与习服 研究寒冷与低氧复合因素对人体的影响，人体对寒冷与低氧复合因素应激的反应，高原冻伤发病关键环节及其预防、救治，寒冷与低氧复合因素习服训练方法与方案，以便有效防治部队在高原寒冷地区快速集结、机动时的复合因素损伤。

寒区战争环境心理应激与干预 研究在寒区作战、训练、反恐、遇险营救等情况下，机体心理应激的表现特点与规律，实施心理干预及必要的药物治疗方案，提高官兵心理健康水平和军事作业能力。

寒区自然疫源性疾病的快速侦检 部队在通过或进驻寒区自然疫源地前，应做好卫生流行病学侦察，及时了解和掌握当地重要传染病流行情况，开展预防自然疫源性疾病宣传教育并采取有效防护措施。一旦有情况，能快速侦检，避免疾病流行，这对于作战、训练、救灾、国防施工及应对突发事件具重要的军事意义。

医学防护信息和辅助决策系统 根据冷损伤流行病学特点、寒区环境危害因素、冷损伤个体易感因素调查，提出寒区部队官兵健康监控的指标、方法与规程，制订突发事件处置预案与方法，供领导机关决策。

基础研究 应用分子生物学、靶向创新药物与药物基因组学、表观遗传学、转化医学等新技术、新概念、新理论，探讨冷损伤分子机制与冷损伤预警生物标志物，提高研究水平与解决问题的能力。

(刘嘉瀛)

寒区气候环境（climatic environment in cold region） 寒区多年的天气和大气活动综合状况形成的气候环境，即由寒区各种气候要素（气压、温度、湿度、风、降水量、辐射、云、雾等）的多年平均值、极值、变差和频率等形成的环境。按照天文气候带的分类方法，寒带气候（又称极地气候）区位于地球的极圈以内，从北极圈（66°34′N）至北极为北寒带，从南极圈（66°34′S）至南极为南寒带，南北寒带各跨纬度23°26′。寒带地区包括环绕极地的亚洲、欧洲、北美洲的大陆边缘地区，以及整个南极大陆和附近海洋地区，共占地球陆地面积的8.3%。

寒带地区气候环境特点 太阳辐射是气候带形成的基本因素。寒带地区太阳高度角小，太阳光只能以很小的角度斜射该地区，一年中正午太阳高度角最大值也只有46°52′。这使得寒带地区获得的太阳辐射热很少，冰雪覆盖的地面又将获得的少许热量中的一部分反射回去，未被反射的热量大多用于冰雪的融化。因此，寒带地区气温较低，终年寒冷，冬季更甚，遇暴风雪时极为寒冷。寒带地区的昼夜长短变化最大，有极昼、极夜现象，因而无明显的四季更替。在南、北极圈处，极昼、极夜现象持续一日；纬度越高持续时间越长，南、北极处极昼、极夜现象持续半年。寒带地区的主要气候特征是气候严寒，气温年较差大；降水稀少，以降雪为主；太阳辐射弱，地面辐射强。寒带气候区可分为北极寒带区和南极寒带区，虽均为极地气候，二者的情况不完全相同。

北极寒带区主要分布在亚欧、

北美大陆的北部边缘，格陵兰沿海和北极的一些岛屿。其气候特征是气温低，常冬无夏，只有大陆的北部边缘最高气温可达0℃以上，但仍低于10℃；太阳辐射弱，地面蒸发量少，相对湿度高，云雾较多；降水量不足250mm，多为降雪。北极寒带区到处都是皑皑的雪原、地下为永冻层，只有零星生长的苔藓、地衣、小灌木等耐寒植物，也称苔原气候。整个地区大部分是永冻水域。

南极寒带区主要分布在南极大陆，格陵兰岛和其他一些岛屿。南极大陆被平均厚度2000m的永久冰盖覆盖，比北极地区冷得多。其气候特征是终年严寒，月平均气温低于0℃，南极大陆年平均气温-56℃，最低气温曾达-94.5℃（全球最低气温）。年降水量约100mm，而南极大陆内陆地区只有50mm，南极极点附近只有5mm。降水均为降雪，降雪常年累积形成深厚的冰层。风暴频繁，风力大，风速在25m/s以上，有时极夜风暴超过40m/s。南极大陆的最大风速可达100m/s。

如按柯本气候分类（以温度和降水量为指标），寒带气候指冰雪气候（全年最暖月份平均气温低于10℃），包括苔原气候和冰原气候。如按斯特拉勒气候分类，寒带气候为受极地气团和南北极气团控制的高纬度气候带，包括：①寒温带针叶林气候型。位于北纬50°~70°的欧亚大陆和北美大陆北部，夏暖冬寒，月平均气温低于0℃的月份多于5个月。②苔原气候型。位于北纬60°~75°的欧亚大陆、北美大陆环北冰洋沿岸及南极大陆的一小部分，夏凉（月平均气温低于10℃）冬寒，冰冻期达8个月以上。③冰原气候型。位于南、北纬65°~90°的

南极洲和格陵兰岛的大部分，终年冰冻。

中国寒区气候区划 按天文气候带的分类方法，中国无寒带地区。1929年竺可桢提出了中国的第一个气候区划。1959年，中国科学院自然区划工作委员会根据温度指标，将中国划分为6个气候带（赤道带、热带、亚热带、暖温带、中温带、寒温带）和1个高原气候区。这一划分方法将位于寒温带与中温带（部分处于暖温带）的东北、华北和西北的北部归为寒区。中国寒区东西横跨数千千米，共同特点为冬季漫长气温低、寒潮侵袭频繁，降雪期长、积雪深，冰冻期长、冻土厚，气候干燥。中国寒区分为东北气候区、黄河流域气候区和蒙新气候区。①东北气候区。包括东北三省和大兴安岭东麓地区，西、北、东3面分别是大兴安岭、小兴安岭和长白山，海拔0.5~1km，是中国最冷、寒冷期（平均气温等于或低于0℃的时期）最长的地区。大兴安岭地区10月至次年4月平均气温低于0℃，松花江、嫩江平原和长白山地区每年有5~6个月平均气温低于0℃。1月份该气候区平均气温低于-10℃，黑龙江流域低于-28℃，仅辽东半岛地区高于-10℃。连续5天平均气温低于10℃的时期称为冬季，东北气候区冬季长6~8个月，由南向北逐渐延长，极端最低气温-50~-20℃，牡丹江、哈尔滨、嫩江、黑河、呼玛等地最低气温曾低于-40℃，漠河最低气温曾达-52.3℃。该气候区结冰期长5~7个月，冻土层厚2~3m。降雪期长5~8个月，积雪厚20~60cm，个别地区可达1m。②黄河流域气候区。位于33°N~41°N之间，包括青海高原以东、大兴安岭和阴

山山脉以南、秦岭淮河以北地区，属温带气候，冬冷夏热。该气候区1月份最冷，月平均气温均低于0℃，北部地区低于-10℃。从南至北，冬季长4.5~5.5个月。冬季受西北季风和西伯利亚寒潮的影响，时有气温骤降。2月以后气温逐渐回升，4月份升至10℃以上。冬、春、秋三季风沙大，气候干燥。③蒙新气候区。包括内蒙古自治区、河西走廊和新疆维吾尔自治区的天山南北地区，属极端大陆性气候。气候特点是干燥少雨（年降水量不及蒸发量的1/20~1/10）、风大、沙暴多，夏热冬寒，气温日较差（指一天24小时内最高气温与最低气温相差的度数）大。内蒙古自治区东北部、新疆维吾尔自治区北部与河西走廊的冬季分别长约8、7和6个月。该气候区1月份平均气温低于-20~-10℃，内蒙古自治区的海拉尔、满洲里、锡林浩特，新疆维吾尔自治区的乌鲁木齐、伊宁、阿勒泰等地极端最低气温曾接近或低于-40℃，免渡河及富蕴极端最低气温曾低于-50℃。受西伯利亚寒潮的影响，冬季常有大风夹雪甚至暴风雪，天气极其寒冷。

中国寒区气候特点 由于地理位置、自然景观（包括天然景观和人为景观）、地形及海拔不同，中国寒区各地气候也不尽相同，但有以下共同特点，这些特有的气候因素综合形成寒冷环境。①气温低、寒冷期长。中国寒区越往北冬季越长，华北地区南部冬季长3~4个月，大兴安岭北部地区冬季长7~8个月，南北之间相差4个月。中国寒区的寒冷期一般长4~6个月，越往北越长。最冷1月份的月平均气温越往北越低，大兴安岭地区多低于

-30℃，黑龙江省大部分地区、吉林省北部、长白山地区、内蒙古自治区东北部和新疆阿勒泰地区多为-20~-10℃，其余地区多为-10~0℃，南北之间气温相差20~30℃。②昼夜温差大、寒潮多。中国寒区大部分地区冬季气温日较差为11~15℃，冷暖交替的3~5月气温日较差可达27~30℃；平均气温年较差（指一年内最热月份平均气温与最冷月份平均气温之差）多超过40℃，为典型大陆性气候。昼短夜长、日照时间短也是严寒的原因之一。来自西伯利亚、蒙古及新疆维吾尔自治区的寒潮（寒潮指受冷空气影响，气温在24小时内下降10℃以上，且当日最低气温低于5℃）从西到东可横扫几百千米甚至几千千米，风速大、风向多变，常伴有降雪和霜冻，可使中国西北、东北地区气温分别降至-30℃和-40℃以下，华北一带降至约-20℃。入侵的冷空气即使不形成寒潮，也会对天气产生很大影响。冷空气每隔三五天以至七八天入侵一次，形成"三寒四温"的气候特点。③降雪期长、积雪深。中国寒区北部10月至次年4月为降雪期，由北向南逐渐缩短，兴安岭地区降雪期长8个月，松嫩平原、长白山地区、内蒙古草原和新疆维吾尔自治区西北部为6~7个月，其余地区不足5个月。每年实际降雪20~80天，兴安岭地区年降雪70~80天，三江平原、长白山地区和新疆维吾尔自治区北部约40天，辽河平原20~40天，内蒙古草原和西北大部分地区不足20天，即每年实际降雪天数由北向南逐渐减少。中国寒区积雪期长2~7个月，自南向北逐渐延长，大兴安岭和黑龙江地区积雪期长7个月，新疆维

吾尔自治区北部和辽河平原长4~5个月，南部地区1~2个月。积雪深20~60cm，自南向北积雪逐渐加深。④结冰期长、冻土层厚。中国寒区户外结冰期多在5个月以上，东北北部地区超过7个月。江河封冻期间，冰层可厚达数十厘米甚至一米以上，冻土层厚1~3m。积雪深、结冰期长、冻土层厚是气候严寒的重要原因。⑤绝对湿度低、相对湿度高。距海洋越远、纬度越高、气温越低，绝对湿度就越低，中国寒区全年平均绝对湿度较低。低温条件下，空气中可容纳的水蒸气量明显减少，1月份的绝对湿度约为1g/m³，仅为7月份的1/15。中国东北地区降雪量较大，年降水量丰沛，相对湿度较高，冬季可达70%左右。沙漠戈壁地区气候干燥，相对湿度较低，为干寒地区。⑥风速高、大风日数多。东北地区风速较小，松嫩平原、三江平原地区平均风速一般为3~4m/s，长白山以东与小兴安岭地区平均风速不足2m/s。内蒙古自治区鄂尔多斯地区冬季多大风，最大风速19m/s。新疆维吾尔自治区受天山、阿尔泰山、昆仑山及准噶尔盆地、塔里木盆地的影响，具有风多、风大的特点：北疆、南疆及东疆地区年平均风速分别为2~4m/s、1~3m/s及4~5m/s，阿拉山口、老风口、百里风区、达坂城风口、三十里风区等地区每年8~9级大风日数可达150天，最大风速38m/s，超过12级（风速为32.7~36.9m/s）大风。甘肃西部地区年平均风速2~3m/s，每年7级以上大风日数平均75天，甚至达100天。

寒区的气候特点导致寒区冬季甚至全年都极其寒冷。因此，驻寒区部队在军训、执勤、作战

及抢险救灾中，必须针对寒区环境可能造成的危害，做好防寒抗冻及相应的防护工作，以维护官兵健康，减少非战斗减员，提高部队的军事作业能力。

（刘嘉瀛 颜培华）

gāoyuán hánlěng huánjìng

高原寒冷环境（cold environment at highland） 海拔在2500~3000m以上，环境气温低于10℃的地区的环境。医学上认为，环境温度低于10℃即为冷。平原人到达高原时，生理功能将发生一系列代偿性改变，代偿不全将导致急性高原病发生。医学上根据海拔与人体生理功能变化及高原病发生的关系，确定是否为高原。中国一般认为海拔3000m以上为高原；国际上认为在海拔2500m以上时，急性高原反应的发生率即明显增高，因此认为海拔2500m以上即为高原。世界上比较著名的高原有亚洲的青藏高原、帕米尔高原，非洲的埃塞俄比亚高原，南美洲的秘鲁中部高原，北美洲的科罗拉多高原，南极高原等。其中，南极高原位于南极圈内，属于寒带气候；其他高原位于中纬度和低纬度地区。中国的高原寒冷环境，实际是指气候区划中的高原气候区，即主要位于27°N~40°N，78°E~103°E的青藏高原地区，平均海拔5000m，包括西藏自治区、青海省和四川省西北部。此外，甘肃省、新疆维吾尔自治区南部和云南省西北部也属于低氧与寒冷并存的地区。

各高原的地理位置、海拔、高原形态与地势、海陆环境等不同，其气候环境条件也不同。但高原寒冷环境的共同特点是气温低、气压低、湿度低、辐射强、多风、积雪时间长。

气温低、日较差大 高原地

区的气温与海拔、纬度、季节、昼夜、地形等有关。高原气温随海拔升高而下降，海拔每上升1000m，气温下降5~6℃。随着纬度的增加，气温逐渐下降，纬度越高气温越低，如中国青海地区纬度每增加1°，气温下降1~2℃。高原气温冬季较春秋季低。高原地区地面植被稀少，甚至无植被，太阳照在石和沙构成的地面上，石与沙吸热多而快，散热也快。白天强烈的太阳辐射使近地面大气层的温度迅速上升，夜间强烈的地面辐射使近地面大气层的温度迅速下降，造成气温日较差明显较大，如中国青藏高原冬夏季气温日较差普遍可达 20~30℃，甚至更高。地形（如山脉走向）、自然景观（如地面积雪）等也影响气温高低。

气压低、氧分压低　随着海拔升高，大气压逐渐降低。海拔1000m、2000m、3000m、4000m、5000m、6000m处的大气压，分别为 89.6kPa、79.3kPa、70.5kPa、61.6kPa、53.8kPa、47.2kPa，分别相当于海平面大气压的88.4%、78.3%、69.6%、60.8%、53.1%和46.6%。大气中的氧分压与大气压成正比，随着海拔升高，大气中的氧分压逐渐降低。这使得人体肺泡气氧分压和动脉血氧饱和度也随之降低，可直接影响高原官兵的生存与军事作业能力。

湿度低　湿度是指空气中的水蒸气含量。随着海拔逐渐升高，气温逐渐降低，大气中水蒸气含量逐渐减少，使得高原寒冷环境的绝对湿度低。此外，距海洋越远，湿度越低；其他条件不变时，纬度越高、气温越低，绝对湿度也减低。高原地区风大，日照时间长，也使得水汽蒸发快，空气干燥。

太阳辐射与紫外线辐射强　由于高原地区距太阳中心的距离近于平原，太阳直接辐射强度加大；随着海拔升高，大气质量与水汽含量降低，对太阳辐射的吸收和漫射减弱，使太阳的有效辐射增大；日照时间长，使高原地区太阳辐射强度显著高于同纬度平原地区。太阳辐射中 5% 为紫外线辐射，高原太阳辐射强，使得该地区紫外线辐射也强。在海拔4000m 的高原，波长为 400nm 与300nm 紫外线的辐射强度，分别比平原地区增加约 1.5 和 2.5 倍，更易引起皮肤和眼损伤。

大风日数多、强度大　高原地区风大，大风（风力≥8级）日数多。海拔与地形影响大风强度与日数。如青藏高原海拔4500m 以上、地形开阔、山脉呈东西走向的地区，全年大风日数可达 150~230 天，最大风速可达28m/s（相当于 10 级）；而海拔3000m 以下或山脉呈南北走向的地区，风速低、大风日数较少。青藏高原的大风多集中在 2~5月，且有明显的日变化特点。

积雪时间长　地面积雪使环境气温降低，同时也增强太阳辐射的反射作用，减少地面吸收的太阳辐射量，导致环境气温降低。积雪时间越长，对环境气温的影响越大。高原积雪日数随纬度高低及海拔不同而异，高纬度、高海拔地区积雪期长，反之则短。如南极地区为永久积雪区；中国青海省海拔最高的玛多（34°57′N，4221m）年积雪可达 100 天，纬度更高的西宁（36°37′N）虽然海拔仅 2295m，年积雪仍可达 30 天；而地处雅鲁藏布江流域的拉萨（29°42′N，3658m）全年积雪不足 10 天。最大积雪多见于秋、春季。突降大雪或暴雪可致交通中

断、大雪封山，引起雪灾。

上述特点表明，驻高原寒冷地区的部队和人员面临着低氧与寒冷复合因素暴露。高原寒冷地区驻军在军事作业中，必须针对气候环境特点做好防寒抗冻与抗低氧工作，以维护官兵健康，减少非战斗减员，提高部队的军事作业能力。

（刘嘉瀛　颜培华）

huánjìng lěngqiángdù

环境冷强度（environmental cold intensity）　寒区各种气象要素综合作用造成的环境寒冷强弱程度。人体寒冷感觉的程度与人体散热率有关，所以环境冷强度也指冷环境使人体散热冷却的效率。

影响因素　环境冷强度强弱主要取决于气温的高低；风速、湿度、太阳辐射和海拔也是影响环境冷强度的基本要素，其中任何一项的改变都可引起环境冷强度的变化，导致机体散热增加或减少。

气温　是影响环境冷强度的主要因素，判断环境冷强度强弱的最重要指标。常用于衡量外界的冷热程度，气温低于10℃即为冷，气温越低环境冷强度越强。

风速　风破坏人体表面相对静止的空气保温层、扰乱衣内静止空气层，使人体体表与外环境之间的温度梯度增大，加快对流散热。服装被雨、雪、汗浸湿时，风也加速蒸发散热。当气温低于皮肤温度时，风速越大，人体散热越快、越多，风对人体的致冷作用越强，即环境冷强度越强。如气温-15℃、风速 6m/s 时的冷强度，相当于无风、气温-30℃时的冷程度。风速在 1~8m/s 之间时，风对人体散热的影响最大；风速超过 18m/s 时，风的致冷作用不再增加。

湿度 大气中的水汽来自水面以及动、植物水分的蒸发。通过蒸发和凝结过程，水与汽相互转变，产生云、雾、雨、雪等气象变化，同时伴有热量的吸收与释放，进而影响气温。高湿度时，太阳的热辐射易被空气中的水汽吸收，漫射增强，间接影响环境冷强度。人在湿冷环境中作业时，人体体表和衣服中的水分降低服装隔热保暖性能，使传导散热增多；水分蒸发导致大量散热，有风时蒸发散热更多。在冷环境中，湿度越高，散热越多，人体的寒冷感越强。

太阳辐射 导致地面和物体温度升高，加热地表的空气层，通过冷热空气对流影响气温，而对大气的直接加温作用很小。季节、地域及昼夜的变化均影响太阳辐射的强度和作用时间，使其对气温的影响不同。太阳辐射直接影响人体与环境间的热交换。太阳辐射作用于人体皮肤与服装表面具有增温作用，使皮肤和服装温度升高，人体感觉温暖；阴天及夜间无太阳辐射时，如果人体体表温度高于气温，人体辐射散热，衣服遮盖处皮肤温度下降，随之深部组织温度也下降。人体的辐射越强，寒冷感觉也越强。

海拔 海拔每升高 1000m，气温下降 5~6℃，所以高原气温低于同纬度平原地区，加之大风长年不断，加速人体散热。随海拔逐渐升高，空气密度逐渐降低，对流散热系数减小，人体散热减少；同时，高原太阳辐射作用增强，白昼人体获得的热量增多。但空气密度降低与太阳辐射增强的影响相对较小，所以随海拔逐步升高，环境冷强度逐步增强。

评价 气温是决定环境冷强度强弱的主要因素，风速对环境冷强度有较大影响，一般多根据气温和风速评价环境冷强度。太阳辐射对环境冷强度也有相当大的影响，有的环境冷强度评价指标包括辐射因素。海拔通过影响气温、风速和太阳辐射间接影响环境冷强度，故其影响已包括在上述评价因素内。目前的评价方法尚未将环境湿度的影响涵盖在内。主要评价指标如下。

风冷指数（wind chill index, WCI） 又称风寒指数，表示在不同气温和风速条件下，人体裸露体表每小时每平方米散热的千焦数。计算公式为：

$$WCI = 4.184 \times (10\sqrt{V} + 10.45 - V) \times (33 - Ta)$$

式中 WCI 为风冷指数，单位 $kJ/(h \cdot m^2)$；V 为风速，单位 m/s；Ta 为气温，单位℃。

使用温度计和风速计分别测定气温和风速，即可根据上式计算风冷指数，该公式不适用于风速 >18m/s 时。亦可根据气温和风速，从有关图中查找风冷指数。美军根据风冷指数等级确定了冻伤危险性的 3 个界限，以此作为冷环境下军事作业的防护指南，见表 1。

表 1 冻伤危险性划分

风冷指数（WCI） $[kJ/(h \cdot m^2)]$ $[kcal/(h \cdot m^2)]$	冻伤危险性
<5858（<1400）	小
5858≤WCI≤8368 （1400≤WCI≤2000）	较大
>8368（>2000）	大

等价致冷温度（equivalent chill temperature, ECT） 与该环境气温、风速对裸露体表的散热作用相当的微风（风速<2.2m/s）环境的气温。计算公式为：

$$ECT = 33 - 0.01085WCI$$

即：$ECT = 33 - 0.04540 \times (10.45 - V + 10\sqrt{V}) \times (33 - Ta)$

式中 ECT 为等价致冷温度，单位℃；WCI 为风冷指数，单位 $kJ/(h \cdot m^2)$；V 为风速，单位 m/s；Ta 为气温，单位℃。

由该式可看出，有风环境的致冷作用相当于更低气温的无风环境的致冷作用。使用温度计和风速计分别测定气温和风速，代入上式即可计算等价致冷温度，或从表 2 中查出，也可使用专门的仪器测定。根据与等价致冷温度对应的冻伤危险性大小以及人员从事的作业种类，可确定预防冻伤应采取的措施。

相当温度（equivalent temperature, Teq） 与有风环境的寒冷程度相当的无风环境的气温。计算公式为：

$$Teq = Ta + [(Ta - 36)/10] \times V$$

式中 Teq 为相当温度，单位℃；Ta 为气温，单位℃；V 为风速，单位 m/s。

使用温度计和风速计测定气温和风速，即可根据公式计算。

静阴温度（still-shade temperature, Tss） 与一定环境条件下的散热速度相同的，无风、无辐射热交换时的气温。计算公式为：

$$Tss = Ta - M \cdot W/0.11 + R \cdot Ia/0.11$$

式中 Tss 为静阴温度，单位℃；Ta 为气温，单位℃；M 为代谢产热率与蒸发散热率之差，单位梅脱（met, metabolic equivalent of energy）；W 为风引起的边界层空气隔热值的降低，单位克罗（clo）；R 为服装表面吸收的

表2 以等价致冷温度表示风冷的作用

风速		气温（℃）										
m/s	mile/h	5.0	0.0	-5.0	-10.0	-15.0	-20.0	-25.0	-30.0	-35.0	-40.0	-45.0
		等价致冷温度（℃）										
微风	4.0	5.0	0.0	-5.0	-10.0	-15.0	-20.0	-25.0	-30.0	-35.0	-40.0	-45.0
2	4.5	4.5	-1.0	-6.0	-11.0	-16.0	-21.5	-26.5	-31.5	-36.5	-41.5	-47.0
3	6.6	1.5	-4.0	-9.5	-15.5	-21.0	-26.5	-32.0	-37.5	-43.5	-49.0	-54.5
4	8.9	-0.5	-6.5	-12.5	-18.5	-24.5	-30.0	-36.0	-42.5	-48.5	-54.5	-60.5
5	11.2	-2.5	-8.5	-15.0	-21.0	-27.5	-34.0	-40.0	-46.5	-52.5	-59.0	-65.5
6	13.4	-3.5	-10.5	-17.0	-23.5	-30.0	-36.5	-43.0	-49.5	-56.0	-62.5	-69.5
7	15.7	-5.0	-11.5	-18.5	-25.5	-32.0	-39.0	-45.5	-52.5	-59.0	-66.0	-72.5
8	17.9	-6.0	-13.0	-20.0	-27.0	-34.0	-41.0	-48.0	-54.5	-61.5	-68.5	-75.5
9	20.1	-7.0	-14.0	-21.0	-28.5	-35.5	-42.5	-49.5	-57.0	-64.0	-71.0	-78.0
10	22.4	-7.5	-15.0	-22.0	-29.5	-37.0	-44.0	-51.5	-58.5	-66.0	-73.0	-80.5
11	24.6	-8.5	-16.0	-23.0	-30.5	-38.0	-45.5	-53.0	-60.0	-67.5	-75.0	-82.5
12	26.8	-9.0	-16.0	-24.0	-31.5	-39.0	-46.5	-54.0	-61.5	-69.0	-76.5	-84.0
风速超过18m/s时，致冷作用几乎不再继续增加		危险小（皮肤干燥且受冷时间少于5小时），但防护不当仍有危险			危险较大（裸露皮肉可能在1分钟内冻结）				危险很大（裸露皮肉可能在30秒内冻结）			
战壕足及浸渍足可在该表的各条件下发生												

注：mile为英里，英制量词，1mile=1.6093km

太阳辐射率，单位梅脱；Ia为边界层空气隔热值，单位克罗。

方程中，M·W/0.11为风降温值（单位℃），R·Ia/0.11为太阳辐射增温值（单位℃），这两个数值均可从相关的图中查出。方程所用的单位梅脱，为安静、坐位时人体代谢率设定的度量单位，1梅脱=209kJ/(h·m²)，即50kcal/(h·m²)，该数值表示人体穿着隔热值1克罗的服装、在温度适宜的21℃室内静坐时的代谢率。边界层空气隔热值Ia的计算公式为：

$$Ia=1/(0.61+1.9\sqrt{V})$$

式中V为风速，单位m/s。

（肖忠海）

réntǐ dīwēn xiàoyìng

人体低温效应（low temperature effect on human body）

低温环境对人体生理功能的影响。研究人体低温效应是开展维护健康、防治冷损伤、提高军事作业能力等有关工作的基础，见寒区军事作业医学防护。

对体热平衡与体温的影响 冷环境暴露加速人体散热。若此时代谢产热不能相应增加，则人体的体热含量减少，皮肤温度降低，长时间冷暴露也将导致体心温度降低，见热交换、皮肤温度与体心温度。

对循环系统的影响 寒冷刺激人体末梢如手、足、耳郭等部位时，皮肤血管收缩、肤色苍白；持续受冷时，末梢部位的血管扩张，即冷致血管舒张反应（cold-induced vasodilation，CIVD）。继续冷暴露，皮肤血管又收缩，出现血管交替收缩与舒张，皮肤温度交替降低与升高，并在一定范围内波动，称为波动反应。冷暴露时人体末梢部位出现的冷痛反应的程度与皮肤血管舒缩有关：血管收缩时可立即引起疼痛，血管初次舒张时有时疼痛剧烈，血管再次收缩时也引起疼痛，但不似开始时严重；当血管再次舒张时，疼痛缓解、感觉温暖。皮肤血管周期性地舒缩交替使皮肤温度在较低的温度范围内波动，可减少皮肤散热量，防止体热过多散失导致体心温度降低，也可使肢端温度保持在生物冰点以上，明显提高肢端的抗冻能力。如果冷暴露超过人体的生理耐受限度，局部血管舒缩活动减弱甚至麻痹、血流减少或停滞，可引起冷损伤。已证实CIVD的强弱与人体的抗冻能力有关，CIVD强者抗冻能力也较强。冷习服锻炼可增强CIVD，增加全身体热含量的因素可增强CIVD。

冷应激可引起交感神经介导的外周血管收缩、心脏后负荷增加和心肌耗氧量增加，这些变化常与最初的心动过速有关。体心温度降低引起的心肌离子变化（如高钾血症）可致室颤或心脏骤停。随着体心温度降低，出现心动过缓和心肌抑制，最终导致心输出量减少和低血压。组织的温度变化可引起膜通道活性的变化，进而引起膜电流的变化。低体温可导致膜电流激活缓慢及灭活，引起各种电生理变化，使心电图的 PR 和 Q-T 间期延长、QRS 波增宽。低体温对心房和心室的影响不同：在较低温度下心房起搏点能维持正常的同步肌肉收缩；而普肯野纤维传导速度较慢，心室对冷抑制作用更敏感，心室肌无规律收缩，可促使多位点室性心动过速形成，最终导致室颤或心脏骤停。

冠脉循环似乎对冷应激起反应。冷暴露可直接或反射性引起皮肤血管收缩，激活交感神经系统、增高血液中儿茶酚胺浓度，使心率加快、心输出量增多、血压上升，加重心脏负荷；还可使血液流变性恶化，增大心脏负荷。在常温环境中劳动时舒张压常降低，但伴有冷空气吸入时舒张压反而增高，使血流动力学改变、冠状动脉收缩。全身皮肤或局部皮肤冷暴露体心温度尚未降低时，即可引起冠状动脉阻力增高，心脏负荷增大，心肌供血减少，有诱发或加重心绞痛的危险。推测是寒冷激活交感神经系统，增加心肌组织代谢，加重了心绞痛。

对呼吸系统的影响　冷应激时，呼吸系统最初的反应是呼吸频率明显加快，即通气过度；接着是呼吸频率减慢，即通气不足。吸入冷空气可减弱呼吸道黏膜的防御功能，甚至直接损伤上呼吸道黏膜，使纤毛运动功能减低、

气道分泌物增多及排出困难，严重时可出现呼吸道黏液溢。受凉后，鼻黏膜分泌物中分泌型免疫球蛋白 A 明显减少。冬季干燥，鼻黏膜出现的微细皱裂易造成病原体侵入，鼻腔温度降低适宜于病原体入侵和繁殖。颜面、躯干皮肤受冷可反射性引起支气管平滑肌收缩，使气道阻力增高，诱发冬季运动性哮喘。吸入大量过冷空气可导致肺静脉收缩，肺静脉张力与压力升高，严重时可引起进行性肺动脉高压甚至右心衰竭。低体温时，体液转移引发非心源性肺水肿的可能性增大，膈肌、肋间肌收缩功能改变，肺顺应性降低，胸腔弹性降低，解剖与功能性呼吸无效腔增大，这些因素均影响呼吸功能。重度低体温损害人体脑干功能，影响呼吸调控，使呼吸速率减慢，最终组织 CO_2 滞留引起呼吸性酸中毒。呼吸障碍引起的人体缺氧加速体心温度降低，中度冷暴露条件下的高碳酸血症可降低寒战阈值、加快体心温度冷却速度。

对泌尿系统的影响　寒冷性多尿是冷暴露后的正常反应，在体心温度降低前即很明显。例如，人在 $10\sim15℃$ 环境中裸体暴露 1 小时尿量增加 1.1 倍，尿中 Na^+、Cl^- 及磷酸盐排出量增多，K^+、Ca^{2+} 排出量不变。寒冷性多尿的发生机制有两种观点。一种观点认为，冷暴露引起外周血管收缩，体心血容量增多，通过刺激胸内压力感受器及神经垂体，抑制抗利尿激素释放，肾脏重吸收 Na^+、水减少引起多尿，使血容量减少，逐步完成对体心高血容量的调节。另一种观点认为，寒冷性多尿是肾小管内渗透压变化所致。在体心温度降低过程中，寒冷对肾脏代谢的影响及全身血压下降抑制

了肾功能，使肾血流量和肾小球滤过率减少，寒冷对肾小管功能的抑制使 Na^+、水重吸收减少，导致明显的等渗利尿。冷水浸泡时，除冷利尿外，还有浸泡性利尿，即由于水压迫下肢和腹部，导致血液回心增多，进而引起利尿。冷水浸泡时排尿量可增加 3.5 倍，尿量增加导致血液浓缩，血液流变性质异常。长时间受冷时，冷利尿会引起人体脱水，特别是导致事故性低体温伤员的血容量不足。冻伤发病与冷暴露造成的失水密切相关，失水可能也是低体温复温治疗时发生复温休克的原因。低体温时 K^+ 调节障碍引起的高钾血症是导致心律失常的原因之一。

对内分泌系统的影响　冷应激及低体温均可引起广泛的内分泌反应。冷暴露刺激儿茶酚胺释放，使机体兴奋性增高、心肺功能增强、全身血液重新分配、能量代谢亢进，进一步刺激代谢产热。冷暴露时，腺垂体促肾上腺皮质激素（ACTH）及促甲状腺激素分泌增加，进而使肾上腺皮质激素和甲状腺素分泌增多，加速细胞能量代谢、肝糖原分解和糖异生；血浆皮质类固醇激素水平升高，血浆 11-羟-皮质类固醇浓度与低体温程度之间呈反向变化。低体温伤员促甲状腺激素与甲状腺激素浓度正常，复温时甲状腺素（T_4）和三碘甲腺原氨酸（T_3）浓度降低。

低体温时胰岛素浓度变化很大。体心温度 $<31℃$ 时，胰岛素促进葡萄糖进入细胞的作用消失，低体温伤员可出现高血糖、糖尿和酮症酸中毒。低体温时引起高血糖的原因可能有：①儿茶酚胺分泌增多。②胰岛素活性降低。③葡萄糖肾清除率降低。④肝脏

中参与葡萄糖代谢的酶活性降低。⑤儿茶酚胺使糖原分解增强。伴随运动出现的低血糖能以较快速度诱发低体温，因此，在冷环境中从事军事作业时，提供适宜的饮食十分重要。

对免疫系统的影响 环境温度降低、体心温度下降均抑制免疫系统，损害免疫功能。冷暴露时，局部血管收缩，皮肤温度降低，组织供氧减少使组织氧分压降低，进而减弱氧自由基对微生物的杀灭作用，降低组织抗感染能力。低体温常与感染同时出现。但一些研究结果不支持低体温对免疫系统的损害作用，如在更低温度下抗原-抗体相互作用增强，在 $20 \sim 25 ℃$ 时补体作用最强。

冷诱导免疫抑制的一种解释是，温度降低特异性地抑制了免疫细胞功能。低体温时寒冷影响特异种群的免疫细胞功能，如 I 型肥大细胞释放组胺减少，中性粒细胞体内、外移行能力受损。寒冷抑制小鼠 CD4$^+$（辅助 T）细胞的部分体外反应，但不抑制 B 细胞的体外反应。长时间冷水应激有免疫抑制作用，胸腺细胞和脾细胞数目减少、T 细胞母细胞化减少，自然杀伤（NK）细胞活性降低。也有人观察到，在大鼠冷水浸泡亚急性冷应激时，免疫细胞总数升高，白细胞总数、嗜酸性粒细胞和嗜碱性粒细胞增多，吞噬细胞的吞噬指数和亲和力指数增高。冷应激影响 CD4$^+$ 细胞的绝对数值，而不影响 CD8$^+$ 细胞（杀伤 T 细胞）的数值。每日冷应激次数及冷应激持续时间不同，对免疫细胞种群的影响也不同，如小鼠每日冷应激 1 次 CD4$^+$ 细胞百分数增加，每日冷应激 2 次 CD4$^+$ 细胞百分数降低。CD4$^+$ 细胞和巨噬细胞是启始免疫级联反应

的关键细胞，是主动免疫反应的关键环节，寒冷特异性抑制 CD4$^+$ 细胞和巨噬细胞功能可能是免疫抑制的重要原因。寒冷不仅通过抑制特异细胞影响免疫反应，也通过引起血细胞和血管变化影响免疫反应。如冷暴露可引起微血管床变化，导致红细胞聚集、白细胞与血管内皮细胞黏附增强引起血黏度增高，毛细血管阻塞可导致缺氧损伤，血管冷却对大分子的通透性增高，白细胞外渗。有报道，急性冷应激时，小鼠血清皮质酮水平和腹腔渗出细胞糖皮质激素受体 mRNA 表达增高，而冷习服小鼠的增高幅度明显降低。若将这些研究外延至人体，则可认为冷习服人体能够抵御冷应激，将主要免疫反应的变化减至最低。

对作业能力的影响 寒冷影响神经系统、肌肉及关节的功能，降低肌肉收缩力、协调性和灵活性，使作业效率和精细作业能力下降，更容易疲劳。在寒冷条件下，要使承受一定负荷的肌肉保持收缩速度，必须动员更多的运动单元参与，因而容易疲劳。肌肉做功消耗能量，抵御严寒暴露（如穿着笨重的服装）也增加能量消耗，因此冷暴露影响骨骼肌能量的生成与贮存，进而影响肌肉的协调性与作业效率。冷暴露时关节温度的降低加快，使关节液黏度升高、关节活动阻力加大，体力作业及劳动特别是有爆发性肌肉收缩时，易发生肌肉或肌腱撕裂。手皮肤温度降低时，知觉与触觉减退，难于触发扳机、操纵键盘，完成精细操作。冷应激导致肌张力增高、肢体僵硬，如伸肌和屈肌同时收缩则出现寒战，影响作业能力。冷暴露时，脑作业效率也下降，表现为注意力不

集中、作业错误率增多、反应时延长等，特别是观察距离较远物体时视觉灵敏度减弱，容易产生幻觉和错觉。因此，冷环境暴露可造成部队快速机动困难、精细操作难于实现。

对心理活动的影响 冷暴露既可直接影响人体的心理功能，也可通过影响人体生理功能而导致继发的心理反应，引起以情绪、认知、行为改变为特征的心理功能变化。心理变化也可引起或伴随相应的生理变化。及时进行心理咨询与心理教育，实施心理健康危机干预具有积极意义。

情绪反应 是人对客观事物所持态度在内心中的体验及伴随的身心变化，有焦虑、恐惧、抑郁等表现形式。①焦虑系个体预感危险来临或不良后果时的情绪，表现为心神不宁、坐立不安、搓手、胸闷、失眠等，同时伴心率加快、血压升高、呼吸加深、出汗、尿急尿频等症状。适度焦虑可提高警觉水平，增强应对冷环境的能力；过度焦虑将妨碍认知、思考与应对。②恐惧是企图摆脱特定危险、伤害或致命威胁的逃避情绪。对冷环境的不良认知可导致恐惧，加剧寒冷所致不良生理、心理反应。③抑郁情绪表现为消极低沉、悲观厌世、孤独无助等，常伴失眠多梦、食欲缺乏、思维迟钝、缺乏兴趣等。寒区人烟稀少、交通不便、经济文化相对滞后、生活条件差，官兵长期在寒区生活，易产生上述心理问题。

行为反应 冷应激的行为反应包括回避与逃避（如逃避军事训练，消极应对）、（对人、对己、对物的）敌对与攻击、退化（无法承受挫折与压力，表现出幼稚行为，以博取同情、支持，减轻内心痛苦、压力）和依赖（需别

人帮助完成自己能完成的任务，或借烟、酒等暂时摆脱烦恼和困境）、无助（呈现无能为力、听天由命、被动挨打的状态）和自我放弃（经努力无效时不再力争，对冷应激熟视无睹、漠不关心）、过激行为和受暗示性五个方面。

认知反应　认知是对客观世界的认识和觉察，包括感知觉、记忆、思维等心理活动以及操作能力等外在表现。冷暴露后，人体认知反应出现一系列变化。①皮肤触觉敏感性下降，视听觉功能改变，长时间冷暴露可干扰知觉和意识。②影响学习、记忆能力，过度冷暴露可导致不同程度认知障碍。③手操作能力，特别是灵巧性和稳定性下降。

作用机制　中枢神经系统介导的神经内分泌反应，在心理变化及其与生理变化的相互影响中起重要作用。①冷暴露激活交感-肾上腺髓质系统，使血肾上腺素和去甲肾上腺素浓度升高，适应环境变化。冷暴露过强可致副交感神经活动增强或紊乱，可引起焦虑、恐惧等。②下丘脑-垂体-肾上腺皮质系统活化。冷暴露刺激下丘脑室旁核分泌促肾上腺皮质激素释放激素，使垂体合成分泌促肾上腺皮质激素，刺激肾上腺皮质激素合成与释放。冷暴露时，ACTH和糖皮质激素分泌增加，影响人体物质代谢水平及学习、记忆能力，进而影响应对冷环境的能力。③下丘脑-垂体-甲状腺轴。冷应激使下丘脑室旁核促甲状腺激素释放激素分泌增加，血浆促甲状腺激素和甲状腺素水平增高。这一变化与交感神经兴奋协同增强代谢产热，使人体适应冷环境。④上述3种机制相互作用、相互影响。

（尹旭辉　杨成君）

热交换（heat exchange）　人体与外环境之间以热能的形式进行的能量交换。人体在代谢过程中生成的热量向外环境散发，以保持体热平衡和体温恒定。当代谢产热与散热不等时，人体将通过自主性体温调节和行为性体温调节，重新建立体热平衡，维持体温恒定，这对维持人体正常代谢和生理功能十分重要。

体热平衡（body heat equipoise）　人体代谢产热与散热保持相对平衡的状态。体热平衡可用体热平衡方程式表示：

$$S = M - E \pm R \pm G \pm C$$

式中S为热平衡差（S>0表示机体获得热量，体热蓄积、体温上升；S<0表示机体散失热量，体温下降；S＝0表示机体处于热平衡状态）；M为代谢产热率，为正值；E为蒸发散热率，为负值；R为辐射热交换率；G为传导热交换率；C为对流热交换率，三者均可为正值或负值。

如果机体自身的代谢产热及从环境中获得的热能与散失的热能不相等，就会造成热的贮留或丧失，导致人体与环境之间的体热平衡失衡。此时，人体将通过体温调节中枢增加产热、减少散热，或减少产热、增加散热进行调节，直至恢复体热平衡，因此体热平衡失衡只是暂时的。严寒暴露超过人体体温调节能力时，人体的代谢产热量及从外环境获得的热量明显少于散热量，将造成体热散失、体温降低，人体局部温度或体心温度降低超过一定范围时，可引起冷损伤甚至死亡。

代谢产热　新陈代谢过程中，人体内的营养物质经生物氧化释放能量，其中50%以上能量以热的形式释放，用于维持体温；其余部分以化学能形式释放。机体产热量主要来源于基础代谢、食物特殊动力作用和肌肉活动。基础代谢是在清醒且极端安静状态下，不受环境温度、精神紧张、肌肉活动和食物等因素影响时的能量代谢，是人体产热的基础，中国20~30岁男子的基础代谢率为157.85kJ/(h·m²)，20~30岁女子为146.55kJ/(h·m²)。机体在静息状态下的产热量一般比基础代谢高25%，这是维持姿势时肌肉收缩产热所致。中等强度体力活动每日产热约10.45~12.54MJ。交感神经兴奋去甲肾上腺素释放增多，或甲状腺素、肾上腺素、雄激素等分泌增多，均可使代谢增强、产热增多。

环境温度对代谢产热的影响　静息状态下，人体的代谢量在一定环境温度范围内呈现最低值，该温度范围称为温度中性区，其温度的上、下限分别称为上临界温度和下临界温度。环境温度低于下临界温度时散热增加，机体代谢增强以增加产热、保持体温恒定。人类的下临界温度较高（约10℃），冷暴露时散热增多，机体在中枢神经系统的调节下，主要通过寒战产热（shivering thermogenesis）和（或）非寒战产热（non-shivering thermogenesis）保持体温恒定，具有一定的产热型耐寒能力。

寒战产热是机体在冷环境中快速代谢产热的重要机制，未冷习服者冷暴露时以寒战产热为主。寒战时，骨骼肌的伸肌群和屈肌群同时出现不随意的周期性收缩，消耗的能量基本不做外功而全部转变为热，使代谢产热明显增多，即寒战产热。寒战产热量可达基础产热量的3~4倍，最大可达基础产热量的 6 倍。冷暴露后即可出现寒战，随着体心温度下降寒战逐渐加剧，体心温度约 35℃ 时寒战最剧烈，体心温度进一步降低时寒战逐渐减弱，降至 33℃ 时寒战大部分停止。人体的寒战产热可按下式计算：

$$M_{shiv} = [155.5 \times (37-Tc) + 47 \times (33-Ts) - 1.57 \times (33-Ts)^2] \times (\%BF)^{-0.5}$$

式中 M_{shiv} 为寒战产热，单位 $J/(s \cdot m^2)$；Tc 为体心温度，单位 ℃；Ts 为加权平均皮肤温度，单位 ℃；$\%BF$ 为体脂百分数，无量纲。

体脂百分数的计算公式为：

$$体脂百分数 = (495 \div 体密度) - 450$$

体密度的计算公式为：

$$体密度 = 1.1714 - 0.063 \times \log_{10}(S) - 0.000\,406 \times Yr$$

式中 S 为 Σ（肱三头肌、肱二头肌、肩胛下、髂骨上）体脂厚度，单位 mm；Yr 为年龄，单位岁。

冷暴露时，冷习服（冷适应）者的寒战明显减少，以非寒战产热完全或部分替代寒战产热，机体耗氧量增加、产热量增加，但肌电活动增加不明显。冷暴露增强寒战产热及非寒战产热的机制尚未完全明了。

运动对代谢产热的影响　机体静息状态下以内脏器官的代谢产热为主，产热量占总产热量的 50% 以上；人体活动时以骨骼肌产热为主，剧烈运动时产热可占人体总产热量的 90%。骨骼肌的活动强度稍有增强，机体的产热量即急骤增加。与静息状态下的代谢产热量相比，轻度运动时代谢产热量增加 3~5 倍，剧烈运动时可增加 10 倍。

寒冷条件下代谢产热的限速因素　是底物的代谢和（或）利用，而不是 O_2/CO_2 的运载能力或线粒体的氧化能力。人半裸体静息状态冷暴露（10℃，风速 1m/s）时代谢产热增加，糖、脂肪氧化分别增加 588% 和 63%，蛋白质氧化无明显变化。寒冷条件下，人体供能的 51% 来自糖氧化，血糖和肌糖原利用加速，肌糖原含量可能是代谢产热的限制因素。冷暴露时贮存脂脂解明显增强，血浆非酯化脂肪酸和甘油含量增高，脂类氧化以及非酯化脂肪酸转化增强。

散热　在新陈代谢过程中，人体产生的热量不断从皮肤、呼吸道、泌尿道、消化道等部位散发到外环境中，即散热。其中，约 85% 的热量经皮肤散失，这一散热过程受体温调节机制调控，表明皮肤在体热平衡中起重要作用；约 14% 的热量从呼吸道散失，1.5% 的热量随粪、尿散失，这部分散热在总散热量中所占比例小，且不受体温调节机制调控。皮肤散热量的多少取决于皮肤温度与环境温度之间的温度梯度差，以及皮肤的有效散热面积。在冷环境中，皮肤血管收缩、动-静脉吻合支关闭，导致皮肤血流量骤减、皮肤温度下降，使皮肤散热量减少。皮肤通过以下 4 种方式将热量散发到外环境中。

传导散热　指机体的热量直接传给较冷接触物的散热方式。机体深部组织的热量以传导方式或经血液循环传到皮肤，再传给与皮肤接触的较冷物体，如服装、武器、劳动工具等。机体的传导散热通常约占总散热量的 3%。传导散热量的多少取决于皮肤与接触物的温度差、二者的接触面积、接触物的热导率等，温度差与接触面积越大、热导率越高，散热量就越多。

辐射散热　指人体以热射线的形式将体热传给外环境的散热方式。人体向各个方向辐射散热，人体周围的物体也将热射线传给人体。在 21℃ 环境中，人裸体时约 60% 的热量通过辐射散热方式散失。辐射散热量的多少取决于皮肤与环境之间的温度梯度、皮肤的有效散热面积以及物体颜色等因素。皮肤温度高于环境温度时，皮肤与环境之间的温度梯度越大、皮肤的有效散热面积越大，人体散热量就越多。

对流散热　指机体与体表的流体（空气、水）交换热量的散热方式。机体经辐射和传导加热体表的空气，空气密度减低而上升，带走体表释放的热量；体表处形成较低的气压，由人体周围温度较低的空气填补，如此循环往复使对流散热持续不断。

蒸发散热　指体表的水分汽化时吸收体热的散热方式。在正常体温条件下，体表每蒸发 1g 水可使机体散发 2.4kJ 热量。当环境温度等于或高于皮肤温度时，蒸发散热是机体唯一有效的散热方式。

（张延坤）

pífū wēndù
皮肤温度（skin temperature）

人体体表某个部位皮肤的温度。又称体表温度。系研究人体冷暴露时经常观测的体温指标。皮肤获得热量与散失热量之间的平衡决定着皮肤温度的变化。皮肤经对流、传导、辐射及蒸发途径散热。在冷环境中，人体多穿着与外环境温度相适宜的服装，暴露在外的体表面积较小，服装阻隔了经上述途径的大部分散热。皮肤自身的代谢产热量有限，皮肤获得的热量主要为体内器官的代谢产热经血液循环输送而来。因此，皮肤温度高低与皮肤血流量多少有密切关系，当其他条件一定时，皮肤血流量越少其温度就越低。若以常温下皮肤血流量为100%计，在18℃环境中暴露2小时，皮肤血流量平均减少16%；而在7℃环境暴露2小时，皮肤血流量平均减少66%。可见，皮肤血管收缩、血流量减少是皮肤温度下降的主要原因之一。皮肤温度降低幅度越大，人体感觉越冷。人体任何部位的皮肤温度降至2℃时均会剧痛难忍，这是冷耐受的临界值，在严寒季节的日常生活中，常见指、趾皮肤温度达此临界值。

皮肤温度对冷刺激的反应最灵敏。人体冷暴露时，首先是手、足、颜面等末梢部位的皮肤温度降低，而后逐渐波及四肢近端和躯干。皮肤温度随环境温度和衣着的不同可有相当大的变化，环境温度越低、冷暴露时间越长、衣着越单薄，皮肤温度下降的幅度就越大。当手、足皮肤温度降至20~23℃时会感觉冷，降至10~13℃时感觉疼痛，手皮肤温度低于12℃时手指的触觉敏感性及操作的灵活性均明显降低，降至约8℃皮肤感觉麻木。此外，皮肤温度在体温调节中发挥着极其重要的作用。当环境冷强度增大时，皮肤血管收缩使血流量减少、皮肤温度降低。皮肤温度降低后，人体皮肤温度与外环境温度之间的温度梯度减小，使人体体表经辐射、对流和传导途径散失的热量减少，有利于保持体温的相对衡定。

（刘嘉瀛）

jiāquán píngjūn pífū wēndù

加权平均皮肤温度（weighted mean skin temperature）

用于尽可能反映人体整体真实的皮肤温度状况的指标。简称平均皮肤温度。人体各部位的几何形状不同，皮下脂肪与肌肉厚度不同，皮肤血管密度不同，各部位服装的保温程度不同，使得在同一环境温度和着装的条件下人体各部位的皮肤温度可有较大差异。如在室温条件下，手、足皮肤温度可较头和躯干处皮肤温度低8~10℃。同时，人体不同部位的皮肤感受器对冷热感觉的敏感性不同，在全身总的温热感觉相同时，各个部位的皮肤温度并不相等。为反映人体整体真实的皮肤温度状况，应尽可能测定多个部位的皮肤温度，以排除因不同部位皮肤温度差异对判断真实皮肤温度和评价冷热舒适感的影响。通常采用多点测定、加权计算的方法，即将人体体表划分为头、躯干、上肢、下肢等区域，在各区域选1个或几个代表点测量皮肤温度，将测定结果乘以该部位占体表总面积的百分比（即加权系数），便可得到加权平均皮肤温度。在实际工作中，由于试验条件和目的不同，皮肤温度测量点的选择与计算方法繁多。常选用的测定方法有12点法和9点法，此外还有17点法、16点法、15点法、11点法、10点法、8点法、7点法、6点法、5点法、4点法等。如12点法为：测定额头、手背、前臂、上臂、踇趾、小腿、大腿内侧、大腿外侧、胸、腹、背、腰等12个部位的皮肤温度，按照下式计算加权平均皮肤温度：

$$Ts = 0.0611T_{头} + 0.0493T_{手} + 0.0641T_{前臂} + 0.0809T_{上臂} + 0.0695T_{足} +$$

$$0.1329T_{小腿} + 0.2463（T_{大腿内侧} + T_{大腿外侧}）/2 + 0.1328（T_{胸} + T_{腹}）/2 + 0.1631（T_{背} + T_{腰}）/2$$

式中 Ts 为加权平均皮肤温度，单位℃；$T_{头}$、$T_{手}$…$T_{腰}$为在各代表点处测得的皮肤温度，单位℃；其前面的系数为加权系数。

平均皮肤温度与人体的温度感觉密切相关。人体的最适平均皮肤温度为33~34℃，平均皮肤温度降至30.3℃时约半数的人感到冷，降至28~29℃可出现寒战，降至27.5℃时所有人都会感觉极冷，平均皮肤温度22℃为人体寒冷耐受下限。

（刘嘉瀛）

tǐxīn wēndù

体心温度（core temperature）

心、脑、肝、肾及大小肠等器官所在部位的温度。又称体核温度。即身体内部温度。维持人体正常的生理功能要求体心温度相对稳定，最适体心温度约37℃，其变化范围仅限0.4~0.6℃，体心温度变化超过1℃可明显影响体力和脑力作业能力，低于35℃为低体温。尽管体内各组织器官的代谢水平不同，其温度差不超过1℃。体心温度通常可用直肠温度（rectal temperature）、鼓膜温度（tympanic membrane temperature）或食管温度（esophageal temperature）表示，应用最多的是直肠温度，其正常值范围为36.9~37.9℃。测定食管温度时，测温探头插入食管深达心脏心耳的高度，能直接反映体心血液温度，因此是体心温度测定的金标准。须注意，插入食管温度探头时，有可能刺激心脏诱发室颤。直肠温度与食管温度有差异。以直肠温度测定数值表示体心温度的缺点是，直肠温度常滞后于体心温度的变化，且易受下肢回流血液温度和探头放置位置（如探头插入直肠内深度太浅或插入粪便中）的影响，测温时受试者暴露面积较大易使散热明显增加。鼓膜温度与食管温度相关性良好，且鼓膜温度计使用方便，测定时只需翻起帽耳儿，将探头插入外耳道中，然后放下帽耳儿即可。因测定方便且冷暴露面积小，建议野外现场测定鼓膜温度而不测直肠温度。

人体冷环境暴露时，体心温度的变化不如皮肤温度的变化敏感，即体心温度不易出现较大的波动，这是皮肤、皮下脂肪和肌肉组织的隔热保温作用以及机体调控体温的作用所致。人体持续冷暴露一定时间后，如果机体的体温调节作用不能代偿散热过多以维持体热平衡，体心温度将下降，例如一位体重65kg的受试者的热债达到约226kJ时，体心温度将下降1℃。人体各种酶的活性对温度变化均非常敏感。一旦体心温度下降，将直接影响人体各种酶活性，进而影响各种代谢反应的速度，影响各器官系统的功能，尤其是心、脑功能。如当体心温度降至35℃时，伤员可出现剧烈寒战、思维迟钝、动作笨拙、构音困难；体心温度降至30℃时，伤员的意识逐渐丧失，呼吸缓慢，可出现心律失常。因此，体心温度降低对机体的影响远大于皮肤温度下降所造成的影响。

（刘嘉瀛）

pínɡjūn tǐwēn

平均体温（mean body temperature） 在一定条件下，身体不同部位温度的平均值。人体在冷环境中暴露时，体表的皮肤温度较低、体心温度较高，皮肤温度总是低于体心温度，二者间有较大差异。科研工作常测量平均体温，

以更真实地反映人体体温的实际状况。平均体温的计算方法为：

$$Tb = \alpha \times Tc + (1-\alpha) \times Ts$$

式中 Tb 为平均体温，单位℃；Tc 为体心温度，单位℃；Ts 为加权平均皮肤温度，单位℃；α 为人体深部组织在全部组织中所占的比例，(1-α) 表示表层组织在全部组织中所占的比例。

环境温度变化影响皮肤血管的调节反应，即影响人体表层组织和深部组织在全部组织中所占的相对比例。在气温适中环境中，外周血管调节反应较小，计算公式为：

$$Tb = 0.67 \times Tc + 0.33 \times Ts$$

在严寒环境中，外周血管完全收缩，皮肤温度较低，计算公式为：

$$Tb = 0.5 \times Tc + 0.5 \times Ts$$

影响人体平均体温的因素包括冷暴露的强度与持续时间，人体冷习服（冷适应）能力，人体体力活动强度与作业安排，防寒装备的使用情况及营养状况等。平均体温常用于计算体热含量与热债。

（刘嘉瀛）

tǐrè hánliàng

体热含量（heat） 人体组织所含的总热量。人体组织的比热为 $3.473kJ/(℃·kg)$，可根据平均体温、体重和体表面积计算体热含量：

$$H = Tb \times 3.473 \times 体重(kg) \div 体表面积(m^2)$$

式中 H 为体热含量，单位 kJ/m^2；Tb 为平均体温，单位℃，其计算方法见平均体温。

影响体热含量的因素为冷暴

露程度与持续时间、冷习服（冷适应）能力、体力活动（军事作业）强度、防寒装备使用等。人体冷暴露时散热增多，如果产热不能代偿散热则体热含量逐渐减少，散热量超过产热量造成的体热含量的负平衡称为热债（heat debt）：

$$热债 = 体热含量_2 - 体热含量_1$$

式中热债单位为 kJ/m^2；体热含量$_1$为冷暴露前的体热含量；体热含量$_2$为冷暴露后的体热含量。

单位时间内的热债称热债率，单位为 $kJ/(h·m^2)$。

（张延坤）

gāoyuán lěnghuánjìng rèjiāohuàn

高原冷环境热交换（heat exchange in cold environment at high altitude） 高原寒冷环境下，人体与外环境之间以热能的形式进行的能量交换。

散热 高原环境与气候特点，对人体蒸发、对流、传导与辐射均有明显影响。①蒸发散热增加。随着海拔上升，大气压降低，人体体表的水分更容易蒸发；高原环境空气的绝对湿度低，皮肤最大蒸发能力增大，水分更容易蒸发，导致皮肤蒸发散热量明显增加，这是高原蒸发散热的一个特点。人体在高原低氧、低温环境中生存与作业时肺通气量增大，呼吸寒冷、干燥的空气使人体呼吸道蒸发散热增多且易于水分蒸发，这是高原蒸发散热的又一特点。水与热量的大量丢失，可引起脱水和热债（见体热含量），易引起冷损伤。②对流散热增多。环境气温、风速和大气压决定人体周围边界层空气隔热值的大小，影响对流散热的强度。高原环境的低温和大风，明显减低人体周围空气边界层的保温作用，随着

气温的降低和风速的增大，人体体表与环境气温之间的温度梯度也逐渐增大，对流散热逐渐增强。与平原环境相比，其他条件不变时，高原低压环境下空气密度与导热性降低，边界层空气隔热值增加，使对流散热减弱。但是，高原低温和大风导致的人体体表与环境气温之间温度梯度增大起主要作用，使对流散热增多，成为人在高原的主要散热方式之一。③传导散热增多。人体在高原作业或活动时，因降雪（雨）或作业时过热出汗，服装、鞋袜易被雨、雪、汗沾湿。水的热导率约为静止空气的 240 倍，使沾湿服装的传导散热剧增。高原环境气温低、风速大，加之鞋靴接触地面及躺卧时铺垫过薄，可致传导散热增多。④辐射热交换增强。高原空气稀薄，水汽含量低，晴天多、日照时间长，太阳辐射强度较高。如青海高原和西藏各地年总辐射量分别为 $489 \sim 581 kJ/cm^2$ 与 $585 \sim 794 kJ/cm^2$，其明显高于同纬度的长江下游地区（$460 \sim 502 kJ/cm^2$）和华南地区（$502 \sim 543 kJ/cm^2$）。尽管高原白昼太阳辐射强有利于人体保温，但高原环境的低温与大风减弱甚至抵消了太阳辐射的增温作用。高原夜间晴空时，人体热辐射强度增大、散热增多，夜间露宿和作业时更应注意防寒。

代谢产热 高原环境空气氧分压降低，可造成机体供氧不足，缺氧使人体代谢率降低，产热减少。如在海拔 7440m，人体最大耗氧量为 1.41L/min，约相当于在海平面时的 40%；即使人体能以最大耗氧量的 50%~60%坚持长时间劳动，其产热量（502kJ/h）也远低于散热量，更易出现体热的负平衡。

综上，在高原冷环境中，人与环境的热交换更易出现热的负平衡，引发冷损伤，故在高原冷环境中，更应搞好防寒保暖，以预防冷损伤发生。

（刘嘉瀛）

hánqū jūnshì zuòyè yīxué fánghù

寒区军事作业医学防护 （medical prevention of military operation in cold region）

保障寒区部队官兵健康，预防冷损伤及冷相关疾病，提高军事作业能力的综合医学防护措施。主要措施有积极开展防寒、防病教育；做好环境气象监测，科学指导军事作业；开展冷习服训练，增强官兵耐寒能力；搞好寒区宿营、保障睡眠卫生；提高服装防寒性能，做到舒适保暖；严格饮食饮水卫生监督，保障能量与营养素供应；落实伤病员后送防寒措施与方案；确保卫生防病物资供给等。寒区部队各级领导要做到常教育、严监督、细检查、勤指导、早发现、早解决，严格贯彻落实。

防寒教育 寒区部队应有针对性地开展冷损伤、军事训练伤、寒区常见病防治知识教育，开展冷习服训练及野外生存知识教育，这是提高官兵防寒知识水平、促进健康、提高军事作业能力的重要措施。①了解寒区气象因素、军事作业因素与冷损伤、训练伤发生的关系及规律，熟悉冷损伤、训练伤的临床表现和防治知识，开展自救、互救训练，增强自我防范意识。②开展冷习服训练，使官兵尽快适应冷环境。③开展寒区军事作业及野外生存基本知识教育和培训，熟练掌握严寒条件下站岗、执勤、行军、巡逻、潜伏、野营、伤病员救援与后送等基本技能，以科学的态度与方法有效规避冷损伤、训练伤及寒

冷相关疾病，提高军事作业能力。

环境气象监测 寒区部队可构建一定规模的现代化气象监测平台，测定气温、风速、风向、相对湿度、太阳辐射、降雪（水）量、积雪深度、能见度等气象指标，做好数据采集、存储与传输，实时发布各防区气象监测报告，评估环境冷强度，为各防区制订军事作业计划及做好医学防护提供科学指导。各部队可根据上级发布的气象数据，结合防区地形、地物等地理条件评估冷环境对官兵军事作业能力的影响，搞好作训安排与作业轮换，科学指导部队作业。分散的作战部队可使用简易仪器，自行测定气温、风速、湿度等气象数据，指导部队作业。

冷习服训练 开展冷习服训练的原则与方法见冷习服训练。

寒区宿营训练 冬季野外宿营时，应选择便于自然伪装、防御作战与逃生的地带，避开风口、雪崩、滑坡、坠岩及野兽经常出没的危险区域，最好附近有水源和柴火宜于野炊。搭建的临时掩蔽所应坚固，能防寒、防风、防雨雪。临时掩蔽所首选制式帐篷，也可就地取材搭建树坑掩蔽所、单坡房、雪墙、雪壕、雪房或雪洞，或利用天然地形地物如洞穴、岩石突出部等。有条件时，临时掩蔽所内可用油炉或火炉取暖。安装取暖炉前，须清除地面的冰雪或在炉下放置金属托盘，以防冰雪融化造成火炉坍塌发生意外。建立炉火值班员制度，严防一氧化碳中毒与火灾。进入临时掩蔽所前，掸掉衣帽、鞋靴表面的积雪，以保持掩蔽所内地面清洁干燥。在临时掩蔽所及无取暖设施的室内，应穿长衣裤和袜子睡觉，在褥子下铺垫树枝、干草或睡垫，

将外衣垫在褥子下增强隔热、避免潮湿，将并指手套套在双足上保暖，将潮湿衣服晾起以便次日穿用。必要时，可两人头足相对同睡一个被窝，用彼此的体温增加保暖。睡前抖动睡袋或被子，使之蓬松增强保暖；进食少量糖果或饼干以促进睡眠；排空尿便，减少起夜次数。入睡时勿用被子或睡袋蒙头，以防呼气中的水分弄湿衣被。夜间起夜到室外如厕时，须穿好服装、鞋帽，防止感冒、冻伤。晨起后抖动睡袋或被子，排出潮气；穿用鞋靴前，赶出鞋靴内的冷空气。白天可将被褥置阳光下，晾晒杀菌，蓬松除湿以增强保暖。严禁在临时掩蔽所内吸烟、饮酒，嬉戏打闹。保持临时掩蔽所通风良好，出口道路畅通；配备铁锹、刀具等清雪用具，以便逃生时使用。搞好宿营地周围的环境卫生，设立临时厕所，严禁乱丢生活垃圾。撤离时深埋垃圾、粪污，保护自然生态环境。

寒区着装供给与保障　服装是人体最直接、最有效的防寒装备。选择新型面料和絮料制作军服，增强服装保暖、透汽、轻便、阻燃及柔韧牢固性。使用防寒服装应遵循隔热、分层、透汽和避免过热的原则。服装的隔热性能取决于制作材料、质地、厚度、纤维结构中静止空气的含量。材料、质地相同时，服装越厚、纤维中空气含量越多，隔热性能越好。服装分层经多层组合及开口部位的防风设置来实现。穿多层宽松衣服，可增加各层衣服间的静止空气含量而增强保暖；便于从事高强度军事作业和频繁进出保温掩蔽所的官兵及时增减服装，调节保暖、避免过热汗湿。用透汽材料制作的服装便于汗液蒸发、

保持服装干燥，避免衣服潮湿降低保温性能。在寒冷条件下，内衣的汗液蒸发后可在外层服装中凝结，使服装笨重、不保暖。应避免雨雪沾湿服装及过热汗湿，必要时及时更换服装。穿用时，防寒服装的大小要适宜，太小、太紧可导致血液循环障碍，促使冷损伤发生。洗衣时应漂清洗涤剂，残留的洗涤剂易使服装吸湿变潮，降低保暖性能。

膳食与饮水供给与保障　人体在冷环境中散热量增多，需提供更多的能量和营养素。气温每降低 10℃，人摄食量约增加 5%，寒区人摄食量可比温暖环境高 25%～50%。冷环境中，人体对各种营养成分的需要量无明显变化，应供应平衡膳食。淀粉类食物有助于重体力劳动，高脂饮食有利于提高耐寒能力。野战条件下，每日至少应供应一餐热饮、热食。即使无热餐供应，官兵也应多进食，以防能量和营养素补充不足。搞好炊事人员个人卫生和炊事环境卫生，谨防发生传染病和食物中毒。建立定时统一饮水制度，每人每日至少饮水 3L，即使不渴也必须饮水，推荐早、中、晚餐及睡前各饮水 500ml（半军用水壶），避免机体失水引起冻伤。可将水壶挂在颈部放在衣服内保温，或放入大衣袖内保温，以免饮用水冻结。选择水量充足、清洁、取水方便、远离污染源的水源作为天然水源。以冰雪化水饮用时，应选择清洁、透明、杂质少的河段或水塘面采冰，选择远离居民区的天然积雪处采集洁白的积雪。冰雪化水用布过滤后方可用于淘米、洗菜、煮饭，煮沸后方可饮用。勿以未融化的冰雪替代饮用水，直接食用冰雪刺激口腔、浪费体热，还可引起肠道传染病。

伤病员后送　严寒暴露加重伤员伤情，加速四肢伤情恶化与休克，后送途中防寒不力可继发冷损伤和（或）烧冻复合伤。应结合寒区气象条件与交通特点，建立统一组织指挥的伤病员后送体系。贯彻"留两头送中间"的原则，轻伤员就地留治、危重伤员现场抢救、中度伤员尽快后送；坚持"就近、就便、快速、安全、减少后送层次、缩短后送时间"的方针。后送前查询气象预报，尽量避开寒潮、暴风雪等恶劣天气。周密安排运力，短途可用担架、雪橇等人工或畜力后送；长途应以汽车、火车、空运等机动运力后送为主。长途后送时，沿途设转运站，各站间保持通讯联络，确保伤员途中休息、及时正常转接与继承性治疗。后送伤员穿好防寒服装，加固盖被，伤肢加用保暖套。可将暖水袋（瓶）、热沙袋、化学产热袋等包裹后放置在伤员双足间加温保暖，需严防烫伤。危重伤员需派有经验的医务人员陪同后送，以便必要时在途中实施救护。沿途车速应平稳、防止或减少颠簸。后送途中，救援者如医护人员、担架员、司机等也面临发生冷损伤的危险，应采取有效的防寒保暖措施。

物资保障　做好寒区部队卫生用品、药品、医疗设备等卫生防病用品，被装、供暖设备、野营装备等防寒物资，粮食与副食品等膳食物品的采购、储存、发放等后勤供应工作，为寒区部队卫生防病、降低疾病发生率、提高军事作业效率提供有力保障。

（张延坤）

lěngyìngjī

冷应激（cold stress）　冷暴露时，机体受到冷刺激而出现的一系列有效、短暂的防御反应。冷

应激时，机体交感神经兴奋性增高，儿茶酚胺类激素分泌增多，使心率加快、心输出量增加、血压升高，呼吸加深、加快，糖原、脂肪等能量储备动员，以便为增加代谢产热提供氧和代谢底物。皮肤血管收缩、血流量减少，皮肤温度降低，以减少散热；随即出现的骨骼肌寒战，使机体在短时间内大量产热，以对抗机体在冷环境中散热增多。机体总的反应是增加产热、减少散热，进而维持机体的体热平衡和体温恒定，提高机体对冷刺激的承受能力。如果冷刺激强度过大、时间过长，超过机体的应激反应能力，可引起冷损伤；长时间反复接受中等强度的冷刺激，可使机体的冷应激反应逐渐减弱，最后建立冷习服或冷适应。

（肖忠海）

lěngshìyìng

冷适应 （cold adaptation）

寒区世居者或寒区动物经世代自然选择后，机体的生理、生化以至形态学等方面出现不可逆、具有遗传性的适应性改变。世居极地的爱斯基摩人（又称因纽特人）、澳洲尚未着衣穴居的居民等是冷适应的代表性种族；北极熊、北极狐、驯鹿等是冷适应的代表性动物。冷适应后，机体的代谢产热量增加、散热量减少，具有较强的耐寒、抗冻能力，且耐寒能力不易消退，即不易发生脱冷适应。在冷适应形成过程中，机体发生了一系列变化：①调节心血管系统、呼吸系统、泌尿系统和运动系统，为保持机体体温恒定提供保障。②调节产热组织，促进脂肪、糖原等能源物质的利用，促进机体代谢产热。③调节机体散热过程，减少散热。

（肖忠海）

lěngxífú

冷习服 （cold acclimatization）

人体长时间反复接受自然和（或）人工冷环境刺激后出现耐寒能力明显增强的一系列可逆性非遗传性适应性改变。长时间一般指4~6周。冷习服可延长人体在冷环境中的作业时间，减少冷损伤发生，或减轻冷损伤程度。与世居寒区人群的冷适应不同，经过冷暴露训练而获得的冷习服的稳定性较差，不能遗传给子代，一般在人体脱离冷环境1~3个月后即消退，称为脱冷习服。人体既能随着季节变化在自然的冷环境中建立冷习服（又称冷气候习服），也可在模拟自然的人工冷环境（如低温舱）中建立冷习服。前者属于自然习服，后者属于人工习服。自然冷环境是大部分人和动物建立冷习服的环境条件；人工冷环境多用于人体试验与动物实验研究，以便精确控制冷暴露时的各种环境因素。部队实施的冷习服训练，是采用人工训练的方法加速自然冷习服形成的过程，因而冷习服训练兼有自然习服和人工习服的双重性质。人体冷暴露方式、冷暴露持续时间、冷刺激强度、着装、饮食、居住条件和个体自身的状态不同，冷习服的表现也各不相同，通常分为4种类型。①代谢型冷习服。主要是通过增加产热减缓体温降低。②隔热型冷习服。主要是通过增强外周血管收缩及增加皮下脂肪层厚度减少散热。③肢端血管反应型冷习服。主要是增强外周的冷致血管舒张反应，以保持一定的皮肤温度。④神经系统型冷习服。主要是通过下调体温调定点（set point），使得体温下降较多时才启动产热。通常各类型冷习服很难区分，同一个体常兼

有不同类型的冷习服。

（肖忠海）

lěngxífú píngjià

冷习服评价 （evaluation of cold acclimatization）

判断人体冷习服程度及冷习服训练效果的方法。随着季节变化环境温度逐步降低或人体进入冷环境，人体将逐步建立冷习服，这是个渐进的过程。有两种方法可以判断人体是否建立冷习服或冷习服的程度，一是以局部冷暴露时的血管寒冷反应指数为指标，二是以全身冷暴露时的代谢产热量、体心温度、皮肤温度及热债等生理变化为指标。冷习服评价为了解部队的冷习服程度、不同个体间冷习服程度的差异及部队冷习服训练效果提供依据。

以局部冷暴露方法判定冷习服程度　以血管寒冷反应指数（index of vascular response to cold, VRCI）作为判定人体冷习服程度及冷习服训练效果的指标。测定方法如下：受试者在15~18℃室温下，着棉衣裤静坐，全身无冷或热的不适感觉。用20mm×30mm医用胶布将热电偶温度计的测温极粘贴在左手中指甲床中央近端2mm处的皮肤上，外涂薄层凡士林以防水湿。1小时后，左手浸入30℃水中5分钟，取出后轻轻擦干。再将左手中指浸入0℃冰水中至第二指间关节近端，历时20分钟；取出左手中指擦干后再在室温下观察5分钟。用热电偶温度计测定左手中指浸冰水前的皮肤温度，浸冰水后每分钟的皮肤温度，测温精度±0.2℃，并记录受试者的冷痛反应。按下式计算：

$$VRCI = 0.2(20-X_1) + 0.11X_2 + 0.52X_3 + 0.17X_4$$

式中 VRCI 为血管寒冷反应指数，无量纲，数值越大表示耐寒能力越强；X_1 为在 0℃冰水中左手中指皮肤温度初次开始回升时间，单位分钟；X_2 为在 0℃冰水中左手中指皮肤温度回升达到的最高值，单位℃；X_3 为在 0℃冰水中第 5~20 分钟左手中指的平均皮肤温度，单位℃；X_4 为出冰水后在室温下第 5 分钟时的左手中指皮肤温度，单位℃。

根据 VRCI 及手指浸冰水时的冷痛反应，将冷习服程度分为三级：①弱习服。VRCI<9.5；浸冰水时疼痛强烈，难以忍受，随浸泡时间延长，由刺痛转变成痛麻。②中习服。9.5<VRCI<12.9；浸冰水时疼痛较轻，可以忍受。③强习服。VRCI>12.9；浸冰水时无明显的冷痛反应。如果受试者的冷痛反应程度与 VRCI 数值不一致，以 VRCI 数值为准进行判定。1992 年，中国人民解放军颁布了以 VRCI 作为冷习服程度评价指标的国家军用标准——《部队人员冷习服程度评价》（GJB 1338-1992）。

以全身冷暴露方法判定冷习服程度　全身冷暴露试验最好安排在低温舱内进行，以利于控制试验时的气象（环境温度、风速、湿度和太阳辐射）条件，便于比较受试者训练前后耐寒能力的变化。如果无低温舱，可安排在寒区户外现场进行，但测定训练前后各项指标时现场的环境冷强度应相近。试验前日晚，受试者必须充分休息；试验日晨正常进食，勿空腹或过饱。试验于早餐后约 2 小时开始，受试者着制式冬服，在一定气温、风速（根据试验需要而定）的冷环境中静坐。静坐时，受试者既不能活动肢体，尤其不能用力跺脚，以免影响试验

结果；也不能睡觉，以防感冒和（或）冻伤。受试者直肠温度降至 35.5℃或足部皮肤温度低于 5℃，持续观察温度不回升时应中止试验，以防引起冷损伤。试验中通常观察以下指标。

加权平均皮肤温度和直肠温度　采用热电偶法，每隔 15 分钟测定全身 9 个点（或 12 个点）的皮肤温度和直肠温度 1 次，根据公式计算加权平均皮肤温度和平均体温，观察冷习服前后机体冷暴露时的皮肤温度和体心温度的变化。

热量代谢　用于观察冷习服前后机体能量代谢的变化。①在冷暴露前、冷暴露后第 90 分钟和第 150 分钟末，受试者通过口器、呼吸活瓣吸入空气，收集受试者 5 分钟呼出气于多氏袋中。②用气体流量计测定每分钟的呼气量，并换算成标准状态下干燥空气流量。③测定吸入气与呼出气中 O_2 和 CO_2 浓度（%）。④校正吸入空气中的 O_2 浓度。⑤计算 O_2 耗量和 CO_2 产生量，并计算呼吸商。⑥根据呼吸商查“非蛋白呼吸商和氧热价表”，查出氧热价。将氧热价乘以每小时 O_2 耗量，即可算出机体每小时的产热量，以 kJ/h 或 $kJ/(h \cdot m^2)$ 表示。

干燥空气流量换算公式：

$$V_0 = [V_1(P-b)] \div [760(1+\beta t)]$$

式中 V_0 为标准状态下的干燥空气体积；V_1 为气体流量计测定的每分钟呼气量；P 为试验地点的大气压；b 为温度 t（℃）时的饱和水汽压；β 为温度系数（$\beta=1/273$）；t 为气体流量计指示的温度或室温。

吸入空气中的 O_2 浓度校正公式：

$$dO_2(\%) = (aN_2 \cdot bO_2) \div bN_2$$

式中 dO_2 为校正后吸入气中 O_2 的百分数；aN_2 为呼出气中 N_2 的百分数；bO_2 为未经校正的吸入气中 O_2 的百分数；bN_2 为吸入气中 N_2 的百分数。

热债　试验前、后各测定体重 1 次，记录试验过程中的排尿量。测定身高。根据体重和身高，按下式计算体表面积：

男性成人 $Sa = 0.0057 \times H + 0.0121 \times W + 0.0882$

女性成人 $Sa = 0.0073 \times H + 0.0127 \times W - 0.2106$

式中 Sa 为体表面积，单位 m^2；H 为身高，单位 cm；W 为体重，单位 kg。

依据平均体温、体重和体表面积，计算试验期间的热债，见体热含量。

主观感觉　记录手、足冷痛与寒战发生时间。

在同样的外环境条件下，全身冷暴露后如果加权平均皮肤温度和直肠温度降低幅度越来越小、产热越来越多、热债越来越小，并趋于稳定，则表明机体已冷习服。这些指标均可用于冷习服判定。上述指标的个体差异较大，各指标尚无统一标准，只能做自身比较。

应用　不同民族和不同地区的人群，冷习服（冷适应）能力有较大差别。世居寒区的人群，由于遗传因素和生活习惯的影响，有较好的冷适应能力，但也可因生活条件的改变而失去冷适应能力。移居寒区的人群，可通过冷习服训练获得冷习服，提高耐寒能力。驻守寒区部队在改进防寒装备、改善生活条件的同时，还应积极开展冷习服训练，以增强

部队在寒冷条件下的作战能力，减少非战斗减员。冷习服评价可作为评价寒区官兵或新进驻寒区官兵耐寒力的方法，指导部队开展冷习服训练。

（杨丹凤）

lěngxífú xùnliàn

冷习服训练 (training for cold acclimatization)

在一定时间内，有计划、反复接受一定强度的冷刺激，使人体耐寒力增强，适应冷环境生活与工作的训练方法。长期坚持合理的冷习服训练，可增强身体素质，锻炼意志。冷习服训练是一项积极而有效的防寒抗冻措施，受到许多国家与军队的重视，常作为常规训练项目。如美军每年都派部队到阿拉斯加地区，在−40~−30℃的条件下强化训练1个月；俄军每年安排3个月严寒条件下的训练；英海军陆战队每年都到挪威北部海岸进行3个月严寒条件下的习服性训练。

冷习服训练适宜于较长时间在寒区停留、生活和工作，特别是常年从事户外作业的青壮年人员。人体冷暴露4~6周后即可形成冷习服，因此，冬季在寒区停留1个月之内的人员不必参加冷习服训练，但必须加强防寒保护。老人最好不参加冷习服训练，因为：①老年人身体功能退化，不适宜参加比较剧烈的运动。②老年人对冷环境的适应能力差，参加冷习服训练较易引起冷损伤。③老年人多有基础性疾病，较强冷暴露可引起心脑血管意外，较剧烈运动可引起外伤、骨折等疾病。即使老年人身体条件良好，参加冷习服训练前也应做体检征得医生同意，且须量力而行。儿童冬季户外活动须加强保护。

方法 以练胜寒是增强人体防冻能力的宝贵经验。开展冷习服训练，需根据实际情况进行，常采用耐寒体育训练、冷水训练、冷空气暴露训练、综合性冷习服训练等方法。

耐寒体育训练 包括长跑、体操、球类运动和器械运动等，其中以长跑最为方便可行。训练时，必须适当减少着装，使人体在稍感寒冷的条件下运动，才能提高耐寒力。注意，跑步的里程与速度应逐渐增加。为避免过热出汗，可逐渐减装。减装时先减下衣、后减上衣。跑步前先做2~3分钟预备活动热身；训练后及时恢复着装，防止感冒。在雪地中跑步时应戴防护镜预防雪盲，适当减慢速度防止跌倒摔伤。

冷水训练 指采用冷水洗手、洗脸、洗脚，或用冷水泡手、泡脚的形式，对人体末梢或暴露部位反复进行冷刺激的冷习服训练方法。训练应自初秋开始，至12月中下旬。每日清晨用5~10℃冷水洗手、洗脸，晚就寝前用冷水洗脚或冷水泡手，每次10分钟，连续4~6周。水温低时，训练时间也不得少于2周。注意，洗泡水温由高逐渐至低，洗泡部位由身体远端逐渐延伸至身体近端（如由面及颈、由手及肘、由脚踝及膝）。冷水浸泡时以洗为宜，应不断活动手、足，严禁静止浸泡。出水后迅速用干毛巾擦干，搓擦浸泡部位至发红、发热。有神经肌肉疾病、关节疾病及既往有冻伤史者，不宜采用此法。

冷空气暴露训练 即延长冬季户外活动时间。静止不动时有冷感而活动时不冷为适宜的户外训练条件。户外温度低于−10℃、风速2~3m/s时，训练效果最好。户外训练时间长短依天气条件而定，一般每日上、下午共安排户外训练7小时，并适当减少着装，连续2个月或整个冬季。户外训练应安排非静止类的训练项目，不宜长时间静止作业，以免发生冷损伤。注意按规定着装，交替安排户内、户外训练。户外训练应避开餐前、餐后，尤其是剧烈运动后，每次时间不宜过长。

综合性冷习服训练 在同一段时间内，采用两种或两种以上的方法，或以一种方法为主配合其他方法进行冷习服训练。常用的综合性冷习服训练方案有：①以清晨长跑5km/30min为主，同时每天早、晚分别用5~10℃冷水泡手10分钟，训练时间1个月。②以冷空气暴露训练为主，同时每天早、晚分别用5~10℃冷水泡手或泡脚10分钟，训练时间1个月。③以局部冷水训练为主，同时每天上、下午户外训练不少于3~4小时，训练时间1个月。

也可根据当地条件，采用冷水浴、冰雪擦浴、冬季户外野营和冬泳等方法。①冷水浴。主要改善心血管系统功能，增强人体冷应激能力。训练应自夏季开始，不间断地连续训练至冬季，避免在秋冬季节突然开始训练而人体无法适应。水温控制在10~16℃。冷水浴前，先用湿毛巾擦身至体表发热；然后先淋洗手、足、四肢，再淋洗头、颈、胸、背、腹、腰等部位，边洗、边搓、边做大幅度运动。淋洗1~2分钟即停，用湿毛巾快速擦干，再换干毛巾搓擦至皮肤发热。冷水浴时，人体的反应过程包括寒冷期（自觉全身发冷）、温暖期（感觉温暖舒适）及寒战期（出现寒战），应在出现寒战前结束冷水浴。冷水浴时，水温应逐渐由高至低，淋浴时间逐渐由短至长，初次训练及体弱者可采用较缓和的冷水浴条件。发热与急性病患者不宜参加。②冰雪擦浴。指冬季用冰雪搓擦身体。搓擦时，先擦双手、前臂，再擦上臂，而后擦上身，逐步用力搓擦直至皮肤发热、发红为止。该法的冷暴露强度大于局部冷水训练。③冬泳。指在气温低于0℃、水温低于14℃的户外环境中游泳。身体产生温热感；脱衣应缓，入水前先用冷水淋湿体表。游泳距离视水温而定，水温10~14℃时可游500~1000m，或游泳时间不超过20分钟，或不出现寒战；水温低于10℃时，游泳距离不宜超过200m或时间不超过5分钟；水温低于5℃时，一般只游1~2分钟。出水后，迅速用干毛巾擦干、穿衣，再做适当运动使末梢部位有温热感。冬泳前需体检，排除心肺等脏器疾病、传染病、中耳炎及精神神经病，并需征得医师同意，做好体能准备。冬泳组织者应掌握水温、水深、河湖底部地形，做好编组和医学救援准备，以便发生意外时自救互救。

训练原则 冷习服训练应遵循下述原则。

冷暴露结合运动 冷暴露配合运动，促进组织代谢、改善血液循环，既能减轻冷暴露造成的不利影响，又能提高人体耐受的冷刺激强度，缩短建立冷习服所需时间。在寒潮袭来或风雪天时，应加强手、足、颜面、耳郭等末梢部位的活动和（或）保护（如揉搓、按摩），以动防冻。

保证足够的冷强度 必须有可耐受的中等强度的冷刺激，即必须在对身体有明显冷刺激的条件下训练。

坚持循序渐进 冷习服训练是以人为的方法促使机体适应寒冷环境，这个过程绝非一朝一夕

可完成，必须坚持循序渐进的原则。训练时的环境温度由高至低，训练强度由弱至强，体力负荷由小至大，训练时间由短至长，以不出大汗为度。冷习服训练应由初秋开始，风雪无阻，坚持经常。脱离冷环境后1~3个月可发生脱冷习服，因此冷习服训练应持之以恒。

照顾个体差异 人体的耐寒力有个体差异，因此，需区别不同情况安排训练强度，不可强求一律。对耐寒力较差的人要给予适度照顾，减小冷刺激强度、加强防寒保暖，必要时也可以免除其训练。人体冷习服有一定限度，建立冷习服后仍不能忽视防寒保暖工作，特别是耐寒力较差的人。

注意天气变化 严寒天气，尤其是风雪天，是训练的好时机，但也容易发生冻伤、感冒等疾病。在训练过程中，必须掌握天气变化情况，预先采取防护措施，如合理着装、保护末梢部位、动态与静态作业结合等。

做好卫生监督 训练前，参训人员要做健康检查，心血管系统、肝肾疾病患者应免于参加训练；训练期间感冒、冻伤患者，应停止训练，恢复后再参加。

（杨丹凤）

dīyǎng-hánlěng jiāochā xífú

低氧–寒冷交叉习服 （cross-acclimatization between hypoxia and cold） 冷习服机体的耐低氧能力降低，低氧习服机体的耐寒能力降低。即寒冷与低氧呈负交叉习服（negative cross-acclimatization）。一般情况下，两种环境因素可分别先后暴露或同时暴露，如世居平原者在低氧环境中生存一段时间建立低氧习服后，再做冷暴露可见其耐寒能力降低，即低氧与寒冷呈负交叉习服；若平原人在高

原寒冷环境中生活6个月，人体先建立完全低氧习服，而此时耐寒能力降低，低氧与寒冷同样呈负交叉习服。

寒冷与低氧呈负交叉习服 冷习服后，机体耐寒能力增强，耐低氧能力降低，寒冷与低氧呈负交叉习服。

耐低氧能力降低的表现 ①严重脑缺血、缺氧可引起惊厥，甚至死亡。冷习服和非冷习服大鼠分别在模拟海拔10 973m和12 832m高原暴露时出现惊厥，表明冷习服大鼠耐低氧能力减低。大鼠在23℃模拟海拔9754m高原暴露4小时，冷习服大鼠全部死亡，非冷习服大鼠70%存活。大鼠在1.7℃模拟海拔8600m高原暴露4小时，冷习服大鼠31%死亡，非冷习服大鼠全部存活；如果在1.7℃模拟海拔10 400m高原暴露，冷习服大鼠死亡率亦明显高于非冷习服大鼠，提示冷习服后机体耐低氧能力减低，且与暴露时的环境温度无关。②翻正反射（righting reflex）。表示机体维持正常体位的能力，严重缺氧时机体翻正反射消失。5℃和25℃饲养大鼠每日模拟海拔11 887m高原低氧暴露至翻正反射消失，2周后25℃饲养大鼠翻正反射持续时间延长近3倍；5℃饲养大鼠翻正反射持续时间不变，但其脱冷习服后翻正反射持续时间达到25℃饲养大鼠水平。③机体缺氧时细胞膜通透性增高，细胞内酶漏出，使血清酶活性增高。在室温或低温下低氧暴露时，冷习服大鼠血清天冬氨酸转氨酶、丙氨酸转氨酶、乳酸脱氢酶活性均高于非冷习服大鼠，表明冷习服大鼠缺氧更严重。④机体缺氧时，可直接利用糖原与葡萄糖经糖酵解途径供能而不消耗氧，进而使糖原含

量减低。大鼠在室温或低温下模拟海拔8600m高原暴露4小时，半数冷习服大鼠肝糖原耗竭，非冷习服大鼠无此现象，提示冷习服大鼠缺氧更明显。⑤长时间严重缺氧可致组织损伤，耐低氧能力减低时损伤加重。室温下模拟海拔8600m高原暴露4小时，57%冷习服大鼠出现骨骼肌局灶性脂肪变，79%出现肾小管扩张、部分管腔可见脱落细胞与碎片，50%有管型，均明显高于非冷习服大鼠；低温下模拟海拔8600m高原暴露时，83%的冷习服大鼠出现骨骼肌局灶性脂肪变，亦明显高于非冷习服大鼠。

耐低氧能力降低的机制 ①冷习服后，机体代谢产热显著增强、耗氧量明显增多。大鼠冷暴露1周，基础代谢率增高约20%、静息时产热增加约30%，以减小冷暴露时体心温度降低幅度。代谢增强使机体耗氧量增多，但低氧环境限制了供氧，导致氧供求失衡；低氧诱导机体对去甲肾上腺素敏感性增强也加重氧的供求失衡，导致耐低氧能力降低。②低氧对中枢神经系统的影响及引起的代谢性酸中毒，直接或间接抑制下丘脑功能。低氧通过对体温调节中枢的作用，持续性抑制非寒战产热、暂时性抑制寒战产热，冷习服后增强的非寒战产热对低氧的抑制作用尤为敏感。抑制非寒战产热和寒战产热可减少耗氧量，但产热减少、体心温度下降，导致氧解离曲线左移、氧合血红蛋白释放氧减慢，进一步加重组织缺氧，即低氧环境对冷习服机体不利。

冷习服方法对寒冷与低氧交叉习服的影响 勒布朗（LeBlanc）建立的"间断严寒暴露习服"训练方法（大鼠每隔1小时

在−20℃环境中暴露10分钟，2天内重复冷暴露18次）可提高大鼠−20℃暴露时的存活率，模拟海拔9146m高原暴露时大鼠耐低氧能力也提高，即寒冷与低氧呈正交叉习服。而传统"连续中度冷暴露习服"（连续6℃暴露2个月）后大鼠冷暴露时存活率提高，但模拟海拔9146m高原暴露时耐低氧能力降低，寒冷与低氧呈负交叉习服，提示不同冷习服训练方式对寒冷与低氧交叉习服的影响不同。在间断严寒暴露习服过程中，反复短时间的冷刺激可使心血管系统应激反应逐渐减弱，使机体应对其他刺激时的应激能力和承受能力增强。小鼠间断严寒暴露习服后24小时，肝糖原与肌糖原含量增高，且与耐寒能力增强一致，提示糖原含量增高可能是耐寒能力增强的物质基础，可能也是耐低氧能力增强的物质基础。

低氧与寒冷呈负交叉习服

低氧习服后机体耐低氧能力增强，但耐寒能力与抗冻能力降低，即低氧与寒冷呈负交叉习服。

耐寒能力和抗冻能力降低的表现 ①血管寒冷反应指数（index of vascular response to cold, VRCI）是衡量人体耐寒能力的指标，数值越大（无量纲）耐寒能力越强，见冷习服评价。平原汉族青年在海拔3658m高原生活一两年低氧习服后，VRCI明显低于初上高原的汉族青年。高原藏族学生移居天津（海拔3.3m）4~5年脱低氧适应后，VRCI明显高于世居海拔3658m高原的藏族学生，而与平原汉族青年无差异，提示低氧适应后人体的耐寒能力降低，长时间脱离高原低氧环境可解除低氧适应对耐寒能力的抑制。②模拟海拔5791m高原低氧习服大鼠与对照组大鼠做5℃冷暴露，

低氧习服大鼠直肠温度降低速度较对照组快，提示低氧习服后机体耐寒能力降低。③大鼠在平原及模拟海拔6000m高原急性低氧暴露条件下后足重度冻伤，血清肌酸激酶活性分别于冻后12和24小时恢复至冻前水平；而模拟海拔6000m高原低氧习服大鼠后足重度冻伤后血清该酶活性持续增高，且其冻足组织活存面积明显低于平原冻伤与急性低氧冻伤大鼠，亦表明低氧习服大鼠抗冻能力降低，组织损伤加重。低氧习服冻伤大鼠冻肢骨骼肌水肿较轻、消退较快，干性坏死出现较早，提示局部血液循环已终止，是损伤严重的早期征象；病理学观察可见，受冻局部骨骼肌、神经、血管及内皮细胞损伤程度均以低氧习服冻伤大鼠最重。

组织损伤加重的机制 ①在低氧环境中，人体缺氧刺激启动红细胞增生代偿机制，可使海拔5300m高原低氧习服者的动脉血氧饱和度接近平原人。血液为非牛顿流体，一定程度的红细胞增生对血液黏度无明显影响，但红细胞数增高至一定限度时血液黏度急骤增高，使血液循环特别是微循环阻力增高，造成微循环障碍，心输出量降低导致组织供氧不足。红细胞过度增生导致组织特别是末梢部位组织缺氧，如高原常见的口唇、指端发绀。模拟海拔6000m高原低氧习服大鼠血细胞比容、血液黏度及红细胞聚集指数增高，红细胞变形能力降低，血液流变性恶化。大鼠双后足冻伤后，血细胞比容、血液黏度和红细胞聚集指数大幅度增高，红细胞变形能力明显降低。如果在低氧习服的基础上再施加冷冻刺激，由于冻伤损伤内皮细胞，导致血浆外渗、血流淤滞、血液

理化性质改变、血管活性物质释放，使血液流变性进一步恶化，其恶化程度明显重于平原冻伤和急性低氧冻伤大鼠。活体微循环观察可见，低氧习服中国仓鼠颊囊微循环血色暗红、血流速度慢、红细胞明显聚集；颊囊冷冻后微循环出现的血流淤滞、血栓形成、血管栓塞、弥散性血管内凝血及出血等改变均比平原颊囊冻伤和急性低氧颊囊冻伤中国仓鼠更严重，进而使低氧习服中国仓鼠颊囊冻伤的组织损伤更重。②与平原冻伤及急性低氧冻伤大鼠比较，低氧习服大鼠冻伤后血浆血栓素 B_2 含量升高、血小板数降低、凝血时间缩短等改变更明显，即低氧习服大鼠冻伤后血液高凝倾向更重。③低氧暴露机体的另一个代偿调节方式是循环血量重新分配：外周组织血液灌流量减少，以保证心、脑、肾等重要器官供血、供氧。低氧习服大鼠冻伤后，受冻局部皮肤温度及骨骼肌耗氧量均较平原冻伤和急性低氧冻伤大鼠降低，即局部组织循环障碍、血液灌流量减少。综上所述，低氧习服在使机体红细胞代偿增生的同时，导致血液流变性恶化、血液呈高凝倾向、外周组织血液灌流量减少及微循环不良；在此基础上，冻伤造成血管内皮细胞损伤，使上述改变进一步恶化，受冻组织严重缺血缺氧，冻伤组织不易修复，导致组织损伤更重。

低氧与寒冷同时习服　世代在高原低氧、寒冷环境中生活，可同时获得低氧与寒冷习服，不出现低氧与寒冷的负交叉习服。①世居高原藏族青年适应了高原寒冷环境，其血管寒冷反应指数明显高于移居高原 1~3 年的平原汉族青年；世居高原人在平原做全身冷暴露时冷致血管舒张反应

也较强，能保持较高的体心温度和皮肤温度，耐寒能力比平原人好。即世代在高原生活低氧、寒冷适应后，无论在高原或平原耐寒能力都较强。②世居藏族青年在海拔 4520m 以上高原做强负荷运动时，动脉血氧饱和度仅轻度降低，而移居高原汉族青年的动脉血氧饱和度急剧下降，世居藏族青年的最大负荷功率和最大耗氧量亦明显高于移居高原汉族青年，即低氧、寒冷适应后耐低氧能力也增强。

人在高原环境中生存、作业时，可受到诸多环境因素的影响，其中，低氧和寒冷分别是影响人体健康和作业能力的第一和第二大因素。理论上的高原习服，至少应包括低氧习服和冷习服，即低氧与寒冷复合因素习服。由于低氧和寒冷之间呈负交叉习服规律，一种因素（低氧或寒冷）习服后，机体对另一种因素（寒冷或低氧）所致损伤更敏感，只有人体对低氧和寒冷同时习服，才能更好地在高原环境中生活和工作。基于上述原因，研究寒冷与低氧负交叉习服的机制以及二者同时习服的特点与机制，探索将负交叉习服转变为无交叉习服甚至正交叉习服的方法或措施，使人体能在较短时间内建立对低氧和寒冷的同时习服，不仅能够促进学科发展，而且具有实际应用价值。

（杨丹凤）

lěngsǔnshāng

冷损伤（cold injury）　寒冷及其他诱因共同引起的机体组织损伤。又称冷伤。为寒区冬季的常见病，战时多成批发生，对官兵健康及军事作业能力影响极大。冷损伤可分为全身性冷损伤和局部性冷损伤。全身性冷损伤即低体温，

亦称冻僵。局部性冷损伤可分为冻结性冷损伤和非冻结性冷损伤两类，前者即冻伤，后者常见的有冻疮、战壕足和浸渍足。引起或诱发冷损伤的因素如下。

自然环境因素　指与诱发冷损伤有关的环境因素。包括：①气温。湿冷（0~10℃）环境暴露可引起非冻结性冷损伤，气温长时间低于组织冻结温度可引起冻结性冷损伤，长时间冷暴露可引起低体温。②风速。风加速散热，风速越大人体散热越多，越容易引起冷损伤。③潮湿。雨、雪、汗、涉水等浸湿服装鞋袜，增加散热，可促进冷损伤发生。④海拔。海拔每升高 1km，气温降低 5~6℃，人在高原更易发生冷损伤。⑤辐射。夜间，尤其是晴空时，人体负辐射增多，成为散热的重要方式。

个体因素　与诱发冷损伤有关的个体健康状况、生活方式等因素。包括：①患慢性病、创伤、饥饿与营养不良、过度疲劳者，抵抗力降低，易发生冷损伤。消瘦者皮下脂肪少导致隔热不足，中老年人环境适应能力降低，也易患冷损伤。②既往有冷损伤史者，冷损伤危险性增大。③冷习服增强人体的耐寒力和抗冻能力。未冷习服者及冬季缺少户外活动的人员耐寒力低，易发生冷损伤。④服装不适、鞋袜狭小、扎止血带过久可造成血液循环障碍，引起冻结性冷损伤。⑤缺少防寒知识，不了解冷损伤先兆症状的人员，必不能及时采取相应的防护措施，易引起冷损伤。⑥饮酒后，酒精可扩张皮肤血管加速散热、抑制寒战减少产热、增加尿量造成机体失水，多量饮酒可使人体感觉迟钝、判断力降低甚至醉卧野外，易引起冷损伤。⑦吸烟时，

吸入的尼古丁引起血管收缩、减少皮肤血流量，增大冻结性冷损伤易感性。

作业因素 指与诱发冷损伤有关的作业状态、防寒装备等因素。包括：①寒冷条件下户外作业时间过长或活动受限，增大冷损伤危险性。②身体直接接触过冷物品（如石块、金属物品、燃油等）可引起冻结性冷损伤。③防寒装备保暖性不足或损坏。④乘坐无篷车、船快速行进时，人体与空气的相对运动形成人造风，若无适宜的防护措施可导致散热增加，易诱发冷损伤；在飞机与直升机旋翼附近作业时，同样易诱发冷损伤。⑤外涂伪装色及软膏中的水分蒸发时，促进局部散热，易引起冻结性冷损伤；而且伪装色可掩盖皮肤颜色的变化，难以早期发现冻结性冷损伤。

（刘嘉瀛）

dòngshāng

冻伤（frostbite） 在冷环境（气温低于0℃）中暴露时，局部组织经冻结-融化过程发生的损伤。即冻结性冷损伤。

（刘嘉瀛）

dòngjiéxìng lěngsǔnshāng

冻结性冷损伤（freezing cold injury） 在冷环境（气温低于0℃）中暴露时，局部组织经冻结-融化过程发生的损伤。又称冻伤。寒区冬季常见病，战时尤为多见，往往成批发生，对官兵健康与军事作业能力影响极大。

流行病学 有以下特点。

好发人群 各年龄段均可患冻伤，成年男性居多，可能与户外作业多、冷暴露时间长、酗酒、吸烟等有关。不同种族冻伤易感性不同，黑人较白人易感性强、冻伤危险性高。

发病季节与环境温度 冬季多发。1月最冷，冻伤伤员约占全年的1/2，次冷的12月约占1/6，11月和2月冻伤较少。暴风雪或寒潮袭来时气温骤降，可出现大批冻伤。冻伤多见于-50~-10℃冷暴露后，平均暴露时间为30~120分钟；少数伤员冷暴露温度稍高于0℃，但大风使等价致冷温度明显降低，见环境冷强度。

冻伤部位与伤度 下肢冻伤最多，其次为上肢及颜面冻伤，分别占住院冻伤伤员数的47%~98%、12%~47%、5.1%~44.4%。轻度冻伤多见，其中Ⅰ度冻伤较Ⅱ度多见；重度冻伤较少见，Ⅲ度冻伤较Ⅳ度多见。儿童冻伤一般较轻。

就诊时间与住院时间 冻伤后应立即就医。恶劣天气与交通状况常延误伤员的首诊时间，延误时间越长损伤越重。半数以上伤员冻后24小时内入院治疗，约1/6~1/3伤员首诊延迟至冻伤24小时后，少数伤员冻后2~3天甚至15~43天才首次就诊。需手术治疗的冻伤伤员多在冻伤30~36小时后才就医，2/3膝下截肢的冻伤伤员首诊均在冻伤36小时后，甚至冻后21~43天才就医。成人与儿童冻伤伤员分别平均住院66天和7天，有1/3和1/10需手术治疗，提示儿童伤情较轻。

外科治疗 约2/5冻伤伤员需手术，多数需1次手术、约20%需2~7次手术。首次手术在冻后1~59（平均22.7）天实施，首次截肢在冻后10~80（平均25.3）天进行。下肢冻伤、感染、延迟就医是导致手术与截肢的主要原因。

合并症与并发症 大约有1/6~1/3冻伤并发局部或全身感染，其中半数就医时已感染，致病菌多为金黄色葡萄球菌或链球菌。少数伤员就诊时合并低体温，

约10%为重度低体温。

死亡率和预后 住院冻伤伤员死亡率1.3%~2.5%，年龄较大者死亡率高。轻度冻伤一般无后遗症。重度冻伤伤员约40%有组织丢失，约半数有肌萎缩、皮肤缺失或运动受限。延迟复温、过热复温、冻-融-再冻损伤、延迟就诊、感染是造成预后不良的主要因素。

防寒教育 开展防寒教育可降低冻伤发病率、减轻损伤程度。

诱发因素 冷暴露是该病的主要原因，随着气温降低，冻伤发病率增高。大风、潮湿增加冷暴露强度，促进冻伤发生。车祸、雪橇、车辆故障、人员落水、过度疲劳、战创伤、精神病、外周血管疾病等增大冻伤危险。着装不当所致血液循环障碍、过热多汗，过早轻装所致保暖不足，在冷环境中长时间不动或活动受限，吸烟、酗酒、吸食毒品等均易诱发冻伤。严寒暴露时外涂软膏或伪装色可诱发冻伤。既往有冻伤史者，同一部位再次冻伤的概率增大。

发病机制 有以下不同观点。

物理性损伤 组织冻结过程中形成冰晶体，导致组织损伤。①冰晶体机械损伤学说。细胞外冰晶体形成和扩大造成细胞机械损伤。②电解质浓缩损伤学说。慢速冻结时细胞外冰晶体形成，导致溶质浓度增高、细胞内水分外移，使胞内溶质浓度升高、pH改变，影响胞内蛋白质稳定性、酶活性、代谢与离子交换，导致细胞结构功能改变。③最小细胞容积损伤学说。冰晶体形成时细胞脱水皱缩，皱缩至最小体积时产生抗皱缩力。细胞内外渗透压差超过最小细胞容积抗皱缩力时，细胞透性改变、细胞膜破裂，造

成细胞损伤。

血液循环障碍　系造成组织损伤的重要原因。①血管内皮细胞（vascular endothelial cell，VEC）损伤机制。VEC 对冷损伤最敏感。组织冻-融使 VEC 损伤，合成、释放的因子与生物活性物质发生紊乱，导致血管舒缩异常、血凝增强、血液流变性恶化，造成血液循环障碍，组织因缺血缺氧而坏死。②血凝机制。冷损伤引起血管通透性增强、血浆蛋白变性、红细胞变形性降低，导致血液黏度增高、红细胞聚集增强，血液流变性恶化。重度冻伤后出、凝血时间缩短，血小板黏附、聚集增强，血浆纤维蛋白原浓度增高，可导致血液凝固、血栓形成，组织缺血缺氧而坏死。③缺血-再灌注损伤机制。组织冻结时血流停滞、冻结组织融化时血流逐渐恢复，冻融过程中组织血流停滞-再通伴随的组织损伤类似于缺血-再灌注损伤。冻融损伤的起始环节是 VEC 表面的细胞间黏附分子-1 和中性粒细胞（PMN）表面的淋巴细胞相关抗原-1 表达增强，导致 VEC 与 PMN 特异性结合，牢固黏附，可直接堵塞微血管、阻断微循环，黏附后 PMN 释放细胞毒性介质如蛋白酶、肿瘤坏死因子-α、氧自由基等引起 VEC 损伤。其他黏附分子可能也参与 VEC 冻融损伤过程。

临床表现与分度　按军用标准《冻伤的分度、诊断及处理原则》（WSB 18-1999）进行。

临床表现　多见于末梢部位，足部最多见，其次为手、耳、鼻、面颊占一定比例。同一伤员可有多个部位冻伤，同一冻伤肢体的伤度可不同。多数为双侧肢体对称冻伤，少数为单一肢体冻伤，足冻伤多先发生。组织冻结时血流停滞，皮肤苍白或呈蜡样灰色，无感觉，触之冰冷僵硬，运动受限。融化后，自觉跳痛、刺痛或烧灼痛，皮肤充血水肿，呈红、暗红、紫红或青灰色；融化后 6~24 小时出现浆液性或血性水疱，小水疱 2~3mm，大水疱可覆盖手足或数个指趾背侧，感觉过敏、迟钝或丧失。冻后 2 周水疱干燥形成黑色痂皮，痂下为肉芽组织，感染时痂下积脓。重度冻伤或处置不当可见组织坏死。冻后 1~6 个月，肢端干性坏死后自行脱落，或因感染形成湿性坏疽。若冻结部位皮肤呈绛红或灰蓝色，提示冻-融-再冻损伤；冻区融化后 3~5 天干瘪皱缩，多为冻-融-再冻或过热复温损伤。

冻伤分度　根据冻区融化后的临床表现和预后，采用 4 度分类法分度。Ⅰ度冻伤：伤及表皮层，皮肤红或微紫红色，稍肿胀，轻度疼痛及痒感，约 1 周自愈。Ⅱ度冻伤：伤及皮肤全层，皮肤红或暗红，明显水肿，疼痛较重；有较大浆液性水疱，疱壁薄，疱液橙黄清亮，疱底鲜红。无感染时水肿逐渐减轻，水疱干燥形成较薄痂皮，脱痂后痊愈，病程约 2 周。Ⅲ度冻伤：伤及皮下组织，皮肤紫红或青紫色，明显水肿，温度较低，感觉迟钝；散在厚壁血性水疱，疱底暗红；局部渗出较多；皮肤与皮下组织可坏死形成较厚痂皮，脱痂后形成瘢痕。Ⅳ度冻伤：伤及肌肉、骨骼等深层组织，皮肤紫蓝或青灰色，中度水肿，温度低，感觉丧失，肢体疼痛；厚壁血性小水疱，疱液咖啡色、疱底污秽，严重时无水疱；局部渗出多；冻区逐渐干燥变黑，脱落形成残端；若感染，形成湿性坏疽甚至气性坏疽危及生命，病程 2~3 个月。如将早期难以鉴别且治疗相同的Ⅲ、Ⅳ度冻伤合称Ⅲ度冻伤，则为 3 度分类法。也有人提议将Ⅰ、Ⅱ度冻伤统称为浅表（轻度）冻伤，Ⅲ、Ⅳ度冻伤统称为深部（重度）冻伤。

诊断　依据冷暴露史与临床表现做冻伤诊断，根据冻区融化后 24~72 小时的症状、体征做回顾性伤度诊断。早期正确判定冻伤伤度与范围，特别是坏死分界线比较困难，一般冻后 4~5 天才能确定轻度或重度冻伤，重度冻伤后约 45 天方能确定坏死分界线及最适截肢部位。冻伤伤度早期诊断的辅助医学影像学方法有：①红外热像图法。了解冻区代谢和循环状况，以便判断伤度与范围、疗效及预后。②锝-99m 骨扫描术。评估软组织和骨骼微循环，判断坏死程度，以便治疗及评估预后。③磁共振成像/磁共振血管造影术。观察阻塞血管及其周围组织的图像，精确确定缺血范围。

救治原则　可分为现场救治和医院治疗。

现场救治　迅速确诊并判断伤情，重度冻伤伤员应尽快后送，难以确定伤情者按重度冻伤处理。

保暖　立即移至避风处，采取保暖措施。清醒、头部无创伤者可给热饮。

尽快后送　冻区仍冻结者尽快后送医院复温治疗，以免现场复温后出现创伤或冻-融-再冻损伤，后者损伤不可逆、无有效救治方法。后送途中做好保暖。下肢冻伤仍冻结者，步行一段路去就医不会加重损伤。

局部复温　若无法后送、冻区仍冻结且复温后无再次冻结危险，做温水快速复温。复温后外涂 1%呋喃西林乳膏，无菌包扎。无后送及快速复温条件时，可采用：①体热复温。如将冻伤手指置腋下或腹部复暖、将冻伤脚踝置他人腹部复暖、用手捂住面颊复暖，直至冻区痛觉恢复，预后不如温水快速复温。②在室内盖棉衣被、睡袋等使冻区自发融化复温，预后不如温水快速复温和体热复温。严禁采用延迟复温和过热复温方法。

医院治疗 重点是确定伤情，复温、抗感染、改善血液循环、加强护理、辅助治疗，促进组织修复与功能恢复。入院后详细询问受冻时情况，做全身体检。先处理低体温、颅脑损伤等危重病情，然后开始冻伤治疗。轻度冻伤经正确复温、外涂药物、预防感染、抬高患肢、卧床休息，即可取得较好疗效；重度冻伤需住院综合治疗。

复温 冻区仍冻结者立即做温水快速复温。冻区融化者做氯己定液多次温浸疗法。复温后拭干，外涂1%呋喃西林乳膏，无菌包扎。合并低体温者先做全身复温，待体心温度回升至35℃再做冻伤复温。

防治感染 除深部感染及漩流浴不能清除的感染外，不主张预防使用抗菌药物。冻-融-再冻损伤及合并创伤时多有严重感染，需密切观察、及时处理。重度冻伤骨骼、软骨的无菌性创面需防继发感染。重度冻伤伤员应根据标准方案做破伤风预防接种。

改善血液循环 是减轻损伤、防止组织坏死的重要措施。复温后可静脉滴注低分子右旋糖酐扩张血容量、减轻血流淤滞；用丁咯地尔或萘呋胺舒张血管；用妥拉唑林舒张血管、阻断交感神经、缓解血管痉挛性疼痛；用尼卡地平和酮色林扩张血管、抑制血小板聚集；用布洛芬抑制血栓素 A_2

合成。用蝮蛇抗栓酶、组织纤溶酶原激活剂/肝素做溶栓治疗，可明显减轻损伤，促进组织修复和功能恢复。严禁吸烟，以免尼古丁收缩血管。

加强护理与局部治疗 耐心解释病情，消除焦虑感、增强治愈信心。询问伤员主观感觉，检查肤色、水肿、组织坏死等。护理轻柔，避免创伤与感染。若运动可致水疱破裂、创伤或感染，应限制活动；严禁下肢冻伤已融化的伤员行走，严禁上肢冻伤已融化的伤员做手部活动。卧床伤员的伤肢应放在灭菌或洁净床单上；使用护架保护下肢重度冻伤处，避免创伤、受压，上肢冻伤伤肢可放在胸部或躯干上。抬高患肢促进血液回流，减轻水肿。尽早开始康复训练，上肢冻伤者锻炼手指，避免小关节畸形及功能丧失；下肢冻伤者做伯格（Buerger）运动，促进功能恢复。

辅助治疗 复温后冻区剧痛可口服布洛芬、吲哚美辛等镇痛。活动肢体、理疗、做漩流浴可减轻疼痛。剧痛时是否采用交感神经阻断（切除）术，观点不一。有观察表明高压氧治疗有效，可作为重度冻伤的辅助疗法。

外科治疗 原则：早期手术易引起组织损伤与感染，冻伤晚期再做外科治疗；严格无菌操作；尽量保留活组织，切除坏死组织，以防继发感染。①水疱处理。无感染时不处理；水疱压力过大或限制运动时无菌抽出疱液；水疱破裂、疱皮紧贴创面时保留皮肤；感染时剪去疱壁，消毒后外涂1%呋喃西林乳膏，无菌包扎。②清创与切痂。早期清创的唯一指征是感染无法控制。散在皮肤坏死做早期削痂植皮；创面组织液化做多次清创，切除坏死组织。

③植皮。依病情做中厚皮片移植、血管蒂皮瓣移植或网孔皮肤移植，减少瘢痕与感染。④截肢。湿性坏疽、气性坏疽是早期截肢的唯一指征。过早截肢易误切活组织，且创面不易愈合，应待坏死分界线清楚后再截肢。截面高度在坏死分界线近端1.5~2.5cm处。截肢后数月至数年修复原手术缺陷，完善残肢功能。⑤切开筋膜减压。骨筋膜室综合征是重度冻伤并发症之一，伤部剧痛、感觉减退、明显水肿、脉搏弱，温水快速复温及支持疗法不能使之缓解。应切开筋膜减压，延误手术可造成严重后果。

预后 轻度冻伤预后良好，无明显后遗症；重度冻伤多预后不良。重度冻伤早期经积极治疗，约80%的Ⅲ度冻伤预后良好；Ⅳ度冻伤常需截肢，处置得当可不截肢，但遗留不同程度伤残。皮肤损伤可致瘢痕、感觉异常或缺失，多汗、少汗、皮脂分泌减少；皮下组织破坏可致隔热不良；肌肉损伤可致挛缩、粘连；骨损害可致关节炎，指趾生长停止甚至致残。后遗症遇冷加重，持续数周至数年，多采用对症或支持疗法治疗。

（刘嘉瀛）

wēnshuǐ kuàisù fùwēn

温水快速复温（rapid rewarming in warm water） 用温水浸泡救治冻区仍处于冻结状态的冻结性冷损伤，以使受冻部位复温的方法。是救治重度冻伤的最有效方法。用该法救治后，组织保留多，功能恢复好，见效快；但该法的治疗效果不是无条件的，延长冻结时间、加重冷冻程度均降低该法的疗效。1947年首次公开报道以温水快速复温法治疗冻伤。1952年，美军将该法列为冻伤治疗的法定方法。具体方法是：将受冻肢体浸泡在 40～42℃ 水中，直至冻区融化、远端皮肤尤其是趾端或指端皮肤红润为止，一般需 20～30 分钟。温水水面应高出冻伤部位 2～3cm。浸泡水温过低不利于冻区组织存活；浸泡水温过高可引起烫伤，使病情复杂化。可使用具有恒温功能的冻伤复温槽，也可采用添加热水的方法保持水温恒定，为避免烫伤受冻部位，添加热水时应先移出受冻肢体。严禁使用明火直接加热容器，受冻肢体也不得接触容器壁。复温时鼓励伤员活动伤肢，以促进血液循环重建，但严禁揉搓、按摩冻伤部位。鞋靴与患部冻结在一起时，应连同鞋靴一起浸泡，直至鞋靴融化后再将其剪掉，不可强行将鞋靴脱下。不易浸泡的冻伤部位，如鼻、面颊、耳郭等处，可用 42℃ 的湿毛巾局部热敷。在温水快速复温过程中，冻区感觉恢复时伤员出现剧烈疼痛属于正常现象，可口服布洛芬、吲哚美辛等药物镇痛，仍不能缓解者注射镇痛药。

（刘嘉瀛）

lǜjǐdìngyè duōcì wēnjìn liáofǎ

氯己定液多次温浸疗法（multiple immersion in warm chlorhexidine liquid）　用 40℃ 氯己定液多次浸泡救治冻区已自然融化的冻伤的方法。冻区自然融化后，温水快速复温治疗无效，在冻区融化 72 小时内使用氯己定液多次温浸疗法救治冻伤依然有显著疗效（使用越早疗效越好）。该法亦可用于冻区仍冻结冻伤的治疗。

重度冻伤多发生在环境条件恶劣、防护条件较差的情况下，此刻即使是很简便的治疗方法往往也因条件限制而难以实施。因此，临床就诊患者的重度冻伤多

数已完全融化，温水快速复温法常失去应用时机。该法延长了冻伤特别是重度冻伤后的救治时机，在重度冻伤治疗方面有重要价值。氯己定化学名为 1，1′-己基双 [5-（对氯苯基）双胍]，俗称洗必泰，是一种阳离子表面活性剂与表面消毒剂，常使用其醋酸盐或盐酸盐，二者在 20℃ 水中的溶解度分别为 1.9g/100ml 和 0.6g/100ml，氯己定醋酸盐在水中的溶解度更大。具体温浸方法是：用 40℃、1‰ 氯己定液浸泡冻伤部位 20～30 分钟，每日 2 次，连续 6 天。浸泡时，1‰ 氯己定液面应高出冻伤部位 2～3cm，保持浸泡液温度恒定，不断搅拌以使溶液温度均匀；鼓励伤员活动患肢，做搅水动作或屈伸指、趾等，促进肢体功能恢复。有条件时最好使用漩流浴，既可使药物浓度和水温均匀，也有利于氯己定液不断冲洗患部，有助于无创性清除冻区表面的脱屑和痂皮，提高疗效。不易浸泡的冻伤部位，如面部、耳郭处，可使用 40℃、1‰ 氯己定液浸湿毛巾热敷。该法的治疗作用是温度与药物的协同作用，可防止或减轻感染、改善血液循环、清洁皮肤、清除坏死组织、促进组织修复，加速组织愈合。

（刘嘉瀛）

yánchí fùwēn

延迟复温（delayed thawing）冻伤急救时在温暖处采用冷的方法缓慢加温受冻组织的方法。即民间常用的冷水浸泡、冰雪搓擦、捶打按摩等措施复温受冻组织。加温部位的温度常接近 0℃，受冻部位在接近冻结温度的条件下复温，其复温速度明显慢于温水快速复温，复温所需时间明显延长。在 15℃ 左右，细胞分解代谢的速

度大于合成代谢，将造成细胞损伤，培养组织的存活时间最短。采用延迟复温方法救治冻伤时，组织在 10～25℃ 停留时间长，往往造成严重的组织丢失，预后常很差。因此，民间流传的延迟复温方法是错误的，应严禁采用该法救治冻伤。

（刘嘉瀛）

guòrè fùwēn

过热复温（thawing by excessive heat）　冻伤急救时用温度过高的外加热源复温受冻组织的方法。这是错误的复温方法，后果特别严重。民间常用的过热复温方法有使用篝火、炉火等明火烘烤，或使用汽车发动机、柴（汽）油发电机废气等干热热源烘烤，或直接放在发动机散热片、废气管甚至白炽灯上复温，或浸泡热水（温度明显高于 42℃）实施冻伤复温。冻伤部位对热很敏感，过热复温常使原已冻伤的部位再添热损伤（烧伤、烫伤），过热复温加重组织损伤，导致大量组织丢失，往往造成灾难性后果，特别是使用温度为 66～82℃ 的干热热源如柴（汽）油发电机废气、明火复温。重度冻伤组织常在过热复温后第 3～5 天出现干性坏死，第 5～10 天出现木乃伊化，导致大量组织丢失（采用正确方法复温时，一般在冻后第 10～21 天出现组织坏死，重度冻伤后约 45 天才能确定组织坏死分界线）。过热复温导致伤员截肢率增高，而且常是大截肢（截肢部位更靠近身体近端），如在手的掌指关节近端或拇指指间关节近端截肢，或在足的跖趾关节近端截肢，预后极差。因此，应加强宣传教育，严禁采用民间流传的错误的过热复温方法救治冻伤。

（刘嘉瀛）

自发融化复温 (spontaneous thawing at room temperature)

zìfā rónghuà fùwēn

冻伤急救时在室温（7~32℃）下用包裹保温使受冻部位自然融化的复温方法。常用的包裹保温物品是棉衣、棉被、睡袋等。与温水快速复温相比，该法复温速度明显较慢，复温所需时间明显较长，预后也不如温水快速复温。此外，在荒野或在高原救援过程中，或在保温掩蔽所内等待后送的过程中，或在步行、乘车后送途中，常见局部温暖使冻区融化引起的自发融化复温。由于组织冻结的深度不同、组织冻结持续的时间不同，伤员在存活、被营救及冻结组织融化过程中的活动度不同，自发融化复温的预后也不同。在冻伤急救中，应尽一切努力创造条件采用温水快速复温法复温，只有在没有其他办法时方可采用自发融化复温。

(刘嘉瀛)

高原冻伤 (high altitude frostbite)

gāoyuán dòngshāng

在寒冷与低氧的共同作用下，局部组织经冻结及融化过程发生的组织损伤。是高原部队冬季作战时的主要疾病之一，可造成严重非战斗减员。

流行病学 冷暴露是该病的主要原因。该病的主要发病特点是一年四季均可发生、病情重、伤员就诊时间晚和致残率高，造成的后果往往比平原冻伤更严重。

年龄与好发人群 多见于20~40岁健康男性，如登山、滑雪者及高原户外作业人员。战时部队官兵可成批发生。

发病季节 一年四季均可发生，冬季发病率高于其他季节。冬季气温骤降及暴风雪使发病伤员增多，可占高原冻伤伤员总数的82.1%，夏季伤员仅占17.9%。户外活动频繁的季节发病率高，如夏季阿尔卑斯山登山活动频繁，该病发病占全年高原冻伤的55%，冬、春季发病的伤员分别占30%和14%。

冻伤部位与伤度 主要累及肢端暴露部位，手、足部位多发。足部高原冻伤占全部高原冻伤病例的57%~72%，多伤及踇趾；手部高原冻伤占32%~48%，很少累及拇指；面颊、耳、鼻高原冻伤占3%~17%，伤员可多部位冻伤。高原冻伤中重度冻伤所占比例明显高于平原冻伤。Ⅰ度高原冻伤占8%~41%，Ⅱ度占33%~40%，Ⅲ度与Ⅳ度占26%~52%。海拔5000m以上高原及冬季发生的高原冻伤损伤程度明显加重，高原冻伤的面积冬季明显大于夏季，在海拔5000m以上地区发生者损伤面积明显增大。

就诊时间 伤员首次就诊时间，平原冻伤多在冻后1~7天，约半数在冻后3天内；高原冻伤多在冻后7~12天，冻后2天仍有半数伤员得不到救治，个别伤员可延迟至冻后27~30天，往往失去早期救治机会。高原地区人烟稀少、交通不便、气象条件多变，可能是延迟就医的主要原因。伤员在等待后送或后送途中，冻结肢体融化后可再次受冷冻结，发生冻-融-再冻损伤，将导致严重组织丢失。

致残率 重度高原冻伤致残率可达61%，有高于重度平原冻伤致残率50%的趋势。

防寒知识水平 能否做到早期发现、早期救治，与防寒知识水平密切相关。掌握防寒知识越多，识别高原冻伤就越早、救治就越及时，损伤程度就越轻。

诱发因素及发病 冷暴露是致病的主要原因，随着环境温度降低，高原冻伤发病率增高。大风、潮湿增强寒冷的作用，促进该病发生。高原低氧、各种事故、过度疲劳、战创伤、精神疾病、外周血管疾病等诱发因素均增高患该病的危险。着装不当、过早轻装所致保暖不足，服装过紧、鞋袜狭小引起的局部血液循环障碍，长时间在高原冷环境中从事静态作业及活动受限，高原红细胞增多症和严重脱水造成的血流淤滞，高原低氧影响脑功能使人体采取有效防护措施的能力降低，饮酒及使用麻醉药品等均易诱发高原冻伤。该病发病常涉及多种因素，每种因素与其他因素之间都有协同作用。高原冻伤发病时冷暴露时间长短不一，与环境气象条件有关。有报道，高原冻伤发病时71%的伤员冷暴露1~3小时，12%冷暴露3~24小时，2%冷暴露24小时以上，15%的伤员遭遇暴风雪1小时内即发病。发病率随海拔升高而增多，中国某医院收治的190例高原冻伤中，13.7%在海拔3000~4000m发病，46.8%在海拔4700m发病，39.5%在海拔6000m发病。有报道认为，海拔5182m为该病发病率增加的转折点。

临床表现 与平原冻伤相似，伤部冻结时血流停滞，肤色苍白或呈蜡样灰色，皮肤冰冷僵硬，局部麻木无感觉，运动受限。冻区融化后，自觉跳痛、刺痛或烧灼痛，皮肤呈红、暗红、紫红或青灰色，充血水肿，出现浆液性或血性水疱，小水疱2~3mm，大水疱可覆盖手足及数个指（趾）背侧，感觉过敏、迟钝或丧失。冻后2周，水疱干燥形成黑色痂皮，痂下为肉芽组织，并发感染时痂下积脓。重度高原冻伤或处置不当可见组织坏死。冻后 1~6 个月，肢端干性坏死后自行脱落，或因感染形成湿性坏疽。

诊断 主要依据高原冷暴露史、受冻局部的临床表现。伤员就诊时，冻区皮肤呈红色或灰蓝色提示冻区已融化或融化后再冻。处置正确时，冻后 2~3 周才出现组织坏死或干瘪皱缩，如果冻后 3~5 天出现组织干性坏死、湿性坏死或干瘪皱缩，应考虑为冻-融-再冻损伤或过热复温损伤所致。

在冻结状态下，高原冻伤的伤度诊断比较困难，一般依据冻区融化后的临床症状、体征及预后做回顾性诊断，确定分度。冻区融化后各度高原冻伤的临床表现及预后见表。由于冻区皮肤和深层组织的损伤程度常不一致，早期正确判定高原冻伤的伤度和范围，特别是坏死分界线比较困难。冻伤后一般 4~5 天才能确定是轻度或重度高原冻伤，重度高原冻伤后约 45 天才能确定坏死分界线及最适截肢部位。高原冻伤度早期诊断的辅助医学影像学方法与平原冻伤相同，见冻结性冷损伤。还应注意，同一高原冻伤伤员可有多个部位同时冻伤，同一高原冻伤肢体可有不同程度的伤度并存。

治疗 救治可分为现场救治和医院治疗。

现场救治 与平原冻伤类似，见冻结性冷损伤。

医院治疗 重度高原冻伤采用综合救治方法才能取得较好结果。在确定伤度及并发症的基础上，采用全身支持疗法，复温，抗感染，改善血液循环，加强局部处理与辅助治疗，以及外科治疗等，达到增强体质、改善局部血液循环、促进组织修复和功能恢复的目的。

确定伤度与并发症 询问患病时的环境温度、风速、冷暴露持续时间、着装等情况，以协助判断伤情，不能确定伤情者按重度高原冻伤处置。做全面体检，先行处置低体温、骨折及颅脑损伤等。如果不需做心肺复苏及其他紧急处理，应立即复温治疗。

全身支持疗法 重度高原冻伤伤员需住院治疗，给予高蛋白、高热量饮食，补充必要的维生素和微量元素，吸氧，维持水、电解质和酸碱平衡，促进循环恢复和组织修复。有血液浓缩者，视尿量和血细胞比容情况给予乳酸盐林格注射液，使 24 小时尿量保持在 $1ml/(h \cdot kg)$ 以上。

复温 冻区仍冻结者立即进行温水快速复温，以后采用氯己定液多次温浸疗法治疗；受冻部位已融化者，实施氯己定液多次温浸疗法。待局部干燥后，外涂 1% 呋喃西林乳膏或 5% 磺胺嘧啶锌乳膏，无菌包扎。

防治感染 感染是高原冻伤的主要并发症。根据标准方案进行破伤风免疫。严格无菌操作，防止水疱、血疱破溃，无菌包扎创面，防止继发感染。常见致病菌为葡萄球菌、链球菌、假单胞菌和革兰阴性菌，偶见梭状芽胞杆菌。深部感染及漩流浴不能清除的感染是使用抗菌药物的指征。部分专家不主张预防性使用抗菌药物，但应做细菌培养和药敏试验。冻-融-再冻损伤及合并肢体创伤时多有严重感染，甚至败血症，常需截肢。保守治疗期间应严密观察，及时处理气性坏疽等严重并发症。

改善血液循环 是重要的治疗措施。①血管扩张药。妥拉唑林可阻断交感神经，缓解血管痉挛性疼痛，促进水肿消退及坏死分界线的出现，减少组织丢失。静脉注射伊洛前列素可改善血液灌注、抑制血小板聚集、缓解疼痛。②溶栓疗法。使用组织纤溶酶原激活物/肝素溶栓，可改善组织灌注、减少高原冻伤特别是重度高原冻伤的组织丢失，静脉用

表　冻区融化后各度高原冻伤的临床表现与预后

分度	临床表现			预后
	皮肤	水疱	渗出物	
I 度	潮红、轻度水肿，皮肤温度正常或略高，痒感、轻度疼痛	无	无	无组织坏死
II 度	红或暗红色，水肿明显，皮肤温度升高，疼痛加重	大水疱，往往成片，疱壁薄，疱液橙黄、清亮，疱底鲜红	少（浆液性渗出）	无组织坏死
III 度	紫红或青紫色，水肿明显，皮肤温度较低，感觉迟钝	较大水疱，散在，疱壁厚，疱液红或暗红，疱底暗红	较多（血性渗出）	全层皮肤及皮下组织坏死
IV 度	青灰色，中度水肿，皮肤温度低，感觉丧失，肢体痛	小水疱或无水疱，疱壁厚，疱液咖啡色，疱底污秽	多（血性渗出）	全层组织坏死

药比动脉给药更安全。注意监测出、凝血时间，防止用药过量。合并创伤特别是头部创伤者，不用或慎用溶栓药。③血液稀释疗法。高原移居者常患高原红细胞增多症，加之冻伤后大量血浆外渗，导致血黏度明显增高、血流淤滞。伤员可做一次性治疗性献血300ml，再输注等体积低分子右旋糖酐，治疗后红细胞数和血红蛋白浓度趋近正常，可改善血液循环和组织供氧，促进损伤修复。亦可采用抗淤滞疗法：复温治疗后，静脉输注低分子右旋糖酐扩充血容量，1次/日，连续1~2周。

局部护理与治疗 是医院治疗的重点。①询问伤员的主观感觉，观察冻区皮肤颜色、水肿及组织坏死等变化。防止水疱破溃，水疱感染时施行清创；痂皮干燥坚硬限制指、趾活动时，做蚕食切痂，在漩流浴中清创。未并发骨筋膜室综合征时，卧床伤员应抬高患肢以减轻水肿，增强抗感染能力。②保护伤肢，限制冻区与非冻区交界处运动，严禁下肢冻伤已融化者行走、严禁手冻伤已融化者自理生活事项，以免引起水疱破裂或创伤，造成感染。③尽早开始康复锻炼，促进功能恢复。上肢高原冻伤重在锻炼手指，防止小关节畸形丧失功能；下肢高原冻伤做伯格（Buerger）运动，每日至少4次。当运动可能损害血液循环、造成创伤时，应限制活动，必要时将上肢固定在功能位，以防功能丧失和肢体变形。

外科治疗 ①原则。冻后几周内尽可能采用保守疗法，只有在不得已时才进行外科治疗。②方法。包括清创、切痂、植皮、截肢，骨折与关节脱位的复位，关节切除、置换与融合，骨筋膜室切开等。③水疱处理。水疱破裂、疱皮紧贴创面时保留皮肤；水疱液压力过大或关节部位的水疱限制活动时，可无菌抽出疱液；水疱感染时方可剪去疱壁，消毒后外涂1%呋喃西林乳膏或5%磺胺嘧啶锌乳膏，无菌包扎。指（趾）间放置敷料，防止渗出物浸渍创面。严重水肿时，指（趾）间放置辅料可压迫血管。④清创。无法控制的感染是早期清创的唯一指征。⑤截肢。一般在冻后15~45天施行。过早截肢时，组织水肿使创面不易愈合，且易误切除活组织。湿性坏疽是高原冻伤早期截肢的唯一指征。环切法较安全，坏死分界线形成后再切除死骨进行修复。并发严重感染、创伤时进行开放性截肢，用生理盐水和抗菌药物溶液冲洗伤口，14天后行二期手术修整残端、缝合伤口。如无感染，冻后1~6个月肢端干性坏死，坏死分界线形成后肢端自行脱落；此时截肢部位应靠近坏死分界线，使伤口边缘无张力、伤口愈合精确。⑥筋膜切开术。重度高原冻伤伤员受冻部位剧痛、感觉减退、皮肤绷紧、脉搏减弱，温水快速复温和全身支持疗法不能使之有效缓解时，应考虑骨筋膜室综合征，依据病史和临床表现做出诊断，必要时测量组织压确诊。应不失时机地做筋膜切开，解除血液循环障碍，延误筋膜切开可造成严重后果。⑦植皮。冻伤后第3~14天可做中厚皮片移植覆盖肉芽创面，晚期可做血管蒂皮瓣移植，筋膜切开术中或术后做网孔皮肤移植，以减少瘢痕和感染。

辅助治疗 复温后，疼痛程度随高原冻伤伤度及感染情况而异，活动肢体、做漩流浴及理疗可减轻疼痛，剧痛时可用妥拉唑林或酚苄明做交感神经阻断，或用含1∶20万肾上腺素的0.5%盐酸丁哌卡因做腰部硬膜外阻滞或臂丛阻滞。高压氧疗法的作用尚未确定，但可改善全身状况。维生素C、维生素E常用作辅助治疗。

复合损伤的治疗 合并低体温时先做全身复温，待体心温度恢复至35℃再做冻伤复温。合并创伤时，首先要挽救生命和保存肢体，其次是保留功能与美观。合并肢体骨折或关节脱位时，尽可能施行保守疗法，充分衬填固定；如果需做开放复位，尽量避免损伤血管，术后手术部位远端仍需做漩流浴和积极指、趾锻炼。

预后与后遗症 轻度高原冻伤预后良好，无明显后遗症。重度高原冻伤预后与深层组织损伤、冻-融-再冻损伤及延误就医等有关。重度高原冻伤造成的皮肤损伤可致瘢痕，感觉异常或缺失，多汗、少汗、皮脂分泌减少；皮下组织破坏可致隔热层消失；肌肉损伤可致挛缩、粘连；骨及骨骺损害可致关节炎，指、趾生长停止甚至致残。后遗症可持续数周至数年，遇冷时症状加重，多采用对症或支持疗法治疗。

（刘嘉瀛）

fēidòngjiéxìng lěngsǔnshāng

非冻结性冷损伤（non-freezing cold injury，NFCI） 长时间湿冷（0~10℃）环境暴露所致的外周组织冷损伤。是一种综合征，包括冻疮、战壕足和浸渍足。双足是最易患病的部位，严重威胁在湿冷环境中作业官兵的健康和军事作业能力。肢体血液循环障碍引起的血流量减少使该病加重。病变早期损伤可逆，长时间冷暴露后损伤不可逆。

发病机制 较为复杂，有以

间低于正常，应注意有无败血症、内分泌疾病、药（毒）物中毒、酒精中毒等。⑤间歇性低体温。体温调定点（set point）低于正常导致低体温间歇发作，可持续数小时至数日。

诊断与鉴别诊断　先判定伤员有无低体温，再排除继发性低体温，最后分型以利于治疗。

诊断　依据冷暴露史、临床症状、体检与 Tc 进行诊断。轻、中度低体温伤员临床表现不明显，应使用低读数体温计（读数可达 20℃ 以下）测定 Tc，以免漏诊。不同 Tc 时伤员的临床表现见表 1。

鉴别诊断　需与内分泌疾病、药（毒）物中毒、败血症、严重创伤及血管病变等所致继发性低体温鉴别。

现场救治　确诊后分期救治，快速后送。

现场分期　迅速判断病情，正确分期，以便实施救治。瑞士高山医学会分期法的优点在于，非医务人员可按该法分期，Tc 只是分期依据之一（表 2）。

按该法分期的主要困难在于鉴别Ⅳ期与Ⅴ期低体温伤员。Ⅳ期伤员表观死亡但可救治，Ⅴ期伤员救治无效。Ⅳ、Ⅴ期伤员鉴别要点见表 3，血钾含量是判定伤员存活与否的主要依据。

现场救治原则　Ⅰ期伤员进入掩蔽所保暖，进热饮、热食，鼓励活动。若疑有诱发低体温的隐匿性疾病，应后送治疗。Ⅱ期伤员进入掩蔽所保暖，有咽反射者可进热饮、热食。无脊柱伤者取侧卧位，保持呼吸通畅，后送重症监护治疗病房（ICU）救治。Ⅲ期伤员尽快后送 ICU 救治，保暖、建立静脉通道、保护气道、主动复温、维护血流动力学稳定。Ⅳ期伤员应立即实施心肺旁路复

温直至恢复。有多名伤员时，依据病情和救治条件，优先后送重伤员。救援中，施救者应加强自我保护，注意观察周围环境，避免发生危险。

保暖　进入温暖室内，脱掉湿衣服，用毛毯等包裹保暖。

复温　为救治关键。中、重度伤员是否在野外现场复温，观点不一，但须防止 Tc 继续降低。

维持血流动力学稳定　触摸颈动脉搏动或描记心电图 1 分钟，

以判定有无心血排出，无生命体征时做心肺复苏。不做心肺复苏的指征为：①生命体征尚存。②伴有其他致死伤情或胸部不能施压。③Tc 低于 6℃ 或血钾浓度 >12mmol/L。低体温伤员常伴有失水和低血容量，可静脉输注温液体。

防猝死　循环衰竭所致猝死是低体温急救中常见的并发症，临床表现为晕厥、室颤、心脏骤停。可能原因为：①室颤。②低

表 1　不同体心温度时伤员的临床症状与体征

体心温度（℃）	症状与体征
36	心率、呼吸加快，血压升高，代谢率增高，四肢温度下降
35	寒战最强、代谢加快、构音障碍、思维迟钝，行动笨拙
34	反应迟钝，意识开始模糊，发音困难，呼吸加快，血压正常
31～33	意识模糊，表情淡漠，昏迷，瞳孔扩大，运动失调，寒战多消失，血压不易测得
28～30	意识逐渐丧失，肌肉僵硬，脉搏、呼吸缓慢，心输出量减少，开始出现心律失常，易发生室颤
27	随意运动消失，对光反射、深反射及浅反射均消失
26	酸碱平衡严重失调
25	深昏迷，室颤，脉搏、血压测不到，呼吸极其微弱，可见肺水肿
21～24	角膜反射消失，最易发生室颤
20	心搏活动最慢，脉搏仅为正常的 20%
19	脑电活动消失
18	心脏骤停

表 2　瑞士高山医学会对低体温伤员的现场分期

分　期	临床表现	体心温度（℃）
Ⅰ	清醒，寒战	32～35
Ⅱ	昏昏欲睡，无寒战	28～32
Ⅲ	无意识，有生命体征	24～28
Ⅳ	无生命体征，表观死亡	13～24
Ⅴ	因不可逆的低体温致死	<13

表 3　Ⅳ、Ⅴ期低体温伤员的鉴别

分　期	临床特征	心电图特征	体心温度（℃）	血钾含量（mmol/L）
Ⅳ	无生命体征，胸部可压缩	室颤	>13	<12
Ⅴ	无生命体征，胸部不可压缩，腹部硬	心收缩不全	<13	>12

血容量和直立性低血压。③心室内突然遇冷。防治要点：①救援时使用担架，勿将伤员的平卧体位改为直立体位，以免因直立性低血压引发猝死。②救援时伤员切勿用力。③救治时严禁过多活动伤员或改变伤员体位，以免诱发室颤。④严禁先复温四肢，以免大量冷血液回流心脏诱发室颤。⑤严禁使用冷氧气、冷液体。

后送 医师决定伤员就地治疗或立即后送。后送前补充血容量，包扎伤口、固定骨折肢体。后送途中做好保温，以防病情加重及冻伤，减少车辆颠簸以防止外伤。

医院治疗 维持生命体征稳定，采用适宜方法使伤员复温。

内科急救治疗 包括严密监测生命体征，供氧，维持血流动力学稳定，恢复水、电解质及酸碱平衡，防治并发症，处置隐匿性疾病。

连续监测伤员 无呼吸时做呼吸复苏，无脉搏、无循环时施行心肺复苏，只有 Tc 回升至 32.2℃而未见有效心搏时才可终止。也有人认为，终止心肺复苏的依据是心房温度 6~26℃，无生命体征与心电活动，心脏骤停超过 5 小时；或心房温度 26~32℃，无生命体征与心电活动，心脏骤停超过 12 小时。室颤时可尝试除颤。随着 Tc 逐渐回升，除室颤外的其他心律失常自动趋于正常。监测 Tc 直至恢复正常。重度低体温未检测到生命体征时易误认伤员死亡，应长时间仔细观察，测定心电图、动脉内血压和 Tc。只有伤员复暖但未见心动节律及心血排出，或复苏、复温处理 1~2 小时而 Tc 仍无回升，才可定为死亡。

建立（中心）静脉通道 重建血液循环。采用适宜方法复温，确保心血管功能及血流动力学稳定。心脏骤停者应实施人工胸外挤压。溴苄铵（bretylium）可提高室颤阈值和除颤成功率，是治疗低体温伤员室颤的首选药物。Tc 低于 28℃时，药物或电刺激法治疗心律失常多无效，应先复温。

建立呼吸通道 清理气道，可用气囊－面罩支持通气。气道反射受损时行气管插管，呼吸暂停时可加压呼吸湿热空（氧）气。

恢复水、电解质及酸碱平衡 根据尿量、组织灌流和生命体征，口服或静脉输注温液体，纠正低血容量及血电解质浓度异常，直接按检测报告纠正酸中毒（不必按 Tc 校正检测的血 pH 值）。勿使用胰岛素纠正高血糖症，以免复温后蓄积的胰岛素发挥作用引发低血糖症。

治疗凝血障碍 重度低体温伤员复温过程中可见凝血障碍、严重出血，复温后逐渐恢复。可行成分输血治疗。

防止药物蓄积 低体温时，靶器官对药物的反应性降低，药物与蛋白质结合增多，不能充分发挥效用；同时药物代谢、转化减慢。如果加大用药剂量可导致药物蓄积，复温后蓄积的药物发挥作用可引起药物中毒。Tc 回升至 30℃时，两次给药时间间隔加倍，Tc 接近正常时按标准方法给药。

治疗并发症 主要并发症有肺炎、肺水肿、上消化道出血、胰腺炎、横纹肌溶解症、急性肾衰竭、肝衰竭等。复温后数日至数周体温调节可能异常，切勿依据体温判定有无感染，应采用其他方法。

复温 以正确方法及时恢复伤员 Tc 是救治低体温、降低死亡率的关键。常用复温方法有被动复温法、主动复温法及主动体心复温法中的呼吸道复温法、热灌流复温法、体外血液循环复温法。

复温方法选择 取决于伤员的血流动力学状况、Tc、复温方法适用范围、医院设备条件与技术水平等，主要决定因素是心脏有无灌注节律，即血液循环状态，以及 Tc 降低的程度。①血流动力学稳定、既往身体健康、Tc 在 30~32℃的年轻伤员，首选被动复温法。②血流动力学稳定、Tc>32℃，如果被动复温法不适宜或无效，可采用主动体表复温法。③血流动力学稳定的轻、中度老年低体温伤员，被动复温法或监测下的主动体表复温法安全有效。体液耗竭的老年低体温伤员不宜行快速复温，以免诱发复温衰竭（rewarming collapse）。④血流动力学不稳定的重度低体温伤员选择主动体心复温法，缺少设备或技术条件时可选择腹腔灌流复温法（见热灌流复温法）配合呼吸道复温法，或血液透析复温法（见体外血液循环复温法）。⑤心脏、呼吸暂停的重度低体温伤员，应先恢复心脏的灌注节律，复温速度须在 2℃/h 以上，可选择心肺旁路复温法或体外静脉－静脉循环复温法、腹腔灌流复温法、胸腔灌流复温法等。

复温方法评价 尽快恢复伤员 Tc，使体心温度后降幅度小、体心温度后降持续时间短，是评价复温方法优劣的原则。复温速度指 Tc 从最低（即体心温度后降停止）至恢复正常时的平均速度。有人认为应指体心温度后降停止后 30 分钟内 Tc 的回升速度，因低体温伤员在这段时间内易发生死亡。目前认为，复温速度 1~2℃/h 伤员预后较好，以快速复温方法救治低体温合并创伤伤员可挽救生命、提高存活率。

预后 年龄，健康状况，冷却速度与冷暴露时间，创伤、出血、休克等合并症，血钾水平，复温方法及救治措施等均影响预后。尚无证据表明 Tc 高低与预后有直接关系。年轻、身体健康的事故性低体温伤员，如果无合并症死亡率低；老年低体温伤员如果有合并症或并发症，死亡率可达90%；溺水或窒息后低体温伤员预后很差。

（刘 卫 刘嘉瀛）

bèidòng fùwēnfǎ

被动复温法（passive rewarming）

在适宜的环境下，使用保温隔热材料覆盖、包裹低体温伤员，使其散热量减至最少，并依靠伤员自身内源性产热恢复体心温度的复温方法。又称自然复温。适用于救治意识清醒、既往身体健康的轻度低体温伤员。该方法优点为无创伤，可避免其他介入性复温方法的并发症；只要临床上无施行主动复温法的指征，并能找到保温物品的场合均可立即启动被动复温，可作为野外急救的方法。关键问题是如何保证提供完善的隔热；伤员恢复正常体心温度所需时间较长，故需要连续监护以确保体心温度逐步回升。具体方法系将低体温伤员移至温暖的房间内（室温最好>21℃、无风），脱掉湿冷衣服，使用温热干燥的衣服、棉被、毛毯等包裹保暖，减少散热。头部是辐射散热的主要部位，应戴保暖帽；不要忽视呼吸道散热对复温的不利影响。只有在进入温暖、干燥的掩蔽所（或房间）后才能让伤员更换湿衣服；如果无温暖的掩蔽所（或房间），应直接用保暖材料包裹穿着湿冷衣服的伤员。在寒冷的户外更换湿衣服，可导致伤员快速散热，加重病情。使用树枝、树叶或备用服装铺垫，使低体温伤员与冰冷的地面隔离。采用该法复温时，伤员的双手应放在身体两侧而不是腹部，以使双手保持冷却，促进寒战产热，因为手足温暖可以：①抑制寒战，使人体产热减少。②降低血管收缩张力，使散热大量增加，增加发生血管运动衰竭的危险。给予温热饮料，鼓励伤员活动增加产热，加快复暖。如果伤员寒战，复温速度可达 0.5~1.0℃/h。只要体心温度回升即表明复温有效，恢复正常体心温度可能需要 24~36小时。由于寒战增加伤员的耗氧量和外周血流量，低血容量时有出现低血压的危险。伤员的产热能力随年龄、低体温发病原因而异，临床表现类似的伤员其代谢产热能力可能相差很大。机体产热明显不足的伤员，如重度低体温、脑外伤导致的体温调节中枢受损、体质衰弱及糖原耗竭等低体温伤员，不宜采用该法复温。应注意，某些药物、疾病和创伤也抑制产热。

（刘嘉瀛 刘 卫）

zhǔdòng fùwēnfǎ

主动复温法（active rewarming）

利用外加热源的热量复温低体温伤员的复温方法。属于缓慢至中速复温。按外加复温热量作用的部位，分为主动体表复温法和主动体心复温法。

主动体表复温法 外加复温热量直接经皮肤传递给低体温伤员使之复温，是常用复温方法。其特点是复温由外而内、由体表至体心，适用于既往身体健康的急性轻、中度低体温伤员。采用主动体表复温法时，外加复温热量仅应直接施加到躯干，而四肢血管应保持收缩状态。若外加热量直接复温四肢，将增加外周与肌肉的代谢需求，进而增加心血管系统的负荷。由于低体温伤员心血管系统功能低下，心血管系统负荷增加可导致心血管功能衰竭。该法的复温速度随体表受热面积大小、皮肤温度与外加热源温度之间的温度梯度而异。采用主动体表复温法时，应注意伤员皮肤血液循环状况。当皮肤血管收缩、血液灌流量低时，外加复温热量的吸收及向体心传递可出现障碍，不仅复温效果差，而且皮肤对温度损伤很敏感，可因局部温度过高发生烫伤。若皮肤无血液循环，即使40℃的复温温度也可引起烫伤。

常用方法包括使用热水袋、加热垫、加热毛毯及温水浸泡复温等。①可用毛巾将加热袋、热水袋（瓶）、加热垫包裹后放在靠近颈、锁骨上、腋下和腹股沟大血管处复温，复温速度可达2℃/h，这是野外复温时最实用的方法。②采用身体对身体复温。救援者仅穿内衣，与伤员在同一个睡袋或被窝中，靠身体接触使伤员复暖，两名救援者同时对一名伤员加温效果更好。这种方法系轻度体表加温，有作者认为实用价值不大，不推荐使用。③温水浸泡复温法。适用于意识清醒，有寒战，无创伤的轻、中度低体温伤员，复温速度可达2~4℃/h。浸泡前脱掉伤员的外衣，伤员躯干部位入水后，医务人员协助其脱掉内衣。水浴温度接近但不要超过40℃，不断搅拌以便维持水温均匀、恒定。浸泡时，伤员的寒战几乎立即停止（这不是结束复温的指征），伤员全身皮肤呈粉红色时从水浴中撤出，全身擦干，用棉被或毛毯包裹，平卧休息。如果伤员出汗，将其从水浴中移出。复温时严禁将四肢浸泡在水中，以免引起低血容量休克，加重体心温度后降、诱发室颤。重度低体温、低体温持续时间超过8~12小时及老年低体温伤员，由于血容量不足以及电解质平衡和酸碱平衡紊乱较重，采用该法复温易引起室颤、血压过低等危险，使用需慎重。伴有体表损伤的伤员也不宜采用。该法的不足之处是难于对漂浮在水中的伤员进行监测，难于实施心肺复苏等急救措施。④加压热空气复温法。系将43℃湿热空气吹入低体温伤员的加温外套中，通过对流与传导供热使伤员复温，只要伤员有有效的灌注节律，复温速度可达1~2℃/h，其操作安全简便，可供伤员在后送途中及医院救治时使用。

主动体心复温法 外加复温热量直接作用于低体温伤员的体心部位使其复温，是最有效的复温方法。其特点是复温由内而外、由体心至体表，适用于重度低体温伤员复温，使体心温度低于30℃的低体温伤员发生复温衰竭的可能性减少。人体体心器官约占体重的8%，但在正常体温条件下对基础代谢产热的贡献率达56%。低体温时，人体的体心温度也较肌肉及浅层组织的温度高，体心器官产热在全身总产热量中所占比例更高。随着体心器官温度的升高，体心器官的产热量也快速提高，体心复温的益处也就更加明显。常用的该类技术方法包括呼吸道复温法、热灌流复温法及体外血液循环复温法等。

(刘嘉瀛 刘卫)

hūxīdào fùwēnfǎ

呼吸道复温法（airway rewarming）经面罩自主吸入或经呼吸器正压吸入42~45℃的湿热空（氧）气，使低体温伤员复温的无创性主动体心复温法。由于干燥空气的导热系数很低，吸入温暖、干燥空（氧）气时释放的外加热量可以忽略不计。为给低体温伤员提供更多的热量，必须使吸入的空（氧）气完全湿化，吸入气温度维持在42~45℃（温度不得高于45℃，以免面部与咽部烧伤），而且每分通气量要足够大。低体温伤员从呼吸道复温中获得的热量等于每分通气量乘以水蒸气凝结并冷却至当前体心温度时所释放的热量，如果吸入42℃空（氧）气、每分通气量增加10L，复温速度可额外提高0.3℃/h。在正常呼吸状态下，呼吸道加温的热量来自于机体自身的代谢产热。即使低体温伤员体表隔热充分，呼吸时仍将丢失热量。该法能使低体温伤员在呼吸过程中可能丢失的热量和水分保留下来，并提供一部分额外的热量和水分，由此发挥复温作用。还应注意，只有做好身体其余部位的充分隔热，呼吸道复温才有效。该法优先复温心、肺、脑等脏器。①低体温伤员可伴有呼吸道梗阻、呼吸道黏液溢及保护性气道反射抑制。呼吸道复温能有效地终止呼吸道散热，有利于刺激呼吸道纤毛功能、降低呼吸道分泌物黏度、保持呼吸道通畅、提高肺血管床的氧含量和温度。②吸入湿热空（氧）气可抑制寒战强度，降低外周组织的代谢需求，有益于重度低体温伤员。③有利于减少室颤发生。该法无创伤，方法简单、安全，可保证适宜的氧合，避免体心温度后降。该法的复温速度取决于所采用的热量释放技术，气管插管法释放热量的速度较面罩法更快，复温速度可达1~2.5℃/h。该法

适用于轻度低体温伤员，也可作为中、重度低体温伤员的辅助复温方法。头面部创伤伤员不宜使用；加速复温可诱发脑水肿与肺水肿，故慢性低体温伤员慎用。野外使用的便携式呼吸道复温装置有多种，包括电加湿器，利用呼出气加热的加湿器，以及利用钠（碱）石灰与呼出气 CO_2 之间化学反应产热的装置，其作用是使吸入空气温暖、潮湿，已作为登山急救装备用于珠穆朗玛峰探险，矿山事故中被掩埋者的救援等。

(刘卫 刘嘉瀛)

règuànliú fùwēnfǎ

热灌流复温法（heated irrigation）用温热溶液灌注、淋洗人体体心（含空腔）脏器，使低体温伤员复温的主动体心复温法。常用的有腹腔灌流（腹膜透析）复温法，胃、结肠灌流复温法，胸腔灌流复温法，纵隔灌流复温法及直接心脏灌流复温法等。由于热交换面积较小，灌流液转移的热量常很有限。热转移效率随温热（45℃）灌流液的流速及灌流液停留时间的不同而异，但延长灌流液停留时间与增加灌流速度是一对无法回避的矛盾。

腹腔灌流复温法（peritoneal dialysis）使用温热透析液做腹膜透析，复温热量直接加温下腔静脉回心血液及腹腔内脏器，并通过后壁腹膜传递至实体脏器，经横膈传递至心、肺，发挥复温作用。操作方法与常规腹膜透析相同，40~42℃的透析液1.5%葡萄糖等渗盐溶液，一般用量10~20ml/kg，10~15分钟注入透析液1次，保留20~30分钟，然后吸出换新透析液，重症者共需用10~20L透析液。使用双导管加快灌流和抽吸，可提高复温速

度。依照透析液流速及其在腹腔中停留时间的不同，复温速度可达 1~3℃/h。可用于重度低体温伤员复温，对于无自主灌流的伤员可与其他复温技术合用。该法的优点是：①不需建立血管通道，不必采取抗凝措施。②不需专门技术人员与昂贵设备。③操作简便，不加重心血管系统负荷，因此推荐使用。该法具有独特的技术优势：①直接复温肝脏可激活解毒功能。②腹膜透析具解毒作用，特别适用于药（毒）物中毒所致的低体温，也可加速横纹肌溶解后进入血液的肌红蛋白的排出。③能发现创伤性低体温伤员的隐性腹腔积血，特别适用于不能行超声检查或计算机化断层显像（CT）的低体温伤员。需注意的是：①该法属于有创技术。②近期做过腹部手术者禁用；既往腹部手术所致的粘连减小热交换量，增加并发症发生概率。③腹腔灌流复温可纠正高钾血症，但加重低钾血症。因此，复温时须监测血钾水平和血糖水平，使用的透析液中常需补钾。④注意防止液体过载而加重水肿。

胃、结肠灌流复温法（gastric lavage or colon lavage）　方法简单，不需腹腔灌流复温时的消毒措施；热交换面积小，限制热量转移，因而需灌流大量液体，复温速度通常为 1~2℃/h。行胃灌流复温时，伤员需先做气管插管，以防吸入灌流液。胃、结肠一次灌流量超过 300ml 时，部分灌流液将进入十二指肠或回肠，导致灌流液和电解质丢失，经常抽吸去除灌流液可避免或减轻这种情况，并应做好灌流液体积进出的记录。为防止灌流液及电解质丢失、避免插胃管对心脏的刺激及引起内脏穿孔的危险，使用

温灌流液充盈的胃内球囊或结肠球囊传递热量更为理想，已有双腔管灌流胃内球囊等改良法。

胸腔灌流复温法（closed thoracic lavage）　做胸造口术，将两根大孔径闭式胸腔引流管插入一侧胸腔，上管插在前胸锁骨中线第 2~3 肋间处，下管插在腋后线第 5~6 肋间处，经上管无菌注入 40~42℃ 灭菌生理盐水，经下管抽出。如果采用高流速的对流液体灌注器，使用不同型号的灭菌双路连接器连接加热器与胸管，以胸造口引流法收集流出液，则方法更简便。可行单侧或双侧胸腔灌流复温，左侧胸腔插管对心脏的机械刺激有引起医源性室颤的危险。伤员成功复温后，移去上管、保留下管，加速残留灌流液排出。热转移效率随灌流液流速及灌流液停留时间的不同而异。平均灌流速度 200~400ml/min，每次灌注量 1~3L 时，复温速度可达 5~7℃/h。适用于对标准复温方法无反应的重度低体温伤员，也可与其他复温方法联合使用救治心脏骤停的低体温伤员。胸膜粘连影响灌流速度，胸膜粘连的低体温伤员使用该法时必须保持适当抽吸，以防出现张力性水胸及纵隔移位等胸腔内高压。并发创伤性血胸或气胸的低体温伤员，最好放置第二根下管，尤其是行右侧胸腔灌流时。

纵隔灌流复温法及直接心脏灌流复温法（mediastinal irrigation and direct myocardial lavage）　有创性复温法，适用于无自主血液灌流的低体温伤员，复温效果与腹腔灌流复温法接近。多在前侧部施行左侧胸廓切开术，使用 1~2L、40℃ 等渗溶液淋洗心脏数分钟，然后更换灌流液重复淋洗过程。心肌温度超过 26℃ 后，

温度每升高 1~2℃ 尝试胸内除颤。心脏恢复灌注节律时，继续淋洗至心肌温度>32℃。如果不切开心包，为纵隔灌流复温法；有心包积液或心脏压塞时需切开心包，为直接心脏灌流复温法。这两种复温法除可直接除颤外，胸骨切开术可做心室减压。该法需由有经验的人员操作。有引起感染的危险。

（刘嘉瀛　刘卫）

tǐwài xuèyè xúnhuán fùwēnfǎ

体外血液循环复温法（extracorporeal blood rewarming）　外加复温热量直接加温血液救治低体温伤员的复温方法。适用于重度低体温伤员。其特点是复温速度快（但复温速度快并非提高低体温伤员存活率所必需），技术与设备条件要求高，有些方法需由有经验的专家实施。常用的 4 种方法是：心肺旁路复温法、连续动-静脉复温法、静脉-静脉循环复温法、血液透析复温法。

心肺旁路复温法（cardiopulmonary bypass）　由心外科手术体外循环技术发展而来的一种体外循环复温法，经皮（或手术）股动脉和股静脉穿刺留置导管（小儿插入髂静脉），以机械泵驱动旁路血液流经热交换器（38~40℃）加温、氧合器氧合后回流至伤员体内，股动脉血液流速为 2~3L/min 时，体心温度可提高 1~2℃/3~5min，体心温度平均提高 9.5℃/h。最适复温速度、回灌血液温度与体心温度之间的温度梯度尚无定论，多数学者选择回灌血液温度高于体心温度 5~10℃。适用于对无创性复温方法无反应的低体温伤员、合并四肢冻伤的低体温伤员、伴有电解质紊乱的横纹肌溶解症的低体温伤员。肝素化灌流设备使得该

法可用于合并创伤的低体温伤员。该法可确保血液氧合及复苏过程中的血液灌流，能为心律失常和低血压的低体温伤员提供血流动力学支持、保持血液流动，减少室颤发生。该法对技术和设备条件要求高，应由有经验的心外科专家施行。采用该法复温时，可引起血管损伤、溶血、空气栓塞和弥散性血管内凝血等并发症，因血管渗漏可能需要大量补液。

连续动-静脉复温法（continuous arteriovenous rewarming）　采用经皮动、静脉穿刺技术插入股动脉与股静脉导管，导管另一端分别与对流血液加热器的进口和出口相连，借助伤员自身的动脉血压（其值至少应维持在60mmHg以上）驱动血液在体外流经热交换器（38~40℃）加温，使低体温伤员复暖。适用于合并创伤的低体温伤员，复温速度快（可达7~10℃/h）、伤员存活率高、伤员所需输血量及衰竭器官数减少。该装置不需要灌流泵及全身抗凝。

静脉-静脉循环复温法（venovenous rewarming）　与连续动-静脉复温法酷似，区别在于：①该法利用机械泵驱动血液在体外流经热交换器加温，进而使低体温伤员复暖。②血液经一根中心静脉导管流出身体，在体外加温至40℃后再经第二根中心静脉导管或外周静脉导管回流至体内。③该法不能提供氧合或完全的血流动力学支持。血液流速一般可达150~400ml/min。

血液透析复温法（hemodialysis）　血液透析过程中，利用血液在体外循环的时机加温低温血液，使低体温伤员复温的方法。该技术实用性强，能校正电解质紊乱和血气平衡紊乱，特别

适用于伴有可透析药（毒）物中毒的低体温伤员。小型血液透析机及经皮血管穿刺留置导管技术的广泛应用，为该法的使用创造了条件。使用双路经皮中心静脉或外周静脉穿刺留置导管的血液透析，循环交换容量可达200~500ml/min，复温速度可达2~3℃/h。

（刘　卫　刘嘉瀛）

tǐxīn wēndù hòujiàng
体心温度后降（core temperature afterdrop）　低体温伤员脱离冷环境或开始复温后，体心温度进一步降低的现象。简称后降。伤员脱离冷环境或开始复温后，散热量仍多于产热量，体心热量持续传递给较冷的外周组织，导致体心温度继续降低，甚至在复温过程中也可如此。临床上观察体心温度后降有两个指标：体心温度后降幅度（range of core temperature afterdrop）和体心温度后降持续时间（duration of core temperature afterdrop）。体心温度后降幅度指伤员脱离冷环境时或复温开始时的体心温度与复温后最低体心温度之差。例如，复温开始时伤员体心温度为32℃，复温后体心温度最低降至30℃，则后降幅度为2℃。决定体心温度后降幅度大小的因素是：①低体温伤员体心温度与外周组织温度之间的温度梯度大小。温度梯度越大，后降幅度可能就越大，直至温度梯度消除为止。②复温过程中，灌流外周组织的血液冷却降温后回流至体心的速度。低温血液回流速度越快，后降幅度就越大，直至温度梯度消除。③外周组织代谢产热率的大小。外周组织代谢产热率越高，后降幅度就越小。体心温度后降持续时间指伤员脱离冷环境或复温开始后，体心温

度经过后降、再回升至脱离冷环境时或复温开始时体心温度的间隔时间。

采用任何一种方法复温都可能出现体心温度后降。采用被动复温法、呼吸道复温法或温水浸泡复温法救治低体温伤员过程中，均有体心温度后降的报道。因此，复温时必须关注体心温度后降的问题。体心温度后降常见于慢性冷暴露后的脱水伤员。合并冻伤的重度低体温伤员，如果在体心温度稳定前就复温融化冻肢，也可出现明显的体心温度后降。低体温伤员体心温度后降幅度可达2~5℃。体心温度后降2~3℃可抑制已受损害的心肌功能，加重低血压；体心温度后降可降低室颤阈值，引起低体温伤员发生室颤而致死。低体温救治的关键是阻止体心温度后降，稳定心血管和呼吸系统功能。为提高低体温特别是重度低体温伤员的存活率，理想的复温方法应使伤员体心温度后降持续时间短、后降幅度小且复温速度快，即体心温度后降也是评价复温方法优劣指标之一。

（刘嘉瀛　刘　卫）

réngōng qìhòushì
人工气候室（controlled environment chamber）　在有限空间范围内模拟一定的自然地理气候环境，用于开展特定地理气候环境因素对机体生理、生化、病理、病理生理学的影响及其对策研究的实验设施或设备。常见的有模拟寒区气候环境的低温舱；模拟热区气候环境的高温舱；模拟高原地理气候环境的低压舱；模拟复合环境条件的复合舱，如模拟高原低压低氧和低温复合条件的低压低温舱。在军事作业条件下，部队官兵除受到当地地理气候条件的影响外，还受到战争环境中特

殊作业因素的影响，包括物理因素如噪声、振动，化学因素如有害气体，生物因素如致病昆虫、微生物等的影响，构成军事作业的复杂环境。在上述人工气候室的基础上，附加相应的特殊军事作业因素条件，即可构成更加复杂的人工气候室，从严格的意义上讲，这一类舱室应称为军事作业人工气候室。

（杨丹凤　李　曦）

dīyācāng

低压舱（low pressure chamber）

在有限空间范围内人工模拟高原或高空低氧低气压环境，用于生物学与医学实验的实验设施或设备。又称气压舱、高度舱。根据需要，可分为动物实验低压舱和人体试验低压舱。

结构　主要结构包括舱体、监控室和机房。

舱体　多用钢框架与钢板制成，舱体形状可为水平放置的圆柱体或长方体，大小依实验需要不同而异。人体试验低压舱包括主舱和缓冲舱两部分（图）。主舱是试验舱；缓冲舱又称过渡舱，位于主舱之前，是试验期间在维持主舱压力不变的条件下进出主舱及实施紧急救援的通道。主舱与缓冲舱均需减压，两者之间经密封舱门相连，舱门向外侧开启，以使低压舱运行期间舱门自动压紧。动物实验低压舱只有主舱，无缓冲舱。主舱与缓冲舱的耐受压力随用途不同而异，就工作高度而言，人体试验低压舱应能模拟海拔5km（大气压53.8kPa）；动物实验低压舱供大鼠实验时，应能模拟海拔8km（大气压为35.9kPa），供小鼠实验时应能模拟海拔12km（大气压16.9kPa）。

舱壁　主舱舱壁和舱门上有观察窗，供工作人员从舱外观察

舱内情况使用。舱壁上的连接孔道供输送生理监测设备、气象监测设备及其他仪器仪表的导线使用。人体试验低压舱舱壁上的递物孔道供试验过程中舱内外临时递送试验物品及检测样本使用。

舱内设施　可以分为3类。第一类是实现舱体性能指标的基本设施，包括：①降噪系统。在气体进、出舱室的管路上安装消

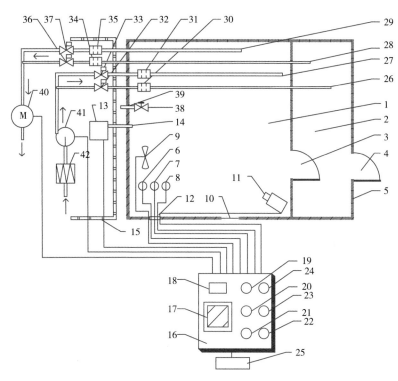

a　人体试验低压舱俯视

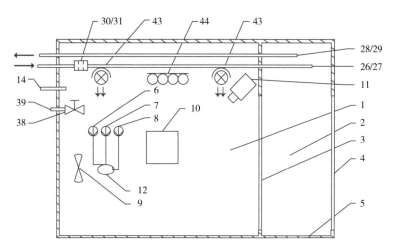

b　舱体主视

图　人体试验低压舱示意

1. 主舱；2. 缓冲舱；3. 主舱舱门；4. 缓冲舱舱门；5. 舱壁；6. 温度传感器；7. 湿度传感器；8. 风速传感器；9. 风扇；10. 观察窗；11. 摄像机；12. 连接孔道；13. 加湿器；14. 加湿孔道；15. 隔音层；16. 控制台；17. 显示屏；18. 计时器；19. 报警器；20. 温度控制钮；21. 湿度控制钮；22. 风速控制钮；23. 高度表；24. 升降速度表；25. 键盘；26. 缓冲舱进气管；27. 主舱进气管；28. 缓冲舱抽气管；29. 主舱抽气管；30/31/34/35. 消音器；32/33/36/37. 电磁阀；38. 紧急放气阀；39. 增压孔道；40. 真空泵；41. 气泵；42. 过滤器；43. 照明；44. 热辐射器

声器，以降低管道内的气流噪声和排气噪声。②调湿系统。利用加湿器满足舱内实验所需湿度要求。③热辐射系统。在舱内顶棚上安置热辐射器或红外线灯，模拟太阳辐射。④制风系统。调控带扇叶的变频电机的转速，人工模拟不同风速。⑤用于监测舱内模拟海拔、温度和湿度的传感器。第二类是保证试验顺利进行的基本设施，包括：①用于主舱与监控室通话的电讯设备。②供监控室工作人员了解舱内受试者情况，并对试验全过程进行录像的摄像监控系统。③可供受试者或试验人员发生意外时，紧急使用的面罩供氧系统。④紧急情况下能缓慢开启的紧急进气阀，可使外界空气进入舱内，令舱内压力逐步上升，以达到舱内外压力平衡，保证受试者紧急出舱。第三类是开展相应试验的仪器设备，如研究人体运动功能的自行车功率计、评价服装保暖性能的暖体铜人等。

监控室 系放置操纵台、管理控制舱体运行的控制室。人体试验低压舱的缓冲舱与监控室之间经密封舱门相连，动物实验低压舱的主舱与监控室之间亦经密封舱门相连，舱门均向外开启，以使舱体运行期间舱门自动压紧。操纵台是监控室的主要设施，上面有计算机程控系统，显示舱内模拟海拔、升降速度、温度、湿度、风速等指标的显示屏，摄像监控显示屏及录像设备，舱内外通话用电讯设备，时钟，计时器，声光报警装置等。为确保舱内模拟海拔及升降速度准确无误，应加设一套气压式航空用高度表与升降速度表，以便与电子监测的舱内模拟海拔及升降速度核对。

机房 位于靠近舱体的另一个室内或不同的建筑物内，用于放置减压系统。机房应使用隔声材料处理，大功率电机等需做减振降噪处理，以减少噪声干扰。减压系统利用真空泵抽气使舱内减压，以达到试验要求的模拟海拔。舱内抽气减压为模拟海拔上升，进气复压为模拟海拔下降。由压力传感器测定的舱内压力调控进舱气体阀门开启的大小，即控制进舱的新风流量，以保持舱内压力恒定，实现舱内压力（即模拟海拔）的自动控制。上升速度一般不受人体生理条件限制，下降速度需进行控制。人中耳通气功能一般可适应模拟海拔的下降速度为 22.8~34.2m/s，人体试验中一般控制模拟海拔的下降速度不超过 20m/s。舱内压力达到试验预设定的模拟海拔后，可启用小功率真空泵维持舱内模拟海拔恒定及新风换气。

基本性能 程控低压舱应能满足以下技术指标：①计算机自动控制。可按照预先设定的模拟海拔、升降速度、湿度等指标，实现舱体运行的自动控制。②模拟海拔。可达 3~12km，高度误差±10m。③模拟海拔升降速度。动物实验中，升降速度一般为 10~15m/s。人体试验中，上升速度一般无限制；下降速度一般不超过 20m/s。④相对湿度。达到 20%~70%，误差±5%。⑤风速可控，范围 0.5~7.0m/s。⑥最大热辐射为 600kJ/(h·m²)。⑦通风换气。为保证舱内空气清新，换气率应达到每人 10m³/min。⑧程序中断保护系统。试验过程中遇有停电等意外情况时，应急灯自动接通，真空泵抽气程序自动中断，进、出气阀门关闭。如果停电或其他意外持续时间较长，可打开手控阀门让外界空气缓慢

进入，升高舱内压力，中止试验。

应用 动物实验低压舱用于：①建立高原低氧暴露动物模型，观察高原低氧暴露对动物生理、生化、病理、病理生理学的影响。②建立低氧暴露损伤动物模型，用于低氧损伤防治药物的药效学评价。③建立高原低氧习服动物模型，研究高原低氧习服机制，评价加速或促进高原低氧习服药物、助剂的作用。人体试验低压舱主要用于高原低氧环境对人体的影响及防治措施研究，包括：①人体高原低氧生理与高原医学试验研究。②高原装备、服装、辅助供氧设施与卫生用品的检查鉴定。③评价人体高原低氧习服与高原适应能力，评价增强人体高原低氧耐力的药物、功能食品或助剂的作用。④开展高原低氧习服训练，评价高原低氧习服训练方法，评价加速或促进高原低氧习服药物、助剂的作用。⑤飞行员与航天员高空训练、缺氧耐力检查和医学鉴定。如果在低压舱基础上复合其他环境因素建立复合舱室，可开展复合因素对人体的影响及对策研究。⑥也可用于需研究人员实施具体操作（如手术处理）的低氧环境动物实验研究。

安全防护 工作人员必须严格按程序操作。设计试验时，必须确定人体相应指标的耐受限度。试验前，应准备好急救药品和器材，制定抢救预案。试验中，利用电讯设备与受试者联系，定时询问主观感觉，通过观察窗及摄像监控系统观察受试者表情、精神状态、皮肤色泽、运动能力等变化。如果出现面色苍白、出汗、反应迟钝、抽搐、意识丧失、严重心律失常或心率突然减慢等表现时，应立即停止试验。在舱内

模拟海拔下降过程中，应嘱受试者做吞咽动作，以使咽鼓管开放，达到中耳内外压力平衡。感冒时咽鼓管不通，中耳内外压力不易达到平衡，因而严禁患感冒的受试者进舱参加试验。在舱内模拟海拔下降过程中，如果受试者中耳或鼻窦出现疼痛，应减慢下降速度，必要时可暂停下降；如果疼痛不消失，须再上升 0.5～1km，待疼痛完全消失后，再减速下降。

（刘嘉瀛　王　军）

mìbì dīyǎngshì

密闭低氧室（closed hypoxic room）　用于检测实验动物在密闭缺氧环境中耐受缺氧能力的装置。可用于小鼠密闭缺氧耐力实验，在整体水平观察某些条件对缺氧小鼠死亡时间或存活时间增加率的影响，如用于急性高原反应防治药物的临床前药效学评价，从动物整体水平上观察药物能否延长缺氧动物存活时间。该装置为一个用橡皮塞密闭的 125ml 广口瓶，瓶中装有约 5g 钠石灰，用于吸收实验过程中小鼠呼出的二氧化碳和水。实验使用体重18～22g 纯种健康小鼠，在适应性饲养 3 天后按体重随机分组，实验设低、中、高受试药物剂量组，阳性药对照组和空白对照组 5 个组别，每组 20 只，雌雄各半。给药后，将小鼠分别置于一个上述的广口瓶中，盖上橡皮塞密闭，即刻用秒表计时，精确观察并记录小鼠死亡时间。依照给药组与对照组小鼠的存活时间，计算小鼠存活时间增加率：

存活时间增加率（%）=〔（给药组小鼠存活时间−对照组小鼠存活时间）/对照组小鼠存活时间〕×100

（刘嘉瀛　王　军）

dīwēncāng

低温舱（low temperature chamber）　在有限空间范围内人工模拟干冷或湿冷环境，用于生物学与医学实验研究的实验设施或设备。根据需要，可分为动物实验低温舱和人体试验低温舱。

结构　包括舱体、监控室和机房。

舱体　多用钢框架、钢板与保温材料制作，舱体形状多为长方体，大小依实验需要不同而异。人体试验低温舱包括主舱和缓冲舱两部分（图）。主舱是试验舱；缓冲舱又称过渡舱，位于主舱之前，是试验期间在维持主舱温度不变的条件下进出主舱的通道。主舱与缓冲舱均需降温，两者之间经隔热舱门相连。动物实验低温舱只有主舱，无缓冲舱。

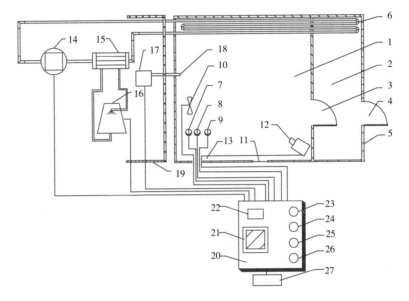

a　人体试验低温舱俯视

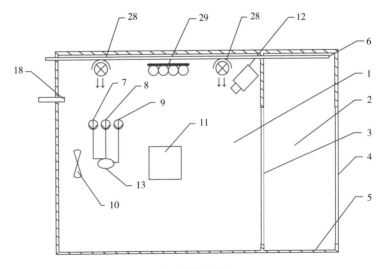

b　舱体主视

图　人体试验低温舱示意

1. 主舱；2. 缓冲舱；3. 主舱舱门；4. 缓冲舱舱门；5. 舱壁；6. 排管蒸发器；7. 温度传感器；8. 湿度传感器；9. 风速传感器；10. 风扇；11. 观察窗；12. 摄像机；13. 连接孔道；14. 制冷压缩机；15. 冷凝器；16. 冷却塔；17. 加湿器；18. 加湿孔道；19. 隔音层；20. 控制台；21. 显示屏；22. 计时器；23. 报警器；24. 温度控制钮；25. 湿度控制钮；26. 风速控制钮；27. 键盘；28. 照明；29. 热辐射器

舱壁 舱壁上有采用防雾措施的观察窗，供工作人员从舱外观察舱内受试者情况使用。舱壁上的连接孔道供输送生理监测设备、气象监测设备及其他仪器仪表的导线使用。

舱内设施 可以分为3类。第一类是实现舱体性能指标的基本设施，包括：①调湿系统。利用加湿器满足舱内实验所需湿度要求。②热辐射系统。在舱内顶棚上安置热辐射器或红外线灯，模拟太阳辐射。③制风系统。调控带扇叶的变频电机的转速，人工模拟不同的风速。④监测舱内温度和湿度的传感器。第二类是保证试验顺利进行的基本设施，包括：①用于主舱与监控室通话的电讯设备。②供监控室工作人员了解舱内受试者情况，并对试验全过程进行录像的摄像监控系统。③显示舱体运行各项技术指标的耐低温LED显示屏。第三类是开展相应试验的仪器设备，如研究人体运动功能的自行车功率计、评价服装保暖性能的暖体铜人等。

监控室 系放置操纵台、管理控制舱体运行的控制室。人体试验低温舱的缓冲舱与监控室之间经隔热舱门相连，动物实验低温舱的主舱与监控室之间亦经隔热舱门相连。操纵台是监控室的主要设施，上面有计算机程控系统，显示舱内温度、湿度、风速等指标的显示屏，摄像监控显示屏及录像设备，舱内外通话用电讯设备，时钟，计时器，声光报警装置等。

机房 位于靠近舱体的另一个室内或不同的建筑物内，用于放置制冷系统、水冷却系统等动力设备。机房应使用隔声材料处理，大功率电机等需做减振降噪

处理，以减少噪声干扰。

制冷系统 利用制冷压缩机将低温低压的气态制冷剂压缩成高温高压的液态制冷剂，再通过水冷却系统使液态制冷剂降温。当液态制冷剂流经舱内排管蒸发器时膨胀蒸发，吸收热量，使进舱空气以一定速率降温，再将冷空气吹入舱内，使舱内温度降至试验所需温度。通过舱内温度传感器测定的温度，反馈控制液态制冷剂喷入排管蒸发器的速度，实现制冷自动控制，保持舱内温度恒定。

水冷却系统 系利用冷却塔（放置在户外）降低循环水温度，再用于冷却高温高压的液态制冷剂。

基本性能 程控低温舱应满足以下技术指标：①计算机自动控制。可在计算机控制下，按照预先设定的指标，实现试验全过程舱体运行的自动控制。②温度。舱内温度范围为-50~20℃，误差±1℃，舱内各点温度均匀。③相对湿度。应达到20%~95%，误差±5%。④舱内风速可控，范围为0.5~7.0 m/s。⑤最大热辐射为600kJ/（h·m²）。⑥程序中断保护系统。试验过程中遇有停电等意外情况时，可自动中断降温程序，应急灯自动接通。如果停电时间过长，不能维持舱内温度恒定，应中断试验。

应用 动物实验低温舱的用途为：①建立冷暴露动物模型，观察冷暴露对动物生理、生化、病理、病理生理学的影响。②建立冷损伤动物模型，用于冷损伤防治药物的药效评价。③建立冷习服动物模型，研究冷习服机制，评价加速或促进冷习服药物、助剂的作用。人体试验低温舱主要用于冷环境对人体的影响及其对

策研究，包括：①低温生理与低温医学试验研究。②寒区装备、服装、辅助加热用品与卫生用品的检查鉴定。③评价人体冷习服及冷适应能力，评价增强人体耐寒能力的药物、功能食品或助剂的作用。④开展人体冷习服训练，评价冷习服训练方法，评价加速或促进冷习服药物、助剂的作用。⑤也可用于需研究人员实施具体操作（如手术处理）的低温动物实验研究。

安全防护 工作人员必须严格按程序操作。设计试验时，必须确定人体相应指标的耐受限度，达到预警数值时应密切观察；达到耐受限度，如受试者直肠温度降至35.5℃或足趾（或足跟）温度低于5℃、且持续观察温度不回升时，必须停止试验，以防造成损伤。试验中，当环境温度低于0℃时，应严防裸露皮肤直接接触舱壁等冷金属，以防皮肤与金属粘贴发生冷金属粘皮，引起冻伤。有氧化膜的金属铝和铁最容易造成粘皮现象。试验后，可给受试者饮用热姜（红）糖水，避免受试者受寒。舱内电线要妥善绝缘。试验后，舱内的结霜应予解冻，拭干并通风换气，使舱内彻底干燥，以防潮湿损坏舱体、管道，或造成微生物污染。

（杨丹凤 刘嘉瀛 李曦）

dīyā-dīwēncāng

低压低温舱（low pressure and low temperature combination chamber） 在有限空间范围内人工模拟低压低氧与低温复合环境，用于低压低氧与低温复合环境对机体影响及其对策的生物学与医学研究的实验设备或设施。又称低压调温舱。根据需要，可分为人体试验低压低温舱和动物实验低压低温舱。

结构 包括舱体、监控室和机房。

舱体 人体试验低压低温舱包括主舱和缓冲舱两部分（图），两者均需减压、降温。主舱是试验舱；缓冲舱又称过渡舱，位于主舱之前，是试验期间在维持主舱压力与温度不变的条件下进出主舱的通道。动物实验低压低温舱只有主舱，无缓冲舱。舱体由钢框架、钢板与保温材料制成，舱体形状可为水平放置的圆柱体或长方体，大小依试验需要不同而异。主舱与缓冲舱的耐受压力随用途不同而异。就工作高度而言，用于人体试验时舱体应能模拟海拔 5km（大气压 53.8kPa）；供大鼠实验时，应能模拟海拔 8km（大气压 35.9kPa）；供小鼠实验时，应能模拟海拔 12km（大气压 16.9kPa）。主舱与缓冲舱之间经密封隔热舱门相连，舱门向外开启，以使舱体运行期间舱门自动压紧。

舱壁 舱壁上有耐压、防雾功能的观察窗，供工作人员从舱外观察舱内受试者情况使用。舱壁上的递物孔道供试验过程中舱内外临时递送物品使用；舱壁上的连接孔道供输送生理监测设备、气象监测设备及其他仪器仪表的导线使用。

舱内设施 可以分为 3 类。第一类是实现舱体性能指标的基本设施，包括：①降噪系统。在气体进、出舱室的管路上安装消声器，以降低管道内的气流噪声和排气噪声。②调湿系统。利用加湿器满足舱内试验所需湿度要求。③热辐射系统。在舱内顶棚上安置热辐射器或红外线灯，模拟太阳辐射。④制风系统。调控带扇叶的变频电机的转速，人工模拟不同风速。⑤用于监测舱内压力、温度和湿度的传感器。第二类是保证试验顺利进行的基本设施，包括：①用于主舱与监控室通话的电讯设备。②供监控室工作人员了解舱内受试者情况，并对试验全过程进行录像的摄像监控系统。③可供受试者或试验人员发生意外时，紧急使用的面罩供氧系统。④显示舱体运行各项技术指标的耐低温 LED 显示屏。⑤紧急情况下可缓慢开启的紧急进气阀，让外界空气缓慢进入舱内、以达到舱内外压力平衡，保证受试者紧急出舱。第三类是开展相应试验的仪器设备，如研究人体运动功能的自行车功率计、

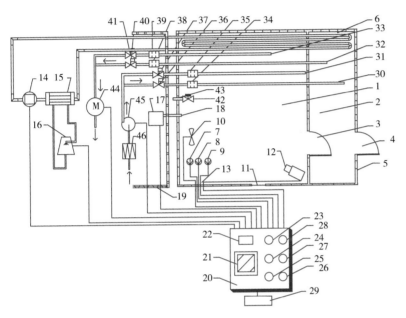

a　人体试验低压低温舱俯视

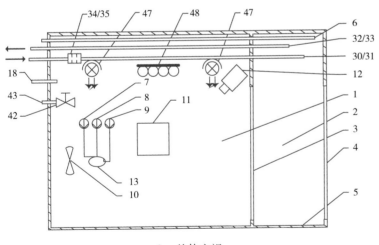

b　舱体主视

图　人体试验低压低温舱示意

1. 主舱；2. 缓冲舱；3. 主舱舱门；4. 缓冲舱舱门；5. 舱壁；6. 排管蒸发器；7. 温度传感器；8. 湿度传感器；9. 风速传感器；10. 风扇；11. 观察窗；12. 摄像机；13. 连接孔道；14. 制冷压缩机；15. 冷凝器；16. 冷却塔；17. 加湿器；18. 加湿孔道；19. 隔音层；20. 控制台；21. 显示屏；22. 计时器；23. 报警器；24. 温度控制钮；25. 湿度控制钮；26. 风速控制钮；27. 高度表；28. 升降速度表；29. 键盘；30. 缓冲舱进气管；31. 主舱进气管；32. 缓冲舱抽气管；33. 主舱抽气管；34/35/38/39. 消音器；36/37/40/41. 电磁阀；42. 紧急放气阀；43. 增压孔道；44. 真空泵；45. 气泵；46. 过滤器；47. 照明；48. 热辐射器

评价服装保暖性能的暖体铜人等。

监控室 系放置操纵台，管理控制舱体运行的控制室。人体试验低压低温舱的缓冲舱与监控室之间经密封隔热舱门相连，动物实验低压低温舱的主舱与监控室之间亦经密封隔热舱门相连，舱门均向外开启，以使舱体运行期间舱门自动压紧。操纵台是监控室的主要设施，上面有计算机程控系统，显示舱内模拟海拔、升降速度、温度、湿度、风速等指标的 LED 显示屏，摄像监控显示屏及录像设备，舱内外通话用电讯设备，时钟，计时器，声光报警装置等。为确保舱内模拟海拔及升降速度准确无误，应另配置一套气压式航空用高度表与升降速度表，以便与电子监测的舱内模拟海拔及升降速度进行核对。

机房 位于靠近舱体的另一个室内或不同的建筑物内，用于放置动力设备。机房应使用隔声材料处理，大功率电机等需做减振降噪处理，以减少噪声干扰。动力设备包括制冷系统、减压系统、水冷却系统等。

制冷系统 见低温舱。

减压系统 利用真空泵抽气使舱内减压，以达到试验要求的模拟海拔。舱内抽气减压为模拟海拔上升，进气复压为模拟海拔下降。由压力传感器测定的舱内压力自动调控进气阀门开启的大小，即控制进舱的新风流量，实现舱内压力（即模拟海拔）的自动控制，保持舱内压力恒定。舱内压达到试验预设定的模拟海拔后，可启用小功率真空泵维持舱内模拟海拔恒定及新风换气。

水冷却系统 见低温舱。

基本性能 程控低压低温舱应能满足以下技术指标：①计算机自动控制。可按照预先设定的指标，实现试验全过程舱体运行自动控制。②模拟海拔及升降速度。可依据实验要求模拟不同的海拔，高度误差±10m。动物实验中，模拟海拔升降速度一般为 10~15m/s。人体试验中，模拟海拔上升速度一般无限制；下降速度一般不得超过 20m/s。③温度。舱内温度范围-50~20℃，误差±1℃，舱内各点温度均匀。④相对湿度。20%~70%，误差±5%。⑤舱内风速为 0.5~7.0m/s。⑥最大热辐射为 600kJ/(h·m²)。⑦通风换气。为保证舱内空气清新，换气率应达到每人 10m³/min。⑧程序中断保护系统。试验过程中遇有停电等意外情况时，可自动中断降压、降温程序，进、出气阀门关闭，应急灯自动接通。如果停电时间过长，不能维持舱内压力与温度恒定，可通过手控阀门缓慢控制进气，升高舱内压力，中止试验。

应用 ①建立高原低压低氧与低温复合环境因素暴露动物模型，观察高原低压低氧与低温复合环境对机体生理、生化、病理、病理生理学的影响。②开展人体高原低压低氧与低温复合环境暴露的生理学与医学试验研究。③检查鉴定高原寒冷地区使用的防护服装与装备、辅助加热用品、供氧措施、卫生用品。④开展高原低压低氧与低温复合环境因素习服与适应研究，评价人体低压低氧与低温复合环境习服与适应能力，评价低压低氧与低温复合环境因素习服训练方法及效果，评价促习服药物与助剂的作用。⑤开展高原环境不同海拔与不同低温复合时，对人体作业能力影响的研究。

安全防护 工作人员必须严格按程序操作。设计试验时，必须确定人体相应指标的耐受限度。试验前，应准备好急救药品和器材，制订抢救预案。试验中，与受试者通话，定时询问主观感觉，观察其表情、皮肤色泽、精神状态、活动状态，测定受试者皮肤温度与体心温度等变化。如果受试者出现面色苍白、出汗、反应迟钝、抽搐、意识丧失、心律失常或心率突然减慢，直肠温度降至35.5℃或足趾（或足跟）温度低于5℃，经观察温度无回升时，应立即停止试验，在舱内吸氧、保温，并出舱处置。试验中，当环境温度低于0℃时，严禁裸露皮肤直接接触舱壁等冷金属，以防皮肤与金属粘贴发生冷金属粘皮，引起冻伤。有氧化膜的金属铝和铁最容易造成粘皮现象。模拟海拔下降过程中，嘱受试者做吞咽动作，以使咽鼓管开放，中耳内外压力平衡。人中耳通气功能可以适应的外界气压升高相当于模拟海拔下降速度22.8~34.2 m/s。人体试验中，需对模拟海拔的下降速度进行控制，一般不得超过20m/s。感冒时咽鼓管不通，中耳内外压力不易达到平衡，因此严禁感冒的受试者进舱参加试验。模拟海拔下降过程中，如果受试者中耳或鼻窦出现疼痛，应减慢下降速度，必要时可暂停下降；如果疼痛不消失须将模拟海拔再上升 0.5~1km，待疼痛完全消失后，再减速下降。舱内电线要妥善绝缘。试验后，舱内结霜应予解冻，拭干并通风换气，使舱内彻底干燥，以防潮湿损坏舱体、管道，或造成微生物污染。

（刘嘉瀛 王 军）

gāowēncāng

高温舱（high temperature chamber） 在有限空间范围内人工模拟干热或湿热环境，用于生物学与医学实验研究的实验设施或设备。根据需要，可分为动物实验高温舱和人体试验高温舱。

结构　包括舱体和监控室。

舱体　多用钢框架、钢板与保温材料制成，舱体形状多为长方体，大小依实验需要不同而异。

人体试验高温舱包括主舱和缓冲舱两部分（图）。主舱是试验舱；缓冲舱又称过渡舱，位于主舱之前，是试验期间在维持主舱温度、湿度基本不变的条件下进出主舱的通道。主舱和缓冲舱均需加温、加湿（或干燥），两者之间经隔热舱门相连。动物实验高温舱只有主舱，无缓冲舱。

舱壁　主舱舱壁上有观察窗，供工作人员从舱外观察舱内情况使用。舱壁上的连接孔道供输送生理监测设备、气象监测设备及其他仪器仪表的导线使用。

舱内设施　舱内设施可以分为3类。第一类是实现舱体性能指标的基本设施，包括：①加热系统。利用电加热管加温，使舱内温度达到试验要求，并通过舱内温度传感器测温的反馈调节实现自动控制，以保持舱内温度恒定。②调湿系统。利用加湿器满足舱内试验所需湿度要求，并通过舱内湿度传感器的反馈调节实现自动控制，保持舱内湿度恒定。③热辐射系统。在舱内顶棚上安置热辐射器或红外线灯，模拟太阳辐射。④制风系统。调控带扇叶的变频电机的转速，人工模拟不同风速。⑤监测舱内温度、湿度的传感器。第二类是保证试验顺利进行的设施，包括：①用于主舱与监控室通话的电讯设备。②供试验人员观察舱内受试者情况，并对试验全过程进行录像的摄像监控系统。③显示舱体运行各项技术指标的耐高温、高湿的显示屏。第三类是开展相应试验所需的仪器设备，如研究人体运动功能的自行车功率计等。

监控室　放置操纵台、管理控制舱体运行的控制室。人体试验高温舱的缓冲舱与监控室之间，动物实验高温舱的主舱与监控室之间，均经隔热舱门相连。操纵台是监控室内的主要设施，上面有计算机程控系统，显示舱内温度、湿度、风速等指标的显示屏，摄像监控显示屏及录像设备，舱内外通话用的电讯设备，时钟，

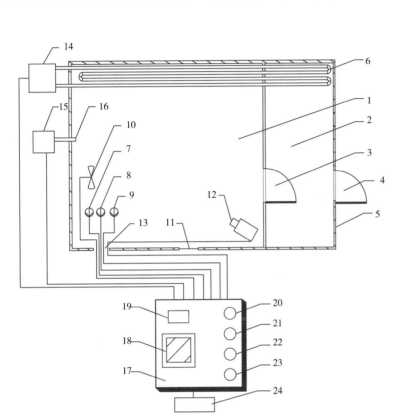

a　人体试验高温舱俯视

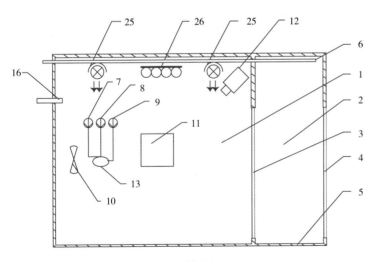

b　舱体主视

图　人体试验高温舱示意

1. 主舱；2. 缓冲舱；3. 主舱舱门；4. 缓冲舱舱门；5. 舱壁；6. 加热管；7. 温度传感器；8. 湿度传感器；9. 风速传感器；10. 风扇；11. 观察窗；12. 摄像机；13. 连接孔道；14. 加热管控制器；15. 加湿器；16. 加湿孔道；17. 控制台；18. 显示屏；19. 计时器；20. 报警器；21. 温度控制钮；22. 湿度控制钮；23. 风速控制钮；24. 键盘；25. 照明；26. 热辐射器

计时器，声光报警装置等。

基本性能 程控高温舱应能满足以下技术指标：①计算机自动控制。可按照预先设定的指标，实现舱体运行的自动控制。②温度。舱内温度范围为干球温度 20～70℃，湿球温度 15～60℃，黑球温度 20～80℃。舱内各点温度均匀，单点温度误差±0.3℃，9点温度误差±1.5℃。③相对湿度。30%～100%，误差±5%。④舱内风速可控，范围 0.5～2.5m/s。⑤最大热辐射为 600kJ/(h·m²)。⑥程序中断保护系统。试验过程中遇有停电等意外情况时，可自动中断加温、加湿程序，应急灯自动接通。如果较长时间不能恢复供电，不能维持舱内温度、湿度恒定，应中止试验。

应用 动物实验高温舱用途：①建立热暴露动物模型，观察热暴露对动物生理、生化、病理、病理生理学的影响。②建立热损伤动物模型，用于热损伤防治药物的药效评价。③建立热习服动物模型，研究热习服机制，评价加速或促进热习服药物、助剂的作用。人体试验高温舱主要用于热环境对人体的影响及对策研究，包括：①人体高温生理与高温医学试验研究。②检查鉴定热区使用的服装、装备、辅助降温用品与卫生用品。③评价人体热习服、热适应能力，评价增强人体耐热能力的药物、功能食品或助剂的作用。④开展人体耐热训练，评价热习服训练方法以及加速或促进热习服药物、助剂的作用。如果在高温舱基础上复合其他环境因素如人工作业环境因素，可开展复合环境因素对人体影响及对策研究。⑤也可用于需研究人员实施具体操作（如手术处理）的高温动物实验研究。

安全防护 工作人员必须严格按程序操作。设计试验时，必须确定人体相应指标的耐受限度，达到预警数值时应密切观察；达到耐受限度，如受试者直肠温度升至 39.4℃，或心率达 174 次/分，且主诉头痛、头晕、视物模糊、胸闷，甚至出现恶心、呕吐等症状时，应立即停止试验，出舱治疗。试验前，应准备好中暑急救药品和器材，制订抢救预案。避免裸露体表直接接触舱壁等热金属，以防烫伤。舱内电线要妥善绝缘。试验后将舱内拭干并通风换气，使舱内彻底干燥，以防潮湿引起舱体损坏或微生物污染。

（刘嘉瀛　王　军）

hánlěng huánjìng yíngyǎng dàixiè

寒冷环境营养代谢 (nutrition metabolism in cold environment)

寒冷环境对人体营养代谢、从业人员营养需要量及营养物质对机体耐寒能力作用的影响。

基本内容 短时间冷暴露引起机体的冷应激反应，长时间适宜程度的冷暴露可导致机体出现适应性变化（冷习服）。冷应激反应和冷习服引起的生理变化，对机体的营养代谢产生影响。为适应寒区人体的特殊生理变化和营养代谢的变化，采取防寒措施并适当调整膳食结构、改善人体营养供应，对提高人体耐寒能力有重要作用。

对寒区居民膳食构成的影响 ①寒区居民的膳食脂肪摄入量明显高于温带居民，但血清中总脂含量、胆固醇含量、低密度脂蛋白和极低密度脂蛋白含量却均低于温带居民。因此，寒区居民的膳食构成应与温带居民有所不同，膳食脂肪的摄入量应高于温带地区，并且食物中不饱和脂肪酸的比例也应有所增加。②极地原住居民冬季和夏季的血糖、血清丙酮酸和乳酸含量变化不大，而新移居居民血中这 3 种物质的含量夏季高于冬季，提示糖类物质是新移居寒区人员，特别是移居初期供能的主要来源。③新移居极地的居民夏季血清中维生素 B₁ 和维生素 C 浓度降低；极地居民的脂溶性维生素（如维生素 E）的摄入量明显增加，提示寒区居民的维生素摄入量应高于温带居民。因此，人体在低温环境中的营养需要量应当高于温带。

对寒区居民能量需要量的影响 寒区环境温度低，机体散热快，笨重的防寒服装增加人体的体力负荷和作业难度，增加了人体能量消耗。同时，人体在寒区的基础代谢率增高 10%～15%。综合考虑基础代谢率提高、户外活动量、居住条件、服装保温状况等影响，寒冷环境下人体的能量供应比温带地区增加 10%～15%。

营养物质改善机体耐寒能力的作用 食物营养是人体耐寒的物质基础。有关营养物质提高人体耐寒能力的主要研究结论可概括为以下几方面：①在寒冷条件下，脂肪酸代谢产能增加，脂肪酸代谢的载体物质肉碱的需要量增加，补充肉碱可提高机体的耐寒能力。同时，肉碱还可提高机体冷暴露时的抗氧化功能，增强血浆中超氧化物歧化酶活性，降低血清丙二醛含量，降低冷暴露引起的氧化损伤。②美军环境医学研究所曾观察到，给予模拟寒冷与低氧暴露 4.5 小时的人体补充 100mg/kg 的酪氨酸，可显著减轻受试者的寒冷与缺氧症状，改善不良情绪。冷暴露人员口服酪氨酸 300mg/kg，可有效地预防寒冷所致的体力作业与认知能力下降，认为补充酪氨酸可增加大脑儿茶酚胺含量，从而预防寒冷所致的认知能力下降。给大鼠补充400mg/kg的酪氨酸，可提高大鼠冷水游泳的时间，而且不影响其体心温度。甲硫氨酸（蛋氨酸）可提供肉碱合成所需的甲基、巯基等，因此补充甲硫氨酸可增强脂肪酸氧化供能代谢，提高机体的耐寒能力。③咖啡因、茶碱、可可碱可使冷暴露者糖类氧化增加，代谢产热增多，可减缓寒冷环境作业人员低体温的发生。④茶多酚对急性冷暴露所致的血脑屏障通透性增高具有一定防护作用，从而在一定程度上抑制寒冷引起的中枢神经系统功能异常。

应用 通过对寒冷环境营养代谢特点及营养物质改善机体耐寒能力的作用的研究，可以确定人体在寒冷环境中的营养需要量与供给量。考虑到冷习服后人体能较多地利用脂肪，而高脂膳食比低脂膳食能更好地保持体温，寒区人体产能营养素的增加应以脂肪为主；但是，如果突然大量增加脂肪的摄入量，会引起血脂升高，故对未冷习服者也要保证膳食中糖类的供给量，综合平衡脂肪供给量以占膳食能量的30%~35%为佳。蛋白质供给量应占食物总能量的12%~15%，其中动物性蛋白质和大豆蛋白质应占30%~50%。很多维生素是能量代谢酶的辅基、辅酶或其前体，寒冷刺激使机体代谢率增高，必然增加辅基、辅酶及其前体的需要量。一般认为寒冷环境下人体维生素的摄入量应较温带增加30%~50%。寒冷环境下，呼吸水分损失增多，冷利尿作用也可致多尿失水，同时也增加了矿物质的丢失，主要是钠和钙的丢失；低温环境下，人体食盐摄入量是温带的两倍，寒区新移居居民血

钙和骨钙均低于世居者，因此，寒冷环境下应注意水和矿物质的补充。寒冷环境下人体的营养供给量，应较常温下增加能量供给10%~15%，调整蛋白质、脂肪和糖类的比例，提高脂肪所占百分比，提供足够的维生素和矿物质元素，各种营养素的供给量变化见寒冷环境营养保障。

（金 宏）

hánlěng huánjìng néngliàng dàixiè

寒冷环境能量代谢（energy metabolism in cold environment） 寒冷环境对人体能量代谢、能量需要量及产能营养物质对机体耐寒能力作用的影响。主要涉及寒冷环境致机体能量消耗增加、对三大能源营养素代谢的影响及对三大能源营养素比值的影响。

基本内容 在寒冷环境中，人体能量消耗增加，原因有：①环境气温低，使机体散热加速，人体在寒冷环境中的基础代谢率可增加10%~15%，总能量消耗增加5%~25%。②机体在寒冷环境中出现寒战，增加额外的能量消耗；防寒服装笨重、增加活动难度，能量消耗增多（服装重量每增加1kg，能量消耗增加3%）。③在寒冷刺激下，甲状腺功能增强，氧化分解代谢增强，能量消耗增加。这些因素的作用使机体在寒冷环境条件下的能量代谢增加。

寒冷环境影响三大产能营养素代谢。在寒冷环境中，糖是最先被动员的产能营养素，蛋白质的分解与合成代谢也发生变化，脂肪的代谢速率增加，脂肪动员增强，体脂含量显著降低。

寒冷环境对机体糖代谢的影响 动物冷暴露时，肝糖原和肌糖原含量迅速减少甚至消失，血糖水平上升，表明糖被优先利用。

给冷暴露小鼠以高糖类饲料，短时间内即显示出耐寒能力增强；而给予高脂肪饲料则要经过较长时间才能显示出耐寒能力的变化，此时糖异生作用增强，血清和细胞中糖代谢相关酶的活性下降，而机体脂肪动员代谢相关酶的活性增强，说明糖和脂肪在增强机体的耐寒能力中各有所长。即在寒冷环境下，随着时间的变化，机体的供能方式呈现从以糖供能为主向以脂肪供能为主的转变过程，其原因是随着机体对环境温度习服时间的延长，机体的酶谱发生了明显的改变。人体营养调查结果显示，寒区人群的膳食结构与温带人群有所不同，他们大量摄入高蛋白、高脂肪膳食，但血清中的总脂、胆固醇、低密度脂蛋白和极低密度脂蛋白含量，均比摄入高蛋白、高脂肪膳食的非寒区人群为低。

寒冷环境对机体蛋白质代谢的影响 寒冷条件下蛋白质的分解与合成代谢均有变化。人体急进寒冷环境使肾上腺皮质激素分泌增加，蛋白质代谢加速，支链氨基酸的利用增加。人体经过1个月的冷习服训练获得冷习服后，血清中除甘氨酸、缬氨酸、精氨酸、丝氨酸、胱氨酸含量明显减少外，支链氨基酸含量均有明显增高，说明冷习服后机体的氨基酸代谢明显增强。因此，寒冷环境下优质蛋白质应占膳食蛋白质总量的50%~65%，以保证有充足的必需氨基酸供机体抗寒之需。

寒冷环境对机体脂肪代谢的影响 寒冷环境下，机体组织器官摄取利用脂肪速率增加，体内脂肪动员，体脂含量显著降低。动物实验表明，兔在4℃条件下间断冷暴露每周3次、每次10分钟，9周后可见血清三酰甘油、

总胆固醇、高密度脂蛋白胆固醇和总脂含量均明显降低；大鼠于5℃冷暴露48小时后，血清总脂含量低于正常水平；小鼠于0~2℃冷暴露48小时后，体重下降12%，体脂含量却下降32%。机体在寒冷环境下脂肪动员增加，使大量的非酯化脂肪酸进入血液循环，血浆非酯化脂肪酸含量明显增高。随着机体冷习服的建立，血中非酯化脂肪酸水平逐渐下降至接近正常水平。因此，在寒冷环境中人体对脂肪的需要量增加，高脂膳食可显著增强机体耐寒力。

应用　通过对寒冷环境能量代谢特点及营养物质改善机体耐寒能力作用的研究，可以指导确定寒冷环境中能源营养素比值。寒冷条件下，机体的能量需要增加，调整人体摄入食物中糖、脂肪和蛋白质3类营养素的供能比例，有助于提高机体的耐寒能力。寒冷环境下机体脂肪利用量增加，高脂膳食可明显提高大鼠的抗冻能力、加速冷习服，建议提高寒冷环境下脂肪供能比例。中国人民解放军《军人膳食营养素供给量标准》（GJB 823A-1998）规定，寒区部队脂肪摄入量产能上限可达总能量的35%，表明寒区部队的饮食类型应由以糖为主转变为以高脂肪为主。但考虑到尚未冷习服的人突然大量增加脂肪摄入会引起血脂升高，应仍以糖作为供能的主要来源，供能百分比应不低于50%；蛋白质的供给量应占膳食总能量的13%~15%。因此，中国人民解放军推荐的寒冷环境下产能营养素供能比例为：脂肪35%~40%、糖约50%、蛋白质13%~15%，并要保证优质蛋白质供应，适当增加鱼肉蛋以及豆制品的摄入。

美军认为，在进入寒冷环境初期，应特别注意保证糖在供能中所占的比重，因为糖是机体在寒冷环境中的主要能源，其代谢率远高于脂类，两者代谢率的比例可达6∶2，因此应保证糖供给量不少于400克/（人·日）。寒冷环境中膳食脂肪供能比例可达30%以上，明显高于温带环境成人膳食的脂肪供给量，因为在寒冷环境中脂肪将逐渐成为主要的能量来源。如北极土著雅库特人，每日食肉800~1000g，摄入蛋白质250~300g、脂肪100~120g、糖250~300g，三者的供能比例为30%~35%、30%和30%~35%；虽然膳食中脂肪和蛋白质含量较高，但并未引起高脂血症，可能与所摄取的脂肪多为海产动物油脂有关。美国军队营养研究委员会认为，美军寒冷环境作业的能源物质的供能比例应为蛋白质13%~16%、脂肪37%~38%、糖48%~49%，提高膳食脂肪占能源比例，短期内对心血管系统不会产生明显影响。苏联规定，寒冷条件下轻体力劳动者能源物质的供能比例，蛋白质应为15%、脂肪35%、糖50%。有关寒冷环境中3种能源营养素合理的供能比值，总的共识是在保证糖占绝对优势前提下，适当提高脂肪供能比值，蛋白质则达到正常供给量的上限即可；寒区部队膳食类型应由温带地区的糖型向糖-脂肪型转变，提高膳食脂肪供给量，烹调时可适当增加油类，增加动物性蛋白质的摄入，膳食中糖类食物含量可有所降低，但不应低于总能量的50%。

（金　宏　洪　燕　李培兵）

hánlěng huánjìng wéishēngsù dàixiè
寒冷环境维生素代谢（vitamin metabolism in cold environment）

寒冷环境对机体维生素代谢和需要量，以及维生素改善机体耐寒能力作用的影响。

基本内容　寒冷环境影响机体的维生素代谢。在寒冷环境中，机体的能量消耗增加，三大产能营养素代谢增加，以产生更多的能量满足机体的需要，而维生素作为机体氧化产能必不可少的辅酶或辅因子，其消耗量和需要量亦相应增加，以确保机体能量代谢增强。

寒冷环境对水溶性维生素代谢的影响　人体在寒冷环境中代谢增强、能量消耗增加，某些维生素如维生素 B_1、维生素 B_2 和烟酸等作为辅酶参与代谢反应，消耗量亦随之增加。青年人在北极从事体力作业2年后，血中丙酮酸与乳酸含量上升、血糖含量增高，并出现维生素 B_1 缺乏，表明在寒冷环境下，随着能量需要量增加，维生素的消耗和需要量亦相应增多。

低温环境影响人体维生素 C 代谢。中国寒区居民和部队官兵血液中维生素 C 含量较低，北极地区居民血中维生素 C 含量也显著低于其他地区人员，这可能与寒区蔬菜、水果供给量不足有关。同时，也可能与低温环境人体维生素 C 消耗或需要量增加有关。有关调查表明，22名男子到达南极1个月后，其血浆维生素 C 的浓度由出发前的 $13.1\pm0.7mg/L$，降至 $8.1\pm0.6mg/L$。机体维生素 C 含量的变化与机体对寒冷的生理反应有关。猴在 $-20℃$ 寒冷环境下生活，给予 325mg 维生素 C 时，其直肠温度下降幅度小于给予 25mg 维生素 C 组，表明维生素 C 可增强猴的耐寒能力。这种作用可能与冷刺激使肾上腺功能亢进、腺体代偿性肥大有关，而补充维生素 C 可使上述变化缓解。

寒冷环境对脂溶性维生素代谢的影响 赴南极作业者体内维生素 A 含量降低,提示寒冷环境下机体维生素 A 需要量增高。寒区日照时间短,人员户外活动少,使体内维生素 D 合成不足,血清维生素 D 含量降低。在常温环境下生活的人群,血清 25-羟维生素 D_3 含量为 30~40ng/ml,而在低温环境条件下生活的人群则降至 15~20ng/ml,维生素 D 含量减少影响机体钙、磷代谢,寒区普通成人、青少年和部队官兵均呈现血钙含量减低、血磷含量增高,冬春季节改变更明显;移居北极者移居 3 年后,其血钙含量仍明显低于当地土著人。上述结果均表明,寒冷环境下人体脂溶性维生素代谢发生改变。

应用 研究寒冷环境下维生素代谢特点及维生素改善机体耐寒能力的作用,可以指导确定寒冷环境下人体维生素的需要量。在寒冷环境中,机体代谢的重要特点是代谢产热增多,维生素 B_1、维生素 B_2、烟酸、泛酸对增加代谢产热有重要作用;维生素 C 对冷暴露机体保持深部及体表温度有益;增加机体维生素 A 的摄入有助于增强耐寒能力,所以应保证与供能营养素氧化代谢有关的 B 族维生素、维生素 C 和维生素 A 的充足供应。在寒冷环境中,寒区人体维生素需要量较温带人员增加 30%~35%。一般认为每天应摄入维生素 B_1 2~3 mg,维生素 B_2 1.5~2.5mg,烟酸 15~25mg,泛酸 10~15mg,维生素 B_{12} 2~3μg,叶酸 1~2mg,生物素 200~300mg,胆碱 0.5~1g;轻体力劳动时,维生素 C 的供给量为 100mg,如果一日总能量消耗达 4000kcal,维生素 C 供应量

不应低于 150mg。

(金 宏 李培兵 洪 燕)

hánlěng huánjìng shuǐdàixiè
寒冷环境水代谢 (water metabolism in cold environment)
寒冷环境对机体水吸收、利用和排出方式、需要量,以及水改善机体适应寒冷环境能力的影响。机体在寒冷条件下,水的吸收、利用、排出过程及其需要量发生一定变化,以保证机体的水平衡,维持机体的正常生理功能。水代谢的变化与机体冷应激、冷习服(适应)密切相关。

在寒冷环境条件下行军、作业可引起机体水代谢的变化,主要表现为脱水,包括等渗脱水和高渗脱水。在人体试验中观察到,冷暴露 1 天时饮水减少、尿量增多,水的负平衡为 233~249ml;冷暴露 3 天后回到适中温度环境,饮水量较在冷环境中增加 57%且至少持续 3 天。机体在寒冷环境中,水分的丢失有排尿、出汗和呼吸 3 个途径。寒冷可导致多尿,排出体内更多的水,有人认为这与寒冷时外周血管收缩、回心血量增加有关,或与冷暴露时肾小管对水与电解质的重吸收障碍有关,或为冷暴露时泌尿中枢兴奋所致。人体为抵御寒冷常穿着高保暖值的服装,如防寒服、大衣等,在寒冷环境下从事中等强度以上的劳动时,出汗增加也是失水的重要途径之一。着装相当于 4 克罗(clo,从实用角度提出的表示服装隔热值的单位。1clo = 0.18℃·h·m²/kcal,即衣服表里温差为 0.18℃时,每平方米面积上 1 小时通过 1 千卡热量的隔热水平,相当于在气温 21℃、风速 3m/s 以下、相对湿度 50%的条件下,静坐人体所需要的衣服厚度)的人员,在寒冷环境下从事

中等强度以上的劳动时,出汗率可达 2L/h。寒冷致呼出气中的水丢失是寒冷失水的又一途径,在 -20℃环境中劳动时,自呼吸道丢失的水分比在 25℃从事同样劳动时增加 50%。在寒冷环境中,空气水蒸气压力下降,0℃时人体吸入空气的水蒸气压力不超过 5mmHg,而 37℃呼出气中水蒸气压力却高达 40mmHg 以上。显而易见,呼出气与吸入气中水蒸气压力的差异使人体水分损失增多。此外,在寒冷条件下人体需要摄入更多能量,亦使人体代谢产能过程中水的需要量增加。可见,人体在寒冷环境中,既要保持体热平衡,也要保持体液平衡。在寒冷环境下,寒区部队官兵应相应地增加水的摄入量,增加量宜根据机体需求而定,一般应增加到 3~4L/d,否则会造成机体不同程度的脱水,降低工作效率、增加冷损伤发病率。

(金 宏 李培兵 洪 燕)

hánlěng huánjìng diànjiězhì dàixiè
寒冷环境电解质代谢 (electrolyte metabolism in cold environment)
寒冷环境对机体电解质吸收、利用和排出方式、需要量,以及电解质改善机体适应寒冷环境能力的影响。机体在寒冷条件下,从外界摄入电解质的吸收、利用、排出过程及其需要量发生一定变化,以保证机体电解质平衡,维持机体的酸碱平衡和正常生理功能。寒冷环境中电解质代谢的变化与机体的冷应激、冷习服(适应)密切相关。

寒区居民体内矿物质元素(电解质)含量的检测结果表明,钙、钠、镁、锌、碘、氟等多种元素含量不足,即寒区居民易产生矿物质元素缺乏。其原因是:①在寒冷条件下,机体对无机盐

的代谢需要量增多，引起血钠、钙、镁、锌含量下降。②寒冷时肾泌尿作用增强，引起的多尿导致矿物质元素丢失量增加。③寒区饮食类型多为脂肪-蛋白型，蔬菜、水果摄入可能不足，往往导致膳食中矿物质元素的供给量不足，其中以钙、钠供给不足最为普遍，应引起高度重视。④寒区日照时间短，寒区人员户外活动少，使机体维生素 D 合成不足，由此导致的钙吸收利用率降低也可能是钙缺乏的重要原因之一，佝偻病发病率有明显地理气候特征就是证明。膳食调查结果显示，中国寒区居民食盐摄入量高于温带居民，这可能与寒区居民钠需要量增高有关。一般认为，人体在寒冷条件下食盐摄取量应稍有增加，否则体内钠含量不足将影响基础代谢水平，不利于寒冷条件下机体维持体热平衡。

在寒冷环境下，机体对矿物质钙和钠的需要量增加，供给量亦应予提高。考虑到中国居民钙的实际摄入情况，寒区部队官兵钙的供给量应不低于 800mg/d；钠摄入量可适当增加，在无高血压病的情况下，可稍高于世界卫生组织所建议的一般人群每日摄入食盐量6~8g 的标准。美国军队营养研究委员会主张，冷暴露时冷利尿作用使排钠增多，而其他几种矿物质元素在军队推荐的膳食供给量供给水平下经数周标准野外军事训练也未见缺乏，说明其供给量适宜，无增加的必要。对于寒区多发的矿物质缺乏病，如佝偻病、骨软化病、单纯性甲状腺肿、龋齿、缺铁性贫血等，主要应从食物来源和提高其生物利用率上加以解决，保证平衡膳食所必需的正常供给量。

（金 宏 李培兵 洪 燕）

寒冷环境营养保障 （nutrition guarantee in cold environment）

为抵御或改善寒冷环境对机体营养代谢的影响，促进人体尽快习服寒冷环境而提供的营养供给与保障措施。

在寒冷环境中，人体最突出的营养需求是能量。因此，寒冷环境营养保障首先应使能量供应满足机体消耗的需要，据此确定其他营养素需要量。按照寒冷环境的具体条件和劳动作业的时间与强度要求确定能量需要量后，即可确定三大产能营养素的合理供能比值及各自的具体数值。耐寒所需能量较高时，三大产能营养素——蛋白质、糖、脂肪的供能比以 10%：55%：35%为宜。

在寒冷环境中，除保证三大产能营养素供应之外，还应注意膳食中维生素与矿物质的供给，这些营养素的供给可通过调整膳食结构，或提供膳食补充剂、强化食品或饮料来解决。在部队快速进入寒区前，应保证膳食营养充分，使体内有充足的营养储备，进入寒区后即便短期内营养素摄入不足，也不至于产生营养素缺乏症，即可借助此前体内充足的营养储备应对短期寒区营养素摄入的不足。

食物结构是指构成膳食的食物种类及其数量的相对构成比例。合理的膳食结构，首先要保证膳食的能量与各种营养素的来源；其次要根据季节、地区的不同，因时、因地制宜地选用可得和易得的食物品种；最后还要考虑食用者的饮食习惯与口味嗜好等主观和感官要求，做好食物品种的搭配。一般认为，食物中粮谷、蔬菜水果、豆类、肉鱼类、奶类、油脂与调味品等品种齐全，重量比例适宜，即可体现合理的食物结构。

调整食物结构对于保障在寒冷环境条件下工作或生活人员的身体健康及工作能力至关重要。寒冷环境条件下膳食结构调整的原则是：①尽量利用当地食物资源，即当地居民经常食用的食物，以适应寒区居民已经习惯的膳食模式。②寒区食品的高能量使其含有较多的脂肪，要注意合理提高食物中不饱和脂肪酸的比例，即应注意脂肪来源，适当增加植物油和海产动物脂肪。③尽可能符合食用者的饮食习惯，适宜的食物口感、风味可在一定程度上改善人们的情绪，起到精神心理保健作用，以改善在严寒环境中可能产生的孤独、抑郁等不良情绪。④尽可能提供热食。中国人的传统饮食习惯是热食，热食既有助于人体的保温和食物的消化，又可防止肠道疾病的发生，是重要的食品安全措施。⑤如有可能，补充一些特殊的食物资源和强化食品，以满足人体抗寒的特殊需要。⑥驻寒区部队在有条件的情况下，亦可食用作战食品。作战食品要求含有较高的能量，便于运输，食用方便，适于野外军事作业时携带，最好是可直接入口的食品，为此要开发定量包装的冷冻脱水食品，而且食用前易于融解复水。

（金 宏）

军事热区环境医学 （military medicine of hot environment） 研究热区军事作业人员健康与军事作业能力的卫生监测、维护健康与增强能力方法的学科。以热环境和军事作业人员的健康与作业效能为对象，应用医学、生物学和其他学科的理论与技术，研究高温环

境与人体健康的关系，揭示热环境的危害因素及其对人体健康与作业效能影响的规律，以保障官兵在热环境中军事作业时的身心健康，防治热环境损伤与疾病，维护和增强热区部队军事作业能力和战斗力为目标的军事特殊环境医学分支学科。

简史　军事热区环境医学是在一般医学基础上发展起来的，并随着军事医学和医学的发展而不断完善。"军事热区环境医学"一词起源于近代，但在国内外历代杰出的医学家根据临床实践所描述的疾病中，属于军事热区环境医学范畴的病种和病例为数不少。

早在公元前 3000 年，古埃及人、希腊人和罗马人就根据天狼星与太阳的相对位置对热应激进行清楚的界定。公元前约 1000 年，《圣经》中对日射病的详细叙述是对热环境损伤致死的最早文献记载。公元前 400 年，希腊历史学家描述了作业负荷、衣着和热应激的相互影响，口渴和烈日照射对攻打雅典官兵和守卫斯巴达官兵作战的影响，而且描述了在骄阳下作战时盔甲的不舒适性，这是国外首个有关热环境影响军事作业的可靠报告。中国很早即对热损伤有了认识。《汉书·严助传》中有"南方暑湿，近夏瘴热，暴露水居，蝮蛇蠚生，疾疠多作，兵未血刃，而病死什二三，虽举越国而虏之，不足以偿所亡"，反映了湿热环境危害因素对军事作业的影响，同时提示汉代时制订作战策略及行军打仗已经考虑到天时和地理。1642 年（明·崇祯十五年），吴又可著成《瘟疫论》，创"戾气"学说，且认定戾气也是外科感染之原（源），为温病学说的形成奠定了基础。随着祖国医学

的发展，热病、瘟疫等防治药物的探索逐步深入。1908 年（清·光绪三十四年）清政府向云南作战部队颁发痧药、平安丹等，用于防治中暍（中暑）。

19 世纪后，随着许多一般医学科研成果应用于军事医学，军事特殊环境医学研究内容逐渐丰富并快速发展，促进了军事热区环境医学的形成和发展。美军于 1961 年创建美陆军环境医学研究所，设有军事高温环境医学专门研究机构，建设有用于动物实验和人体试验的模拟高温环境舱群，于 2002 年 2 月出版了《Medical Aspects of Harsh Environments》，在其热区环境分册中全面介绍了军事热区环境医学在热区部队卫勤保障中涉及的医学科学问题及其解决策略，美军热区环境医学进入全面快速发展阶段。军事热区环境医学系列研究成果如《中暑预防指南》《热习服指南》和《热应激控制和中暑处理》等指导手册、热应激监测系统、热应激辅助决策系统、水合作用计划等预案成功应用于两伊战争、阿富汗战争等热环境战争中。中华人民共和国成立前，中国人民解放军的军事热区环境医学很长时间处于经验医学阶段。直到 1962 年，针对东南沿海热区部队卫勤保障的技术需求，军事医学科学院成立了首个热区医学专业研究室，系统深入开展了热生理、病理、习服、损伤防护研究，从此翻开军事热区环境医学研究新的一页，是中国军事热区环境医学发展史上的里程碑。1964 年出版了《热带地区军队卫生工作手册》，是第一本热区部队卫勤保障手册。1974 年组织召开了"全军中暑防治专业组第一次学术会议"，制定了热区部队系列军用卫

生标准，拟定中暑综合防治措施，初步构建了中国人民解放军热区部队卫勤保障体系。军事热区环境医学已经发展成为一门研究热区环境军事作业人员健康和军事作业效能的军事特殊环境医学的分支学科。

研究范围　研究热区环境条件下，部队官兵在从事军事训练、执勤、作战、抢险救灾等任务时，面临的热区环境危害因素及其对部队指战员健康和军事作业效能的影响及防护。该学科的研究对象和任务，可初步归纳为以下几方面：①研究军事作业人员在执行任务过程中受热区环境有害因素的影响而发生的机体生理改变与适应，以便在人–机–热区环境系统中进一步考虑人的作用，合理分配人、机功能，最大限度地发挥作业工具的性能，提高作业能力与工作效率，防止疲劳发生。②研究作业过程中的热区环境危害因素对军事作业人员健康的不良影响或危害，进而提出改善作业条件，避免职业病发生的卫生要求。③研究热区环境危害因素对军事作业人员所致疾病和危害的原因、发病机制、临床表现，以便提出诊断和治疗措施。④研究和提出热区环境危害因素的监测方法、技术、装备、规范等，从而预防热区环境有害因素的危害。⑤研究符合卫生要求与现代科学的防治措施，消除、减少和限制热区环境危害因素的有害作用，通过研究与现场调查，为制定卫生标准、条例和法规提供依据。

研究方法　主要有单因素与多因素复合作用研究相结合、现场研究与实验室研究相结合、理论研究与实验技术研究、定性研究与定量研究、宏观研究与微观研究相结合。这里主要介绍前

4 种。

单因素与多因素复合作用研究相结合 人体在军事作业现场接触单一有害因素较少见，而同时接触几种有害因素多见，如遇湿热或干热，还可能伴有红外线、噪声、振动、烟尘、一氧化碳、二氧化碳等。各种有害因素本身的性质及其对机体的作用部位、方式、途径、表现与机制各不相同，产生的效应也不同，复合作用的表现类型也不同。一般以多种因素同时和相继作用于机体所产生的效应与各因素所产生的单独效应的总和相比来确定联合作用的类型，如相加作用（additive joint action）、相乘作用（synergic action）、拮抗作用（antagonistic action）。相加作用与相乘作用有时统称为协同作用（synergistic action），如果多因素作用于机体，产生的效应互不相关，这种联合作用叫做独立作用（independent action）。多因素的复合作用是客观存在的，如化学因素与化学因素、体力劳动与化学因素、物理因素与生物因素、化学因素与物理因素，以及物理因素与物理因素等。因此高温医学研究中需注意分清高温这一有害因素的直接效应，以及与其复合的其他复合因素的联合效应。不同的原因将导致不同的结果，亦需要不同的对策。

现场研究与实验室研究相结合 现场包括战争现场、武器装备效应实验现场、发生伤病的各类事故现场、疾病流行现场、热区环境和热区特殊作业现场等。临床医院也是现场。在现场，可以观察到发生伤病的具体环境和伤病员的第一手资料，可以验证各种防护措施和标准的实际效果和存在的问题，可以发现需要深入研究的问题。但现场研究受到很多条件的限制，必须由实验室研究予以补充、深化。实验室研究应注重研究现场和其他实践中提出的重大问题，进行周密的设计，在控制条件下，进行单因素或复合因素等不同层次的研究。现场研究和实验室研究的良好结合可明显提高军事预防医学研究的水平和效益。

理论研究与实验技术研究相结合 这是一切科学工作者必须坚持的原则。理论是从实践中总结出来的规律性认识，对今后实践具有指导意义，实践离开理论的指导必然陷入盲目性。例如军事预防医学研究环境与健康的关系，目的在于提出卫生要求或卫生标准，而卫生要求或标准又是指导军队卫生检测、监督的依据；卫生监测的结果又成为修订标准、提出改善和提高部队生活质量和环境质量各种措施的科学依据。军事热区环境医学的技术研究必须与军事和卫生勤务的要求相结合，这也是理论与实际相结合的一个重要方面。

定性研究与定量研究相结合 军事热区环境医学的研究除注重质（定性的）的区别外，还需注重量的分析。定性研究更适合于发现疾病预防上的有效策略和工作中的优良方案。当然，它不能替代定量研究，但可作为定量研究的补充。军事热区环境医学研究的核心问题是热区环境因素与健康的关系，这两方面都是复杂的、多因素的、不断变化的。在坚持定性与定量中，要特别强调通过统计学分析，找出规律。

与其他学科关系 军事热区环境医学属于军事特殊环境医学，是生命科学研究的一个分支，亦是一个综合性学科领域，其发展不仅与基础医学、临床医学等有密切的关系，同时离不开医学工程学、信息学等高新技术的应用。现代生命科学脱胎于旧的生物学，已进入了高深层次。例如分离克隆细胞、杂交细胞技术，基因复制、重组、表达、改造技术，都为从微观的角度深入探讨生命科学信息提供了研究条件。此外，生命信息研究的迅速发展在很大程度上借助于各种先进仪器，大幅度减少了既往实验操作所投入的人力物力，并且缩短了实验周期。许多物理和化学方法的应用为生命现象的研究提供了各种信息，电子计算机的应用和现代数学处理使实验结果更加确切，并为之打下切实的理论基础，便于指导更深入的研究。从宏观的角度看，计算机技术带来了模拟医学研究的飞跃，在数据库建立和数理统计建模方面尤为突出。美军在高温医学的模拟研究中，已相继建立了预测个体作业效率模型、预测热应激模型，以及热环境下人体生理反应模型。现今生命科学的研究已脱离不了计算机等其他学科，在生命科学研究有新发现时提出的新概念和词汇常受计算机等学科词汇的影响。世界已经进入"信息革命"的时代，把军事热区环境医学信息与仿真技术的研究、认识和理论也带到一个新时代。

应用 未来高技术条件下的局部作战将涉及大部队机动、快速进入热区，在高温、高湿、强紫外线环境下参加高强度、远海岛礁或渡海作战。根据卫勤保障需求，军事热区环境医学已演变成一门综合性的交叉学科，需要运用多学科的理论、技术及方法协同完成它所担负的研究任务，应用新技术和新概念揭示学科发展的新趋势和规律，进一步拓展深化应用基础研究和应用研究，以更好地服务于热区部队。①21世纪单兵系统应为具有小型化、信息化、模块化特点及定位功能的新一代生命状态监测系统。随着军事信息化的发展，数据库及统计建模的规模、人工智能和微数字化的水平，将直接影响对热环境对机体影响的精确预测。因此，单兵装备应与热应激预测模型整合，人工智能化与微数字地图结合，预测地域气象指标对机体的影响，不断完善军事热区环境医学的卫勤技术和理论，提高热区军事作业效能和战时的卫勤保障能力。②环境医学研究系统中注重自然环境、人工环境与心理环境的交互作用；躯体器质性损伤与心理精神性损伤的防治相结合，以加强作战部队心理卫生学研究。热环境多重应激研究特指热环境因素复合其他有害因素对机体的损害及对策研究。研究的广度已涉及部分武器急性或慢性的职业危害因素与热环境应激复合作用对人体健康和作业能力的影响，包括致伤特点、防护规律、对策以及军事人机工效学问题，特别是对军事多重应激的智力疲劳和认知能力损害效应、评价方法和防护措施等研究。③进一步加强对热带病特异性强、敏感性高、适用于现场的快速侦检技术的研究，做好热带病的流行病学调查，建立热区常见病数据库。随着现代科学技术的发展，军事热区环境医学将不断地与多学科交叉融合，不断深入发展，为热区作战部队服务。

(赵小玲)

rèqū qìhòu huánjìng

热区气候环境（climatological environment in hot region）　热区自然地理气候条件。评价热区气候环境常用的气象指标有气温、气湿、热辐射、风速以及综合指标，如三球温度（WBGT）指数、湿黑球温度（WGT）等物理参数。影响人体热交换，导致散热困难及生理热紧张的环境为热环境。中国国家标准《工作场所有害因素职业接触限值　第2部分：物理因素》（GBZ 2.2-2007）中"高温作业职业接触限值"规定，高温作业是指在生产劳动过程中，工作地点平均WBGT指数≥25℃的作业。热区军事作业热环境的界定应与国家卫生标准规定的高温作业环境一致，即军事作业环境的平均WBGT指数≥25℃的环境为热环境。

依据中国各地的地理位置、温度分布、湿度特点、风速及年辐射总量等气象因素，可将中国的热环境分为湿热环境和干热环境。中国人民解放军《湿热环境中军人劳动耐受时限》（GJB 1104-1991）规定的湿热环境为：湿黑球温度>28℃（三球温度指数>29℃），相对湿度>60%；或湿黑球温度>31℃（三球温度指数>32℃），相对湿度>50%的环境。干热环境一般是指气温在28℃以上，相对湿度不超过60%的环境。在中国，干热环境主要是指戈壁沙漠地区，其平均相对湿度约为20%。

分区和分级　中国的湿热环境地区主要包括黄河下游、长江以南与东南沿海的浙江、福建、广东、广西、海南、台湾、江苏南部、云南南部和西南地区海拔1500m以下的地区。中国干热气候地带是夏季的沙漠地区，属于典型的大陆气候带。中国共有沙漠戈壁128.24万km²，其中沙漠71.29万km²，戈壁56.95万km²。主要分布于新疆维吾尔自治区、青海、宁夏回族自治区、甘肃、内蒙古自治区、陕西及东北等九省区，集中在乌鞘岭和贺兰山以西，占全国沙漠戈壁面积的85%。

特点　包括湿热环境气候特点和干热环境气候特点。

湿热环境气候特点　中国湿热环境地区面积大，地形多变，因此气候变化随地形地貌呈现多种特征。包括：①黄河流域气候。主要特征为光照充足，太阳辐射较强；季节差别大、温差悬殊；降水集中、分布不均、年际变化大；湿度小、蒸发量大；冰雹多，沙暴、扬沙多；无霜期短。综合黄河流域的气候特征来看，只有黄河下游流域在夏季属于湿热型气候。黄河下游地区位于黄土高原南部和华北平原地区，属于海洋与内陆的过渡地带，是温带季风性气候，与海洋的距离决定气候的海洋性强弱。冬季风是来自西伯利亚、蒙古的冷高压，刮偏北或偏西北风，风力较强；夏季风来自太平洋，多刮东南风。这一地区较典型的是北京地区，一年四季分明，春秋短暂、冬夏漫长。春季干旱多风沙，夏季炎热多雨，冬季寒冷、干燥少雪，秋季秋高气爽，温润宜人。年平均气温为11.7℃，极端最低气温为-27.4℃（1966年2月22日），极端最高气温40.6℃（1961年6月10日）。年平均降水量640mm，是华北平原降水最多的地方之一，主要降水集中在7、8月份，且多雷雨和大到暴雨。全年无霜期180~200天。②长江流域气候。主要特征为季风盛行、冬冷夏热、四季分明；降雨集中、充沛，但分配不均；春夏多风、因地而异；蒸发充足、湿度较大；多雾、多雷暴；地形复杂、局部区域性气候多样。长江流域除西部江源地区深处内陆外，流域大部分地区处于大陆和海岸的接合部，既受大陆气候影响，也受海洋气候影响，大部分地区地处亚热带季风区。全年盛行随季节而变换的大陆-海洋性气候，即东亚副热带季风气候。长江流域气候温暖湿润，四季分明，年积温高。长江流域7月最热，1月最冷，4月和10月是冷暖变化的中间月份。流域西部高原地区一年四季均可出现霜，其他地区只在10月至次年4月出现霜。中下游大部分地区年平均气温16~18℃。云贵高原地区西部高温中心约20℃，东部低温中心在12℃以下，冷暖差别极大。长江流域及其以南地区一般有两段降雨比较集中的时期，即从春至夏的夏季风北进时期和从夏至秋的夏季风南撤时期，其在长江流域出现的时间和地区的差异，形成两大干湿气候类型，即长江中下游地区的春雨、梅雨、伏秋旱型和长江上游地区（包括汉江上游地区）的冬春旱、夏秋雨型。长江流域多年平均降雨量约1100mm，但地区和四季分配有所不同。在长江中下游地区，大风主要出现在春夏两季，其他地区则多出现在春季。长江流域有3个大风日数多的地区：一是金沙江渡口以上地区，年平均大风日数达100天以上；二是湘江大风区，年平均大风日数达10~25天；三是长江下游南京以上至鄱阳湖区的长江通道地区，年平均大风日数为10~25天。长江流域虽然雨、旱季节明显，但因河渠纵横，蒸发水源充足，因此除金沙江流域外，年平均相对湿度均较大，一般都略大于80%。长江流域是中国多雾的地区之一，主要出现在秋冬季节。年平均雾日数达50天以上的多雾地区有6

处：四川盆地、湖南省西部、湖北省西南部、湖南平江至江西修水上游一带、金沙江下游屏山至雷波一带、乌江上游咸宁地区。长江流域年平均雷暴日数的分布特点是南方比北方多，山区比平原多。雷暴最多的地区在长江流域西部、金沙江、丽江至元谋区间及雅砻江流域，年平均雷暴日数为70~90天。长江流域的地形差异使得各地的气候特征各异。从西至东，江源地区的气候基本特征是严寒干燥，气压低，日照强和多冰雹大风；金沙江地区气候特征随海拔差异呈"立体气候"分布，"一山有四季，十里不同天"，气候的干湿两季变化比冷暖四季变化更明显；四川盆地气候特征是气候要素的年变化和日变化均较小，冬无严寒，夏无酷暑，雨水丰沛，温和湿润。长江三峡地区气候是兼有上游地区和中下游地区气候的过渡带特征，气候要素的东西向地区差异比较明显。以降雨为例，三峡地区具有春雨（5月的雨量、雨日都多）、夏雨（7月雨量多、降雨强度大）和秋雨（9、10月雨日多）多重雨型特征；长江中下游地区气候特征是四季分明，春季多低温阴雨和涝渍灾害，初夏梅雨和洪涝灾害非常频繁，秋季气候干湿宜人，秋高气爽，但也会出现秋季异常洪水，而冬季多寒潮大风天气。③华南地区气候。主要特征是夏长冬短、夏热冬暖；雨量充沛、干湿明显、湿度较高；多风、多雨、多雷暴；晴少阴多、日照较少。华南地区处于热带、亚热带区域，高温多雨、四季常青。夏长而炎热，冬短而暖和，春季回温早，秋季降温迟，四季不如北方分明。最冷月平均气温≥10℃，极端最低气温≥-4℃，日平均气

温≥10℃在300天以上。华南地区年降水量800~2000mm，多数地方年降水量1400~2000mm，雨量充沛。华南地区冬季盛行偏北风和东北风，夏季盛行东南、偏南和西南风；沿海和海岛年平均风速较内陆大，冬春风速比夏季大，夏秋季之交多台风。海洋性季风携带大量水汽，经常形成降雨，该地区是中国冬雨最多的地方。另外，华南地区是全国雷暴日数最多的地区，全年各月几乎均有雷暴记录。广东、福建沿海因夏季气层结构稳定，雷暴最少，但仍多于长江流域，华南内陆增加到80天以上，一般多在100天以上。华南地区日照显著少于北方各区，特别是内陆多山地区。10月下旬至11月中旬，由于北方冷空气南下，经常形成连续阴天。内陆地区全晴天约为50天，且以秋季居多；全阴天180~200天，2、3月份几乎都为全阴天。台湾北部、东部全晴天不足20天，全阴天达200天。④云南高原和横断山区气候。横断山区穿过云南高原地区，两者之间有重合的部分，两地区间的气候比较相似，均有较大的垂直差异，有明显的干湿季之分；但湿季分布、年平均温度等仍有不同。云南高原主要处于热带、亚热带地区，总体来说，夏无酷暑，冬无严寒，温度适宜，日照充足，四季如春。云南高原年均气温为15~22℃，各地气温年较差12~16℃，气候的垂直变化显著，从南到北形成一个巨大的垂直带谱。例如，云南西北部、四川西南部海拔2800m以上和云南东北部海拔2500m以上地区，冬季较长，且多霜雪；云南中部、贵州西部高原海拔1200~2500m，春、秋季较长，霜期短，故有"一天有四季"

"一山有四季"之称。云南高原的大部分地区可划为干、湿两个季节，基本上各占半年。年降水量为1000~1200mm，西南和东南较多，自此向东北递减。横断山区在四川、云南两省的西部，地形复杂，山岭与河谷之间气候差别很大。在一些高山峡谷区，从山下的热带气候到高山的亚寒带气候，垂直分带非常明显。冬干夏雨，干湿季分明，一般5月中旬至10月中旬为湿季，降水量占全年的85%以上；从10月中旬至翌年5月中旬为干季，降雨量少，日照长，蒸发量大，空气干燥。气候有明显的垂直变化，高原年均气温14~16℃，最冷月6~9℃，谷地年均气温可达20℃以上。

干热环境气候特点 冬季寒冷、夏季酷热、温差大；降雨稀少、长年干燥；多风沙；云层少、日照强。沙漠戈壁地区1月份平均气温在-20℃以下；在6~8月的盛夏季节，平均气温超过30℃，荫处最高气温在44℃以上，空旷的戈壁沙漠超过50℃，沙面上层超过70~75℃，沙漠下垫面接近100℃。温差大，气温年较差高达50℃左右。与年较差相比，沙漠地区气温日较差更大，如吐鲁番盆地夏季白天的极端最高温度曾达到82.3℃，而入夜后温度又可降至0℃以下，气温日较差超过80℃。所以，在吐鲁番盆地一带流传着"朝穿皮袄午穿纱，围着火炉吃西瓜"的说法。全年处于大陆气团控制下，年降水量为19~200mm，大部分地区低于50~100mm，最少的地方不足10mm，5~8月平均月降水量仅2.8mm。沙漠戈壁地区蒸发量为降水量的100~500倍，空气极为干燥，平均相对湿度仅约20%，午后经常低于10%。3~8月平均

相对湿度低于40%，夏季约5%~13%。中国沙漠地区不仅风力较大，而且频繁。大部分沙漠地区的起沙风每年可达300次以上，几乎每天都可以遇到风沙。沙漠戈壁地区是中国沙暴、扬沙日数最多的地方。东疆的克尔碱全年≥8级的大风日数为183天，其中≥10级的大风日数为100天，≥12级的有20天，瞬时极大风速为45.5m/s。较大的风速，加上地表大部为疏松的沙质，易造成风沙弥漫，形成沙暴。全年日照时数为2500~3600小时，即一年中有30%~40%的时间受太阳照射，相当于四川、云南的2倍。夏季每天日照在14小时以上，冬季也有9小时之多。

（王 静）

gāowēn réntǐ xiàoyìng

高温人体效应（effects of high temperature on the human body）

人在热环境中生活与作业时，高温环境因素作用于人体，对体热平衡和体温调节、能量代谢、水盐代谢、神经系统、心血管系统、呼吸系统、内分泌系统、消化系统、泌尿系统和免疫系统产生的一系列影响。研究、阐明高温人体效应是维护官兵健康、防治热损伤、提高军事作业能力的基础。

热平衡与体温调节 是人体高温效应的重要特征。

热平衡 正常条件下，人体代谢产热与散热保持相对平衡的状态。体温调节机制就是温度感受器（产热机制）将信号传入下丘脑，下丘脑视前核整合信息后将信号传递给效应器（散热机制），以达到两者相对平衡。产热过程主要通过骨骼肌收缩、寒战、自由活动、进食等实现，散热过程主要通过改变皮肤血流量、增

加发汗完成。在高温环境中，由温度感受器传入的神经冲动到达体温调节中枢，反射性地引起皮肤血管舒张、血液循环加快、皮肤血流量增加，导致皮肤温度升高，进而通过辐射、传导、对流和发汗等方式增加散热量。人体热平衡的计算公式：

$$M \pm R \pm C - E = \pm S$$

式中M为代谢（基础代谢与劳动代谢）产热量；R为辐射热交换量（环境气温低于皮肤温度时为负值，反之为正值）；C为对流与传导热交换量（人体获得热量为正值，丢失热量为负值）；E为蒸发散热量；S为热平衡值。

在适中温度下，人体的产热量与散热量相等时，S=0。在适中温度下，人体散热的主要途径是辐射散热，其次是蒸发、对流与传导散热。气温超过30℃时，蒸发散热成为人体散热的主要方式。

体温调节 机体在高温环境中，体温调节将发生相应变化。一般情况下，热敏神经元的温度感受阈，即体温调定点约37℃。在高温环境中，身体内外环境的共同作用使皮肤受到过热刺激时，调定点可下移，体心温度达到36.6℃时即可发汗，以增强机体的散热能力，维持体温恒定。但人体的体温调节能力是有限的：在静息状态下，人体体温调节能力的极限为气温31℃、相对湿度85%，或气温38℃、相对湿度50%。从事较高强度作业时，人体代谢率随作业负荷的增加而增加，体温调节的极限值将大幅度降低。当机体产热及接受的外环境热量超过人体体温调节的生理极限时，体温调节功能紊乱，将出现热蓄积及体温不同程度升高。体温过度升高将直接导致组织细胞生理

反应紊乱、结构异常，严重影响机体功能、降低脑体作业能力。

能量代谢　在高温环境中，人体能量代谢可发生显著变化。在28℃环境中产热量即开始增加，随着环境气温升高，机体的基础代谢率也逐步增高，直肠温度每升高1℃，代谢率增加10%～20%。高温环境下机体能量消耗量比常温环境下增加5%～9%。外环境温度过高时，外界的过热负荷使机体热平衡发生紊乱，能量代谢的细胞学基础损伤，导致细胞生物氧化障碍，生物化学效应将明显下降。

水盐代谢　在高温环境中，人体经呼吸道、泌尿道和消化道丢失的水分量变化较小，而经皮肤发汗丢失的水分量变化很大。与细胞外液相比汗液是低渗的，但大量排汗可造成水、电解质过量丢失，若不及时补充，或补水过量、补盐不足，可导致水盐代谢紊乱，这是导致热痉挛、热衰竭等的重要原因。水盐代谢紊乱主要包括高渗性脱水和低渗性脱水两种形式。机体水分不足可影响散热，丢失体重1%的水分即可使体温升高，而且随着缺水程度的加重，体温逐步升高。大量发汗可造成体内多种电解质绝对量不足，导致血浆晶体渗透压和血浆容量显著降低。更重要的是，多种金属离子，如 Na^+、K^+ 和 Ca^{2+} 等缺失，可导致细胞一系列生理活动，如信号转导、以金属离子为辅因子的酶功能、能量代谢、细胞运动、离子转运等出现紊乱，机体可出现疲倦、眩晕、肌痉挛、精神紊乱、神经传导阻滞，甚至昏迷、死亡。因此，在高温环境中及时合理地补充水、盐，对于提高机体耐热能力、防止热损伤十分重要。

神经系统　外环境的热信号通过皮肤温度感受器和血液温度变化直接影响下丘脑体温调节中枢，引起神经-内分泌系统和体温调节变化，以适应高温环境，这是神经系统对高温环境的积极反应。然而，当机体体热平衡失调产生大量热蓄积时，过热血液流经神经中枢可损伤神经元，改变多种神经递质的功能，直接导致脑细胞损伤甚至引起神经元死亡。此外，高热导致的心血管系统功能紊乱和水盐代谢失衡等，可使大脑皮质缺血、缺氧，导致大脑神经元发生膜脂质流动性改变、膜脂质过氧化、线粒体损伤、细胞信号转导通路改变等一系列病理效应。在行为学上，表现为脑作业能力下降、肌肉工作能力降低、作业效能下降。机体热负荷超过一定限度时，可导致高体温，中枢神经系统功能严重紊乱，甚至发生昏迷、惊厥和谵妄。中枢神经系统调控能力随之降低，一系列散热效应受抑制，人体出现干热、心血管系统功能紊乱等病理表现。

心血管系统　在高温环境中，机体心血管系统功能将出现明显代偿性变化，对调节热平衡有重要作用。当高温环境导致机体代谢失调、体温升高时，可损伤心血管系统功能，出现心血管系统功能紊乱甚至衰竭。热环境对人体心血管系统功能的主要影响有：①组织血流量分配出现变化。机体在高温环境中出现热应激，导致交感神经兴奋、肾上腺髓质激活、肾上腺素分泌增加，引起内脏，特别是脾、肝、肾、胃肠道血管收缩、血流量减少，并随热暴露时间的延长呈进行性减少，血流量可较常温环境下减少约37%。脑和肺部血管交感神经分布的密度较小，热应激时血管张力较低、血流量变化很小或几乎不变。皮肤血管明显扩张，血流量增多，甚至可达常温环境下的15～20倍。②心率与心输出量的变化。人体在高温环境中心率明显加快，在高温环境中从事体力作业时心率增加更明显。心率增加与心肌收缩增强将导致心输出量增加。但在高温环境中，因环境温度和热暴露时间不同心输出量呈双向变化。直肠温度低于40℃时，每搏量和心输出量平稳或略有升高；但直肠温度进一步升高时，每搏量和心输出量却逐渐下降。③血压变化。血压是反映机体心血管系统功能的综合指标，常将血压变化作为过热机体生理极限的重要预警指标。在高温环境中，皮肤血管明显舒张，末梢血管阻力下降5%～7%，血压明显降低。环境热强度过高时，心脏泵血功能减弱，血管充盈不足，血压降低更明显。颈动脉窦与主动脉弓的压力感受器对血压变化很敏感。在机体受热早期，散热所致的血压降低可使压力感受器产生反射性调节，动脉血压在一定范围保持恒定，以保证心、脑等脏器的血液供应。这是受热机体积极的内源性防护机制，但掩盖了导致血压急骤下降的潜在危险。因此，不能仅以高温环境作业人员的血压作为监测作业强度极限的判定标准。

呼吸系统　脑网状结构的呼吸中枢调控呼吸系统功能。在高温环境中，体内热蓄积使血液温度升高，引起血液 pH、渗透压、离子浓度等多项血液指标发生变化，通过刺激下丘脑体温调节中枢和外周化学感受器，激活呼吸中枢，反射性增强呼吸运动，特别是呼吸肌做功的能力，导致呼吸加深、加快，肺通气量增加，使呼吸道蒸发散热量增加，有利于对流散热。当环境热强度超过一定限度时，呼吸进一步加快，甚至导致换气过度，同时出现血液循环障碍，使组织血液灌注不足、组织缺血；加之机体在体温升高时组织代谢增强、耗氧量增加，更加剧了过热机体的缺氧程度。所以，机体过热时多伴有缺血、缺氧，这往往是直接导致热损伤的重要原因。

内分泌系统　在热环境中，机体内分泌系统的变化，主要通过应激反应和功能调节调控机体对抗热损伤。①应激反应性调控。高温环境暴露后，特别是初始时期，机体往往处于应激状态，属于非特异适应性反应。应激首先引起下丘脑-垂体-肾上腺皮质系统功能增强，增加下丘脑视前区促肾上腺皮质激素释放激素分泌，进而刺激腺垂体分泌促肾上腺皮质激素并进入血液循环，进而使肾上腺皮质加速合成、分泌糖皮质激素和盐皮质激素。体内糖皮质激素大量分泌能强化机体神经系统功能，并使机体在高温环境中保持血液 pH 及渗透压稳定，提高机体热习服和热耐受能力。②功能调节性调控。机体在适应高温环境的调节过程中，内分泌系统的变化主要表现为促进下丘脑-神经垂体分泌抗利尿激素，强化肾素-血管紧张素-醛固酮系统。抗利尿激素和醛固酮的分泌可有效增加肾小管对水分的重吸收，减少尿量，对维持机体有效循环血量有重要意义。醛固酮的保钠排钾作用不仅限于肾脏，对汗腺、唾液腺及胃肠道也有作用。所以，醛固酮对维持机体在高温环境下内环境晶体渗透压的平衡有非常重要的作用。

消化系统　①机体在高温环境下失水，使唾液腺分泌的潜伏期延长、分泌量减少。当失水量达体重 8% 时，唾液分泌几乎停止，唾液中 K^+、Na^+、Ca^{2+} 和 Cl^- 等含量减少，唾液淀粉酶活性减弱，唾液的消化功能明显降低。②机体在高温环境下大量发汗，NaCl 过量丢失、血中 Cl^- 浓度降低，可使胃液分泌减少、酸度降低，影响消化功能。③胰液、胆汁、肠液的分泌也明显减少，胰液中酶蛋白含量和酶活性亦降低。消化腺分泌功能的降低，直接导致消化能力减弱。④机体在过热环境中，胃肠道血流量减少，使胃肠道的能源供给及胃肠道功能下降。在高温环境下，小肠吸收功能明显减弱，小肠蠕动明显抑制，使肠内病原性甚至毒性物质滞留时间过长，病原微生物生长旺盛，可导致高热性肠炎的发生。⑤机体在高温环境中生活或工作时，体温调节中枢还可对摄食中枢产生抑制作用，使机体食欲减退、消化系统功能降低，甚至功能紊乱，导致机体营养不良，进一步促进热损伤的发生。

泌尿系统　在高温环境中，肾脏在机体水盐平衡调节中起重要作用。在常温环境下，肾脏水排出量占机体水排出总量的 50%～75%；而在高温环境中，当汗液蒸发成为机体的主要散热方式时，体内水分主要以汗液形式排出，肾脏水排出量仅占机体水排出总量的 10%～15%。汗液是低渗液体，发汗时机体的水分丢失明显大于电解质丢失，机体可出现高渗性脱水。血浆渗透压升高，可活化下丘脑的渗透压感受器，使神经垂体抗利尿激素分泌增加。同时，肾上腺皮质球状带分泌醛固酮增多，减轻对抗利尿激素分泌的抑制作用，进一步强化抗利尿激素对肾脏的作用，使肾脏对水的重吸收增加。因此，少尿往往是机体热应激早期的临床表现。另外，机体大量体液丢失导致缺盐，或因补水不当导致低渗性脱水时，将激活肾脏致密斑感受器及肾素-血管紧张素-醛固酮系统，使醛固酮分泌增多，发挥保钠排钾的作用，可使机体尿钾排出量比常温下增加 2 倍多。加之大量发汗，易致机体缺钾，引起低钾血症及一系列病理性损伤。

免疫系统　高温环境使机体细胞免疫功能先增强、后减弱、最后出现全面抑制，而且随着高热暴露时间的延长，细胞免疫及体液免疫功能均受到抑制，这是热暴露对免疫细胞的毒性作用所致。高温通过抑制细胞免疫、体液免疫和细胞因子活性降低人体免疫功能，体心温度 40℃ 时即可抑制免疫细胞功能，体心温度 43℃ 时免疫细胞可出现不可逆损伤。在热负荷的影响下，血浆清蛋白含量增高、球蛋白含量降低，清蛋白/球蛋白比值由 1.6 增加至 2.4。中性粒细胞的吞噬活性与机体的热负荷呈明显负相关，某些免疫因子、补体效价等均明显降低。皮肤自身菌丛的菌落数与皮肤温度及发汗量呈明显正相关，在高温条件下，皮肤的杀菌能力降低。

在高温环境条件下，机体首先发生一系列适应性生理变化，机体的代偿反应超过生理限度导致机体各系统功能失调，引发中暑等热损伤。了解高温环境条件下人体各系统的变化，采取相应的防护措施，可以减少热损伤、有效维持官兵在高温环境下的军事作业能力。

（王　静）

huánjìng rèqiángdù píngjià

环境热强度评价（evaluation of environmental heat strength）

对影响机体热平衡和生理功能的环境热强度进行综合评价的方法。

评价方法　常用干球温度、自然湿球温度、黑球温度、三球温度和湿黑球温度来评价环境热强度。

干球温度　指距离地面1.25～2.0m处的大气温度，常用于衡量气温高低，俗称气温。干球温度是影响人体热交换的重要气象因素，是评价热舒适度、监测环境热强度的重要指标之一，但不能全面评价人体热负荷。如在湿热环境中，人体蒸发散热量减少，干球温度就不能很好地衡量人体的热负荷和舒适度，即在相同的干球温度下，环境湿度越大人体的热负荷亦越大，反之亦然。在相同的干球温度下，若干球温度低于皮肤温度，风速增大有利于人体的对流散热，降低热负荷；若干球温度高于皮肤温度，风速增大反而增加人体热负荷。尽管干球温度是衡量环境热强度的重要物理量，但不能全面评价人体的热负荷。

自然湿球温度　是反映环境气温、湿度和风速综合作用的物理参数，是评价环境热强度的较好指标，尤其适用于湿热环境的热强度评价。湿球温度受环境湿度、风速的影响较大。气温高，湿球温度亦高；环境湿度大，不利于蒸发散热，湿球温度亦高；风速增大有利于蒸发散热，湿球温度降低。相对湿度等于100%时，湿球温度等于干球温度，蒸发散热量几乎为零。自然湿球温度适合湿热地区或潮湿坑道使用。户外作业时，湿热地区的户外自然湿球温度以不超过28℃为宜；

坑道作业时，自然湿球温度达到29℃即应加强防热措施。研究表明，中等强度军事作业时，自然湿球温度的上限值为28℃。

黑球温度　是将温度计置于紫铜质黑球中部所指示的温度，可以反映太阳的热辐射强度。黑球温度包括环境气温、热辐射等综合因素，其温度高低在医学上间接地表示人体感受周围环境热辐射的状况。因此，黑球温度亦是评价环境热强度的重要指标之一，但一般多用于计算三球温度或平均热辐射强度来评价环境热强度。

三球温度（wet bulb globe temperature，WBGT）　为干球温度、自然湿球温度和黑球温度的加权计算值，是评价环境热强度的一个经验指数，国际标准化组织已将其作为评价环境热强度的综合指标。三球温度不仅反映了环境气温、湿度的影响，也包括太阳热辐射、风速等气象要素的作用，见三球温度。

湿黑球温度（wet globe temperature，WGT）　反映气温、气湿、气流和热辐射综合作用的物理量，是评价环境热强度的重要指标。湿黑球温度既表示周围环境的炎热程度，也包含影响机体热交换作用的几种环境因素，湿黑球温度可用湿黑球温度计直接测量（见湿黑球温度）。三球温度和湿黑球温度可互换，即：

$$WBGT(℃) = 1.044WGT - 0.187$$

评价指标的选择　不同的环境热强度评价指标所反映的内在性质不同，所以在表示环境温度时，必须说明选用的测量方法。干球温度、自然湿球温度、黑球温度作为评价环境热强度的单一指标，虽不能反映各种气象因素

的综合作用，但其测定仪器结构简单、价格便宜、操作方便，在实际工作中常被采用。干球温度适用于干热、无热辐射环境的热强度评价；黑球温度适用于有热辐射环境的热强度评价；自然湿球温度适用于湿热环境的热强度评价。三球温度和湿黑球温度属于环境热强度的综合性评价指标，应用比较广泛，各国均已提出人体耐受的具体阈值标准。三球温度测量较复杂，测量仪器有严格要求，或采用电子三球温度仪测量；或采用干球温度计、自然湿球温度计和黑球温度计在同一地点分别测量并进行计算。因此，应根据需要选用评价指标。

（王　静）

sānqiú wēndù

三球温度（wet bulb globe temperature，WBGT）

干球温度、自然湿球温度和黑球温度的加权计算值。是反映环境气温、湿度、风速、热辐射综合作用的物理量，单位为℃。是评价作业环境热强度的一个经验指数。

测定方法　可使用三球温度仪测定后做加权计算，或使用电子三球温度仪直接测量。

使用三球温度仪测定后加权计算　在电子三球温度仪问世前，均采用该法。三球温度仪由干球温度计、黑球温度计和自然湿球温度计组成，分别测量空气温度、黑球温度和自然湿球温度。

干球温度的测定　干球温度（即环境空气温度）是指温度计置于遮阴处测量的环境温度值，其数值稍高于气温，反映环境对流（传导）热的强度，是表示环境热强度最常用的指标。干球温度计采用玻璃水银温度计，测量范围为10～50℃，精度±0.5℃。在阳光下测量时，温度计必须放在百

叶箱内，或温度计感温部分装有防辐射而不妨碍空气流通的屏罩。在野外作训现场测定干球温度时，应将带有防辐射罩的玻璃水银温度计挂在树荫下、距地面高度1.5m处，尽量减少太阳辐射对温度的影响。

自然湿球温度的测定　自然湿球温度指用玻璃湿球温度计在自然通风条件下测得的环境温度。湿球温度的高低，能反映环境气温、湿度及风速3个因素的综合作用，在湿热环境中自然湿球温度反映的热强度比干球温度更接近实际情况。自然湿球温度计测温范围为10~50℃，精度±0.5℃。将温度计感温部分包裹纯白色棉纱布条，松紧适当，任其水分自然蒸发（不加外力），因此，自然湿球温度不同于通风干湿球温度计测定的湿球温度。感温部分的纯白色棉纱布条下端浸入盛有蒸馏水的容器内，温度计感温部分下端与容器上端间相距25mm，白色棉纱布条暴露于自然通风的空气中。测温过程中容器中的水面要足够高，以保证充分湿润白色棉纱布条。测定前，将棉纱布条用蒸馏水完全浸湿；空气过于干燥时，要定时加水湿润棉纱布条。测定时，将自然湿球温度计挂在室外距地面高度1.5m处，不设防辐射罩。白色棉纱布条应保持清洁，新棉纱布条使用前应清洗，储水容器中的水每日要更换。

黑球温度（globe temperature, tg）的测定　黑球温度是指温度计置于黑色铜球中心部所指示的温度，用于测定工作场所的辐射热，是一个体感温度。黑球温度综合了环境气温、热辐射等因素，其温度高低间接表示人体感受周围环境热辐射的状况，在相同的体感之下可比空气温度高2~3℃。

测定黑球温度使用黑球温度计，标准的黑球温度计有一个用紫铜制成的外径150mm的空心球体，壁厚度小于0.2mm，温度计测量范围为20~100℃，精度±0.5℃。整个球面涂无反光黑漆或用煤烟（煤油加松香）熏黑，球体表面应无灰尘、无雨纹，如需要可去除灰尘或洗涤。经与球体焊接在一起的铜管，插入一个经过标定的水银温度计至球体中心。改进的黑球温度计铜球的外径缩小至50mm，方便部队野外使用。测量时，将黑球温度计放在室外测定位置，距地面高度1.5m处，15分钟后即可读取温度计数值。

测定时，待温度计置于测定位置约15分钟，干球温度计、自然湿球温度计和黑球温度计均达到稳定状态后，分别读取干球温度、自然湿球温度和黑球温度的读数。应强调，测定的环境条件必须与热暴露人员的作业条件完全相同或非常近似。

三球温度计算　计算公式为：

室内作业或户外作业无太阳辐射时：

$$WBGT = 0.7tnw + 0.3tg$$

户外作业有太阳辐射时：

$$WBGT = 0.7tnw + 0.2tg + 0.1ta$$

式中 tnw 为自然湿球温度，单位℃；tg 为黑球温度，单位℃；ta 为干球温度，单位℃。

如果环境条件变化很大，或多个作业地点或岗位的热强度水平不同，则采用时间加权平均公式计算：

$$WBGT_{twa} = [(WBGT_1)t_1 + (WBGT_2)t_2 + \cdots + (WBGT_n)t_n] / (t_1 + t_2 + \cdots + t_n)$$

式中 $WBGT_1$ 为第1个作业地点或岗位实测的 WBGT；$WBGT_2$ 为第2个作业地点或岗位实测的 WBGT；$WBGT_n$ 为第n个作业地点或岗位实测的 WBGT；t_1，$t_2 \cdots t_n$ 分别为作业人员在第1、2…n个作业地点或岗位停留的时间。

使用电子三球温度仪直接测量　电子三球温度仪采用半导体温度传感器、铂电阻温度传感器、数字温度传感器等敏感器件，通过数据采集、转换、处理，输出数字温度信号，将自然湿球温度、黑球温度和干球温度直接显示在显示屏上，同时也显示此时的三球温度数值。电子三球温度仪的自然湿球温度、黑球温度、干球温度3个监测探头安装在同一个水平面上，以保证监测数值的一致性。该仪器国内外均有生产，其测量的基本原理一致，只是采用的传感器、控制电路、显示方式不尽相同。

应用　三球温度是评价作业环境热强度的重要参数，广泛用于环境热强度评价，已被国际标准化组织作为评价热强度的一个综合指标。各国多采用三球温度评价工农业生产和军事作业时的环境热强度，以调控体力活动强度、安排作业期间的休息和液体补充。

规范湿热环境中军人劳动耐受时限　中国人民解放军制定了国家军用标准《湿热环境中军人劳动耐受时限》（GJB 1104-1991），以三球温度为指标测定环境热强度，用于规范陆军官兵在湿热环境中从事军事劳动的生理安全上限和耐受极限值，见湿热环境军事劳动人员劳动耐受时限。

美军也采用三球温度控制热环境中军人体力活动的阈限值。①三球温度为26℃。计划重体力劳动时，对未热习服人员应慎重。

②三球温度为 29℃。未热习服人员在前 3 周训练期间，应暂停剧烈活动，如标准速度行军；训练 2 周后，处在这一温度下，训练活动可继续进行，但要适当减量。③三球温度>29℃。应避免户外阳光下的训练科目。④三球温度为 31℃。全部新兵和热气候训练不满 12 周的人员，均应减少剧烈活动。⑤三球温度为 31~32℃。已热习服人员可继续进行有限的活动，但每日不超过 6 小时。⑥三球温度>32℃。全体人员暂停体力训练和剧烈活动（不包括必须执行的作战任务）。⑦官兵穿避弹衣或三防服时，应在测定的三球温度数值上再加 6℃。

规范部队在热环境下的行军速度 中国人民解放军在研究后提出，夏季行军时，当三球温度≤32℃时，已热习服的官兵从事中等强度劳动（如负重 20kg、时速 5km 行军）可以持续 4 小时，大部分官兵的生理反应在安全界限以内，且主诉的不适症状和全身疲劳可以在 24 小时内恢复；32℃<三球温度<33℃，可行军 3 小时，近一半官兵的反应达到生理安全上限，少数人超过耐受极限；三球温度为 33~34℃，近 2/3 官兵的生理反应超过生理安全上限，1/3 官兵达到耐受极限，出现明显的中暑前驱症状，且 24 小时后仍不能很好地恢复，此时应停止户外作业。如需户外作业，应加强医学监督。

规范部队在热环境下的水盐补充 在热环境下，进行一般活动或轻度劳动时，每日供给水 3.3~3.6L（包括食物含水 2L、饮水 1.3~1.6L），便能满足机体水平衡的需求。劳动行军过程中的饮水量，可按不同三球温度、不同劳动强度时对应发汗量的

70%~80% 推算（其余 20%~30% 水量已在行军前的进餐和饮水中预先得到补充）。可按下式计算中度与重度劳动下的发汗量，再进一步计算补水量：

中度劳动时，发汗量（L/h）= 0.097 62 × [（WBGT + 0.187）÷ 1.044]−2.019 83

重度劳动时，发汗量（L/h）= 0.103 42 × [（WBGT + 0.187）÷ 1.044]−2.003 30

式中 WBGT 为三球温度。

野外作业时，确定补水量后可确定补盐量。除三餐膳食中供给的食盐外，如饮水量不受限制，在补充水 500~1000ml/h 的同时服盐片 1g；如供水困难，则补充 400~500ml 水时加盐 1g。详细内容见热环境军事劳动人员水补给、热环境军事劳动人员盐补给。

（王 静）

shīhēiqiú wēndù

湿黑球温度（wet globe temperature, WGT）

反映气温、气湿、气流和热辐射综合作用的物理量。单位为℃，是评价环境热强度的重要指标之一。湿黑球温度既能表示周围环境的炎热程度，又包含了对机体热交换起主要作用的数种环境物理因素，同时能够反映不同热强度条件下人体生理的应激水平。湿黑球温度的测量有两种方法。

加权计算测定法 一般测量自然湿球温度和黑球温度，然后经加权计算算出湿黑球温度，计算式为：

$$WGT = 0.7tnw + 0.3tg$$

在实际应用中，三球温度和湿黑球温度可以互换，即：

$$WBGT = 1.044WGT − 0.187$$

式中 WGT 为湿黑球温度；

tnw 为自然湿球温度，单位℃；tg 为黑球温度，单位℃；WBGT 为三球温度。

自然湿球温度和黑球温度的具体测定方法见三球温度。

湿黑球温度计测定法 湿黑球温度计是一种简易的环境热强度监测仪器，可直接测定湿黑球温度，由双金属温度指示器和球体组成。双金属温度指示器包括感温元件、指针、刻度盘、保护管、细轴等部分。测温范围 0~60℃，精度 ±0.5℃，热交换平衡时间 6 分钟，球体为紫铜质空心圆球，外径 60mm，壁厚<0.2mm，整个球面涂无反光黑漆，并覆盖双层无反光黑色棉布。湿黑球温度计黑球表面的黑纱布应洁净。测温前，用吸水管将蒸馏水注入湿黑球温度计的储水管内（图步骤 1），蒸馏水应加至注水孔处，为使球体的黑纱布迅速浸透，可把球体浸入杯内的蒸馏水中（图步骤 2）。待黑色纱布完全浸湿后从杯中提出，用线绑住湿黑球温度计储水管顶部的吊环，在能代表军事作业环境的地点把湿黑球温度计悬挂起来，湿黑球底端应距地面 100cm，避免将刻度盘的影子落在湿黑球上。6 分钟后开始记录环境湿黑球温度，以后至少每 20 分钟记录 1 次读数，也可根据需要确定监测记录温度的时间和次数。间隔最长时间不得超过 1 小时。读数时读数者的视线应平行对准指针和指针对应的刻度值，读数精确至 0.5℃。每隔 1 小时应给湿黑球温度计的储水管加水 1 次。

湿黑球温度平均值计算方法 记录温度的间隔时间相等时，MWGT 按式（1）计算；记录温度的间隔时间不相等时，MWGT 按式（2）计算：

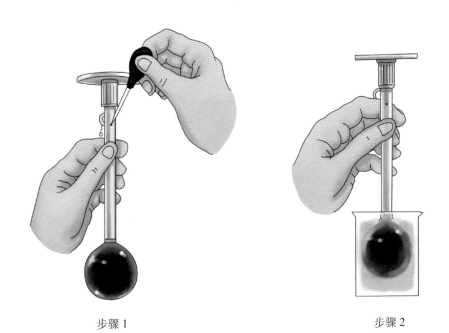

步骤1　　　　　　　步骤2

图　湿黑球温度计测定法

$$MWGT = \frac{WGT_1 + WGT_2 + \cdots + WGT_n}{n} \quad (1)$$

$$MWGT = (WGT_1 \times t_1 + WGT_2 \times t_2 + \cdots + WGT_n \times t_n) / (t_1 + t_2 + \cdots + t_n) \quad (2)$$

式中 MWGT 为湿黑球温度平均值，单位℃；WGT_1、WGT_2…WGT_n分别为第1次、第2次…第n次测量时的湿黑球温度，单位℃；n 为测量总次数；t_1、t_2…t_n分别为各次测温顺序相应的间隔时间，单位分钟。

（王　静）

rèshìyìng
热适应（heat adaptation）　热环境中世居者热耐受能力比进入热环境的非世居者明显增强的生物学现象。热适应具有明确的可遗传性和永久性的特点，表明其具有稳固的基因基础，因此又称生物性热适应（biological heat adaptation）。热适应是机体经过若干代对热的适应性调节过程，对热气候条件已建立稳固的协调关系，不仅多种生理功能出现适应性变化，而且机体的形态、结构，如皮肤颜色、汗腺的分布和密度、汗腺的温度敏感阈值、外周血管分布和舒缩能力，以及热损伤的临界阈值等也发生适应性变化，使热适应者有良好的散热功能。

（赵小玲　李文选）

rèxífú
热习服（heat acclimatization）　初入炎热环境的热未适应者，反复经受环境热负荷的影响后，生理紧张状态获得暂时性改善的现象。包括热暴露时体温升高幅度和心率增加幅度明显减小，发汗率明显增加，不适感消失等一系列耐热能力提高的现象。

形成过程　具有一定的发生、发展和实现的过程。未热习服的人，经过7～10天一定强度（特异性或非特异性）热暴露，即可建立热习服。根据机体在热习服过程中的生理反应特征，一般将热习服形成过程分为3个阶段。

应激反应阶段　机体热暴露后，各系统功能产生强烈的反射性反应，但缺乏整体协调性。神经-内分泌系统活动增强，心血管系统功能处于极端紧张状态，皮肤血管运动的调节达到最大水平，呼吸加快、加深，而汗液分泌的调节尚未参与。如这一阶段调节不当，可导致机体出现水、电解质和酸碱平衡紊乱，引起脑供血不足和缺氧，使人产生不适症状，甚至发生热损伤。

代偿适应阶段　机体在反复的热暴露后，建立起新的特异的热代偿适应性反应机制。神经-内分泌系统的调节能力提高，各系统器官生理功能之间产生了整合性生理功能变化，其明显特征是：①心血管系统的稳定性提高。②汗液分泌能力进一步加强，汗盐含量相对减少，皮肤的蒸发冷却率增加。③肛温和心率的增加幅度进行性降低，不适症状减轻。

调整巩固阶段　机体建立新的热反应动力定型，各项适应性功能得到巩固并趋于完善。该阶段的突出特征是机体的汗液分泌进一步完善，汗液蒸发散热率增高，心血管系统血液循环机制及其他相关生理机制进一步增强，具有更强的整体协调性和稳定性，此时机体的热习服形成过程已经完成。

形成机制　神经-内分泌系统、心血管系统、代谢及汗液分泌量的适应性变化，是热习服形成和保持的重要基础。

神经-内分泌的适应性调节　热习服是在反复热暴露过程中，大脑皮质逐步形成综合性条件反射（动力定型）的结果。激素、神经肽等一系列应激蛋白和细胞因子参与了热习服形成。热习服后，下丘脑体温调节中枢的适应性改变占主要地位，垂体-肾上腺皮质-甲状腺系统以及肾素-血管紧张素系统在热习服过程中也起

着重要的调节作用。

代谢的适应性变化 热习服后，机体的体温调节功能增强，主要表现为代谢产热率的调整。一方面，代谢产热的抑制机制增强；另一方面，基础代谢率和劳动代谢率下降，缓解了热对体温调节的压力。机体代谢产热率的降低通过机体对热能食物的选择性利用完成，如糖原合成增加、脂肪利用受到抑制，线粒体氧化与磷酸化紧密偶联，能量物质合成增加，产热和热释放减少。

汗液分泌的适应性变化 随着热习服形成，汗液分泌量增加、有效汗蒸发利用率增高。汗腺易感性升高，发汗体温阈降低（与未习服时比较，肛温、皮肤温度降低 0.3~0.5℃ 以上，皮肤温度甚至可降低 2℃）。发汗的潜伏期缩短，发汗速度增加 2 倍以上，汗腺分泌活动增强，在同等体温下发汗率增加 20%~40%，并长时间维持较高发汗率，汗脂较多，汗盐浓度及汗液中 Na^+/K^+ 比值降低，汗液表面张力降低，汗液分布均匀，从而更易于蒸发散热。热习服后期，发汗率较初期减少而敏感性增加。

心血管系统的适应性变化 热习服后，心血管系统紧张性和适应性改善，主要表现为血容量和组织间液容量增加、循环血量重新分配、静脉运动张力增加和循环热传递率增高。心血管系统热习服的分子机制包括：①热习服后，心脏代谢效率增加。②具有高腺苷三磷酸酶活性的快型肌球蛋白转变为低腺苷三磷酸酶活性的慢型肌球蛋白。③胰岛素依赖的葡萄糖转运子 4 表达增加，使葡萄糖的摄取和糖原生成增加。

影响因素 ①低热量的膳食有助于热习服形成。②适当补充水分可提高耐热能力，突然或逐渐失水则会延缓热习服形成的速度。③适量摄入盐分可加速热习服形成、提高热习服质量；低盐摄入可延缓热习服的形成，或不能产生热习服；高盐摄入亦不能加快热习服的形成速度。④体格健康者建立热习服过程快，形成热习服的能力较好。过度疲劳、失眠等均能中断或延缓热习服形成过程。

脱热习服 指热习服者脱离热环境一段时间后，原已获得的热耐受能力逐渐降低至热习服前水平。其速度因习服程度和个体健康状况不同而异。多数热习服者在热习服后 1~2 周内尚能较好地保持，而后消退很快，并在 1~2 个月内完全丧失已获得的热习服。已获得热习服者，应进行巩固热习服训练，以防脱热习服。热习服后，热习服者可选用热能代谢率为 740~1170kJ/（h·m²）的体力活动项目，进行巩固热习服训练。

（赵小玲 李文选）

rèxífú xùnliàn

热习服训练（training for heat acclimatization） 高温作业人员预先在炎热环境中进行适宜强度的劳动或训练，以加速热习服形成的方法。要获得高水平的热习服，必需有足够的热习服训练强度和时间。

训练强度 包括热暴露强度和体力负荷强度，后者又包括作业强度和作业持续时间。热暴露强度和体力负荷强度不能相互替代，但可相互调整。训练初期，过大的热暴露强度和体力负荷强度可致过度衰竭。应循序渐进，根据体质状况和训练基础合理安排，体力负荷强度由小到大，热暴露强度由弱到强，热习服训练强度应在生理耐受限度（最大生理负荷量）以内，不要过早施加生理耐受限度的训练，否则可造成机体生理功能紊乱，破坏习服过程。湿热环境与干热环境的热习服训练有同有异。人体干热环境习服后，在湿热环境里只能显示部分热习服能力，而在高温高湿环境中进行热习服训练可加速对干热环境的热习服，因此建议采用干热环境和湿热环境交叉训练。参训者在高温下穿不透气服装进行训练，身体周围形成强湿热刺激，可形成热习服。

训练持续时间 与单纯热暴露比较，每天短时间热暴露并进行体力训练，可迅速获得热习服。每次训练时间以 2 小时为宜，至少 50 分钟，因为不论热习服与否，在高温环境中作业 50 分钟后耐热能力才出现明显差别。训练后热习服水平取决于每次训练使体温持续升高的时间，两次训练间隔时间过长不能获得较好热习服。热习服产生所需时间周期与热习服训练强度有关。如环境温度较高（40~50℃）、体力作业较强、作业持续时间较长，第 1 次训练时就产生热习服，第 3~4 天渐趋完善，1 周内可完全建立热习服；若环境温度较低（30~40℃）、体力活动较轻、持续时间较短，则形成热习服需 2 周以上。多数学者认为，热习服可保持 1 周~2 个月。热习服形成后，如果中断训练或离开热环境可发生脱热习服。脱热习服后，重新进行热习服训练的时间一般为 1~5 天（与中断训练的间隔时间长短有关）。体格强健者［最大耗氧量达 58.6~63.8ml/（kg·min）］不仅热习服快（4 天）、脱热习服慢，甚至中断训练 18 天后，再热习服训练 2 天，就能完全恢复热习服。

训练方法 ①特异性热习服训练。即在热环境中反复热暴露或在热暴露与体力作业的共同作用下产生热习服。热环境可以是自然热气候环境，也可以是人工热环境（高温舱）。②非特异性热习服训练。通过常温下的体力作业，机体体温有一定程度升高、心肺功能增强，进而获得热习服，提高耐热能力。为适宜部队应用，中国人民解放军根据中国的地理特点和军队任务，制定了《军人耐热锻炼卫生规程》（GJB 2561-1996）。在热气候环境条件下，按照该规程设定的方法进行训练，可获得较好的热习服效果。具体训练方案是：每年热季初期，拟赴热区执行任务的部队和驻热区部队，在驻地日最高气温达 30～32℃时，按下述原则安排耐热训练：①结合实际气象环境条件和军事作业或军事体育活动，每天训练 1 次。②环境气温与体力作业负荷相结合应达到要求的热习服训练强度。可在气温 30～32℃、体力作业强度中度至重度［即热能代谢率在 450～900kJ/（h·m²）］的范围内安排训练，每次训练时间 100～200 分钟，训练强度逐渐增大，训练持续时间逐渐延长。适宜的耐热训练方法见表1。③拟赴热区执行任务的部队，在驻地进行耐热训练时的环境气温不可超过 32℃。④训练应坚持 2 周不间断。因故每间断 6 天，应增加 1 次训练；间断超过 15 天，应重新安排 14 次不间断的耐热训练。⑤无行军训练任务的部队，可安排 690～950kJ/（h·m²）热能代谢率的体力作业项目，或 3～10km 跑步等体育项目进行耐热训练。

巩固方法 训练 2 周后，可每隔一段时间结合部队军事训练或军事体育活动进行 1 次巩固热习服训练。用于巩固热习服训练的体力作业项目热能代谢率应在 740～1170 kJ/（h·m²）。巩固热习服的适宜训练方法见表2。无行军任务部队可采用热能代谢率 690～1170 kJ/（h·m²）的作业项目进行训练。

训练卫生 热区气候炎热、地理环境复杂，进行热习服训练时易出现中暑及其他多发疾病。热习服程度个体差异大，这种差异不能简单地以年龄、性别、体质和健康状况来区分，不能作为是否发生中暑的判定标准。人体热耐受能力有一定限度，超出热耐受能力的范围，仍可导致生理功能紊乱，甚至发生疾病。加强热习服训练不能放松健康监测和综合防暑措施，应因时、因地制宜地采取综合防护措施。①健康监测。训练前摸清参训人员的健康状况，重病初愈及患有全身性皮肤病、心肺肝肾等脏器疾病者，不应参加耐热训练。耐热训练过程中，应注意了解官兵的身体情况，出现轻微头晕、头痛、口腔温度达 37.8℃或心率达 162 次/分

表 1 适宜的耐热训练方法

训练日顺序	训练时间	训练内容	热能代谢率 [kJ/（h·m²）]
第1~3天	14：00~16：10	负重15kg平路行军10km，行速5km/h，中间休息10分钟	690
第4~6天	14：00~16：10	负重20kg平路行军10km，行速5km/h，中间休息10分钟	740
第7~9天	14：00~17：20	负重20kg平路行军15km，行速5km/h，每行军1小时休息10分钟	740
第10~12天	14：00~17：20	负重20kg平路行军16km，第1小时行速5km/h，第2小时行速6km/h，第3小时行速5km/h，每行军1小时休息10分钟	740~950
第13~14天	14：00~18：30	负重20kg平路行军22km，第1小时行速6km/h，第2小时行速5km/h，第3小时行速6km/h，第4小时行速5km/h，每行军1小时休息10分钟	740~950

表 2 巩固热习服的适宜训练方法

月　份	训练时间	训练内容	热能代谢率 [kJ/（h·m²）]
11月以前	14：00~18：30	负重20kg平路行军22km，第1小时行速6km/h，第2小时行速5km/h，第3小时行速6km/h，第4小时行速5km/h，每行军1小时休息10分钟；每月训练1次	740~950
11月至次年热季初期	上午	3km跑1次，400m×6全速跑（每跑400m间隔休息2分钟）1次，负重12kg越野跑或急行军10km 1次；每2周训练1次	1170（越野跑）

者，应减轻体力作业负荷；出现心悸、恶心、口腔温度达 38.3℃ 或心率达 174 次/分者，应立即到阴凉处休息，待症状消失、口腔温度降至 37.8℃ 或心率降至 162 次/分以下，方可继续训练，且应减轻体力作业负荷、加强医学监督。从耐热训练的第 4 天开始，训练 1 小时后，应抽查 10 名官兵的口腔温度，如口腔温度低于 37.2℃ 者不足半数，应适当增加体力负荷；如半数以上官兵口腔温度超过 37.4℃，应适当减轻体力作业负荷，以使耐热训练过程中多数官兵的口腔温度维持在 37.2~37.4℃ 的热紧张水平。②防暑。训练前，应结合训练、施工、生产或战斗任务制订防暑计划，做好防暑降温设施的添置、检修，补充必需的防暑药品和器材。大力开展防暑教育，使每个指战员都了解热区气候特征及其对人体的影响，能识别中暑先兆症状，能采取适宜措施防止中暑发生，对中暑患者采取简单急救措施。③饮食卫生。训练期间，应保证水盐供给和充足睡眠，防止脱水和过度疲劳。补充水盐可饮用复合电解质等渗高温饮料，饮用时应多次不限量补给。复合电解质等渗高温饮料是根据人体在高温环境中水、电解质需要量，以及人体高温作业时的生理和营养卫生特点，设计、研制的一种电解质饮料，可提高高温作业人员的耐热能力和劳动效率，预防热损伤的发生。与普通环境相比，在炎热环境中作业时人体的能量需要量增加，人体在热环境中的能量供给量以较一般情况下提高 10% 为宜。人在热环境中，食欲一般较差，应做好膳食调配与烹调。可适当增加一些酸味或辛辣调味品，提高官兵食欲，保证足够的能量摄入。高糖和高 B 族维生素饮食可促进热习服，提高耐热能力。耐热训练期间，人体大量发汗，除丢失水盐外，也从汗液中丢失一些其他营养素，故应改善膳食，增加营养素摄入量，特别是水溶性维生素和蛋白质的摄入。

（赵小玲　李文选）

rèxífú píngjià

热习服评价（evaluation of heat acclimatization）　根据口腔温度，并结合中暑前驱症状调查，综合判断热习服训练后的热习服程度的方法。评价方法：选择热能代谢率相当于 $74kJ/(h \cdot m^2)$ 的体力活动项目，安排受测人员进行 3 小时的体力活动，每活动 1 小时休息 10 分钟。抽查测量并记录 20~30 名受测人员体力活动前及结束时的口腔温度，询问体力活动前、中及结束时的主观感觉。每 20 分钟测量并记录 1 次环境温度，计算体力活动过程中环境温度的平均值。体力活动过程中，受测人员凭口渴感随意饮水。体力活动前口腔温度高于 37.4℃ 者，或体力活动前主观感觉不适者，从热习服评价的人员中剔出。按照以上安排，受测人员进行 3 小时体力活动结束时，测定口腔温度。如受测人员中有中暑前驱症状的人数低于 3%，口腔温度均值不高于表中相应平均环境温度下的热习服群体口腔温度均值标准，可评定受测人员所属热习服训练群体耐热训练达到热习服标准。如被抽查受测人员个人口腔温度不高于相应平均环境温度下的个体口腔温度值，且无中暑前驱症状，可评定此人达到热习服标准。

（赵小玲　李文选）

zhòngshǔ

中暑（heat stroke）　在高温环境和（或）剧烈体力活动条件下，体热平衡和（或）水盐代谢失衡引起的以中枢神经系统和（或）心血管系统功能障碍为主要临床表现的一组急性热性疾病。是夏季的常见病、多发病，主要见于热环境下的户外作业人员、室内高温作业人员或密闭环境作业人员等。部队夏季进行高强度军事训练、演习时，易发生大批人员中暑；在现代战争条件下，部队在热区作战、空降、穿戴防护服及面罩等所致中暑减员可为其他疾病的 2 倍；未热习服的部队人员即刻调动至热区参战时，中暑减员率更高，甚至可达 50% 以上。积极开展中暑防治，对保护热区官兵健康和军事作业能力、减少非战斗减员具有重要意义。

分类　根据国家标准《职业性中暑诊断标准和处理原则》（GB 11508 - 1989），中暑分为中暑先兆、轻症中暑和重症中暑 3 级，其中重症中暑又可分为热射病、热痉挛和热衰竭 3 型。在重症中暑中，热射病的特征是中枢体温调节功能障碍；热衰竭的特

表　热习服判定的参照温度

温度类别		温度值（℃）				
平均环境温度	平均自然湿球温度	24	25	26	27	28
	平均三球温度	25	26.5	28	30	32
	平均湿黑球温度	24	25.5	27	29	31
体力活动结束时的口腔温度	群体口腔温度均值标准	37.2	37.3	37.3	37.4	37.5
	个体口腔温度标准	37.3	37.4	37.4	37.5	37.6

征是大量水盐丢失导致心血管功能不能适应外界高热环境；热痉挛的特征是大量发汗、失水失盐过多引起水、电解质代谢紊乱。临床上也可见混合型。中暑先兆伤员应暂时脱离高温现场，并予以密切观察，无需特殊治疗。轻症中暑伤员应迅速脱离高温现场，到阴凉通风处休息，给予含盐清凉饮料，对症处理。热射病等重症中暑伤员应迅速予以物理降温和（或）药物降温，纠正水、电解质代谢紊乱，对症治疗。

预防措施 消除导致中暑的潜在因素或其他潜在的不明原因。中暑发病因素复杂，必须按具体的环境条件、作业特点，部队装备与防暑降温条件，因地因时制宜，采取综合防护措施。

贯彻相关卫生标准 在热区进行体力活动的人员应认真贯彻相关的卫生标准，如《职业性中暑诊断标准》（GBZ 41-2002）、《湿热环境中军人劳动耐受时限》（GJB 1104-1991）、《热环境军事劳动人员的水盐补给量》（GJB 1637-1993）、《军人耐热锻炼卫生规程》（GJB 2561-1996）等。

做好防暑知识的宣传教育 宣传热环境地理气候特点，热环境对人体生理功能及心理的影响，普及中暑防治知识。宣传热习服训练意义和方法，组织广大官兵积极参加耐热训练。各级领导及医务人员应积极开展心理疏导，提高官兵的心理应激适应能力，使部队保持健康、平稳、积极向上的良好心理状态。

科学组织热习服训练 驻热区和拟进驻热区的部队，每年初夏均应开展热习服训练，以提高官兵耐热能力。具体方法见热习服训练。

加强医学监督 加强作业过程中的医学监督，具体见沙漠军事作业医学防护。

合理补充水盐 见热环境军事劳动人员水补给和热环境军事劳动人员盐补给。

科学调整饮食 调整饮食以保证营养素和热能供给，注意补充蛋白质和维生素，特别是维生素 C 和 B 族维生素。注意食物的多样性，保证新鲜蔬菜供应，副食烹调要清淡可口，餐前可备些菜汤和绿豆汤，以促进消化、补充丢失的水分。注意饮食卫生，生吃的蔬菜应洗净、消毒，防止发生胃肠炎或食物中毒。

保证充足睡眠 充足的睡眠可缓解疲劳，有利于保持充足的体能。应结合所在地的实际情况，尽可能使住宿处遮阴、隔热、通风，创造良好的休息环境。炎夏午夜后气温才逐渐降低，拂晓前数小时较凉快，是睡眠的最佳时机，要力求保证这一时间段的睡眠。夜里值班、站岗的人员，次日应设法补足睡眠，以缓解疲劳。

使用防暑降温装备 采用多种形式的制冷源，经冷却循环方式将热量带出，起到降温作用。物理降温装备包括化学冰袋、电子冰袋、降温毯、医用降温仪及降温服装等。①化学冰袋。使用时，将化学冰袋放在头、颈、腋窝和腹股沟等处，通过吸热化学反应达到降温的效果。②电子冰袋。采用半导体制冷方式，使用散热器和排风扇排出半导体热端散发的热量，使冷端温度降低，达到冷却目的。亦可制成冷却帽，用于头部降温。只要有电源就可使用。③医用降温仪。采用压缩机制冷，使制冷源在盘入毯子内的管路中循环，带走毯子上的热量，进而带走伤员身体的热量，起到降温作用。其降温温度可控，

主要用于临床降温。④降温服装。冷却服、制冷服、通风服、防护服等降温服装种类颇多，降温效果显著，适用于特殊军事作业。

（王 尚）

zhòngshǔ xiānzhào

中暑先兆 （premonitory heat stroke） 人体在高温环境中从事一定强度的体力劳动，出现的主观不适症状。表现为全身疲乏无力、大量发汗、口渴、头晕、头痛、视物模糊、胸闷、心悸、呼吸急促、恶心、呕吐、注意力不集中、动作不协调等，这是机体的一种保护性反应。依据热环境接触史和临床表现，即可做出中暑先兆的诊断。高温作业者出现主观不适症状时，应及时脱离高温现场，并予以密切观察；如无法脱离高温环境，应令伤员到阴凉通风处休息，解开腰带、敞开衣服。也可用湿毛巾冷敷头部、扇风，以促进散热。适当补充水盐，如口服 0.1% 淡盐水、糖盐水或其他电解质饮料。可选用人丹、十滴水、清凉油等药物口服或外用，或针刺足三里、内关、太阳、风池等穴位。中暑先兆伤员一般经短时间休息后即可恢复正常，无需特别治疗。

（王 尚）

qīngzhèng zhòngshǔ

轻症中暑 （mild heat stroke） 中暑先兆患者处理不当或病情继续发展，症状进一步加重，体温升高至 38.5℃ 以上的疾病。介于中暑先兆与重症中暑之间。除中暑先兆的一系列主观不适症状外，还出现面色潮红、大量发汗、脉搏、心率明显加快，或四肢湿冷、面色苍白、血压下降等临床表现，伤员难以坚持工作，但很少出现重症中暑肌肉痉挛、呼吸困难等症状。应及时将伤员移到阴凉通

风处，卸下装备，敞开上衣，松开腰带，扇风，口服冷淡盐水或其他饮料，并口服人丹或十滴水，在前额及太阳穴等处涂搽清凉油等。如处理及时，大多数伤员可于数小时内恢复。

（王　尚）

rèshèbìng

热射病（heliosis；sunstroke）

在高温环境中从事重体力劳动，人头部温度升高，造成脑膜充血和脑损伤，进而引起中枢体温调节障碍的致命性中暑。是重症中暑分型中最严重的一型，病情危急，病死率高。主要特征是在高温环境中作业时突然发病、体温升高在40℃以上，临床表现为神经精神症状，疾病早期大量发汗、继之"无汗"，可伴有皮肤干热及不同程度的意识障碍等。

病因　机体内部和外部的热负荷超过了机体的散热能力，导致机体过热引起中暑。其主要诱因有：①环境炎热。高温、高湿环境是导致中暑的主要环境因素，发生中暑的危险性随环境炎热程度增高而增大。热区夏季气温高、湿度大、通风差、热辐射强，部队户外作业防护失当时，往往导致大批人员中暑。②作业强度大。高强度作业时，机体代谢增强、产热量增加，如散热量不足将导致体热蓄积、体温迅速上升，易使机体过热而中暑。③脱水缺盐。热区作业时，如发汗过多引起水盐大量丢失而不能及时补充，往往导致水、电解质平衡失调，造成体温调节功能障碍及心血管功能紊乱而发生中暑。④着装、负荷不合理。服装不吸湿、不透风，和（或）负荷物过重、遮掩体表面积过大等致使散热不良，易诱发中暑。⑤个体及其他因素。未热习服、身体虚弱、重病初愈、

饥饿疲劳、大面积皮肤病、睡眠不足、心脏病、酗酒等人员，热暴露时易发生中暑；烈日长时间直射头部且防护失当或宿营地未采取防暑降温措施，易发生中暑。

发病机制　体温调节中枢调节产热和散热，使体热含量和体温保持恒定。人体产热主要来自代谢产热及肌肉收缩产热；常温（15~25℃）下人体散热途径主要是辐射（占总量60%），其次为蒸发（25%）、对流（12%）和传导（3%）。

当环境温度超过皮肤温度时，人体散热的唯一途径是发汗蒸发，但大量、持久发汗可引起汗腺疲劳甚至衰竭。体心温度每升高1℃，代谢率增加10%~20%，代谢产热增强而发汗减少，加速体热蓄积。下丘脑温度升高使下丘脑体温调节、血管舒缩和发汗中枢的功能发生障碍，影响对交感神经、皮肤血管舒张和排汗的调节。随着排汗减少，体温不可控制地急剧升高。体温达41~42℃时，皮肤血流量将减少1/2；体温过高使肝线粒体氧化磷酸化解偶联，不能合成腺苷三磷酸。体温升高超过体内酶类的适宜温度时，酶活性降低、代谢率下降。如体心温度过高并持续一定时间，不能通过热调节排出更多热量。持续高温使中枢神经系统损伤不可逆转，甚至汗腺本身也严重损伤，还可能伴有肝、肾、心、肺损伤和凝血功能障碍等。

临床表现　高体温和神经精神症状为此病的主要表现。伤员体心温度多在41℃以上，甚至超过42℃。多数伤员起病急，开始时表现为全身乏力、头晕、头痛、胸闷、恶心、神志不清等。随着体温升高，各种症状逐渐加重，脉搏快而有力、呼吸加深加快，

多数伤员皮肤干热无汗，四肢肌肉抽搐，烦躁不安或嗜睡；重者突然晕倒失去知觉、惊厥或谵妄，甚至尿便失禁。病情恶化时可见发绀、虚脱，可并发肺水肿、脑水肿、肝肾功能受损和凝血功能障碍等。病情危急，病死率很高，必须高度重视。

辅助检查　①末梢血白细胞和中性粒细胞计数增高。②尿常规检查可见尿量减少。③肾功能损害时可出现氮质血症，如血尿素氮、血肌酐含量增高。④血清乳酸脱氢酶、肌酸激酶、门冬氨酸氨基转移酶、谷氨酸转氨酶活性多增高，持续显著增高者提示预后差；总乳酸脱氢酶和乳酸脱氢酶2预测预后的效果最好。⑤凝血功能。中暑和并发休克后2~3天出现进行性血小板减少性紫癜，凝血酶原时间较正常延长，纤维蛋白原含量降低，纤维蛋白溶解试验阳性，其中有3项异常者，即应按弥散性血管内凝血处理。⑥血气分析可有低氧血症、动脉血氧饱和度降低、高碳酸血症和酸中毒等。⑦心电图检查可见各种心律失常和S-T段压低、T波改变等心肌损害。⑧尿/血渗透压比值反映肾小管浓缩功能，其比值升高，对鉴别肾前性氮质血症和急性肾小管坏死有较大帮助。

诊断与鉴别诊断　热射病应按如下条件诊断，与中毒性菌痢、脑卒中、脑型疟疾等鉴别诊断。

诊断依据　①高温季节或有高温接触史。多在高温环境和（或）强体力作业时迅速发病，也可在离开热环境数小时后或在晚间才发病，亦有在持续闷热数日后，甚至天气不太热时发病。②临床表现。多数伤员体温升高，头晕、头痛、无力、恶心、呕吐、

面色潮红或苍白、多汗或无汗、尿频、嗜睡、神志不清、昏迷、痉挛或抽搐、血压下降、呼吸和心率加快。初期可见呼吸性碱中毒，后期出现代谢性酸中毒。确诊高温型中暑主要依据是体心温度高于40.6℃和无汗。③实验室检查。

鉴别诊断　应与中毒性菌痢、脑卒中、疟疾、流行性乙型脑炎、流行性脑脊髓膜炎、有机磷农药中毒等相鉴别。

治疗　原则是快速降温、抗休克治疗、预防循环衰竭和防治并发症。

快速降温　一旦确诊为热射病，迅速将伤员抬到阴凉通风处，卸下负重、解开衣服，让伤员躺在干草等隔热材料上以减少地面热辐射对伤员的影响，同时采用物理或药物方法使伤员快速降温。

物理降温　通过物理吸热或散热的方法，使人体的温度降低。通常可以通过物理降温装备带走大量的热量，使体温下降、缓解症状。如用温水、酒精擦浴，或使用降温凉贴，或将冰袋放在头、颈、腋窝和腹股沟等部位。

药物降温　多使用氯丙嗪静脉滴注或注射，也可口服或肌内注射。如体温不降，隔1.5~2小时重复给药。如单独使用氯丙嗪体温不降，可合并使用异丙嗪。必要时可采用快速冬眠疗法，使体温维持在35~37℃。具体情况遵照医嘱。

抗休克治疗　①扩充血容量，纠正酸中毒和低血糖，合理应用升压药是抗休克的基本措施。热射病伤员水盐丢失不如热痉挛和热衰竭严重，而心贮备能力明显降低，故补液不宜过多、过快，以免引起心力衰竭和肺水肿。②有酸中毒倾向伴有肝损害、右

心衰竭者，首选5%碳酸氢钠静脉滴注或快速滴注；有呼吸功能障碍（肺水肿、肺心病）时，以使用11.2%乳酸钠为宜。③缺钾时可口服或缓慢静脉滴注氯化钾液。④注意血压和尿量变化。收缩压低于80mmHg，或原有高血压病现收缩压低于100mmHg、尿量少于25ml/h时，可用麻黄素或去甲肾上腺素控制血压下降。去甲肾上腺素、阿拉明只在伤员体温已下降时小量使用，以防阻碍体热发散。

预防循环衰竭　循环衰竭是热射病早期致命的重要因素。应立即让伤员躺下、下肢略抬高，以改善血液循环。脱水时可饮凉茶，静脉注射生理盐水（不宜过多、过快）。注意预防呼吸障碍，吸痰以保持呼吸道畅通。昏迷、发绀、呼吸衰竭者，可注射樟脑、尼可刹米等呼吸兴奋剂，也可施行人工呼吸、吸氧。出现狂躁或抽搐时，可用10%水合氯醛灌肠或灌胃，忌用吗啡和阿托品。

防治并发症　热射病伤员晚期多死于急性肾衰竭，或高钾血症、脑水肿、肺水肿、肝衰竭、出血、感染等并发症，防治并发症可减少中暑的病死率。高体温昏迷伤员尤其在少尿时可早期使用脱水剂，以减轻脑水肿，增加肾血流量预防肾衰竭。昏迷时间过长者，可选用保护脑、促进脑功能恢复的药物，如细胞色素C、腺苷三磷酸、辅酶A、大剂量维生素C等，并用抗菌药物预防吸入性肺炎及其他感染。心动过速时可用毒毛花苷K或毛花苷C，并发肺水肿时可用氨茶碱。肝衰竭伴有黄疸者，可给予葡醛内酯（肝泰乐）、精氨酸及大剂量B族维生素、维生素C和葡萄糖。并发凝血功能障碍者，先用肝素，

后用6-氨基己酸。急性肾衰竭时应严格控制补液量、限制钾盐摄入、纠正酸中毒，适当使用利尿剂。急救时禁用吗啡、阿托品。

中医疗法　①针刺疗法。伤员昏迷时可针刺人中穴。如仍未苏醒，可再点刺十宣穴。②刮痧法。用光滑的瓷汤匙或塑料瓶盖等，在太阳穴、眉心、颈项、背部、前胸正中等部位均匀地用力刮，直至所刮部位出现紫红色斑点（痧）为止。

预防　见中暑。

（王　尚）

rèshuāijié

热衰竭（heat exhaustion）　人体在高温环境中大量发汗丢失水、盐，导致心血管功能不能适应外界高热环境的疾病。为重症中暑中的一型，临床表现的主要特征是脱水和钠耗竭，或等渗性脱水伴心血管系统改变。

病因　在炎热条件下从事军事作业时，机体大量发汗引起血液浓缩，可加重心脏负担，导致热衰竭发生。循环系统功能低下、低血压、过度疲劳、失水、缺盐、身体衰弱及未热习服，均可促使该病发生。

发病机制　①热暴露引起外周血管舒张，加之水、盐大量丢失，导致血容量减少。②体力活动增强肌糖原代谢，代谢产物增多使肌细胞内形成高渗环境，水分进入细胞。③机体散热增强加重心血管系统负荷，使脑供血暂时不足、心血管功能不全。④热应激时，高体温、晕厥减弱心血管系统和中枢神经系统的调节功能，导致血管内感受器反射显著减弱或消失。⑤热衰竭伤员存在明显的原发性呼吸性碱中毒，其许多临床表现可能是热应激引起的过度换气所致。在高温环境中

从事体力活动时，由于大量发汗、失水和外周血管舒张，循环血量减少，进而引起脑供血不足，导致热晕厥或热虚脱。

临床表现　一般起病迅速，可见头痛、眩晕、疲乏、口渴、皮肤湿冷、脉搏细速、一过性低血压等症状与体征，轻者可发生单纯性晕厥。重者出现以失水为主的脱水和（或）失盐引起的全身性反应，表现为头晕、头痛、恶心、面色苍白、皮肤湿冷、血压降低、多汗，严重时神志不清，一般无循环衰竭。腋温可低于正常，但直肠温度常超过38℃，直肠温度的高低取决于发病前的体力活动强度和持续时间。

辅助检查　尿常规检查，如见尿含盐量低（低于 0.1g/L）、尿比重低（成人尿比重低于 1.003），应考虑热衰竭的可能。如治疗时间超过 4 小时，血压恢复正常水平，但尿少、尿等渗（比重为 1.010～1.016）、尿蛋白+～++，有颗粒管型、红细胞管型或白细胞管型等时，提示可能发生急性肾衰竭。热衰竭有低钠血症、低钾血症（血清钾浓度低于 3.5mmol/L）和血液浓缩，高钾血症提示预后不良。其余检查见热射病。

诊断与鉴别诊断　诊断依据是直肠温度超过 37.8℃、脉率增加超过正常时的一半以上、皮肤潮湿、症状持续存在。伤员极度口渴、虚弱，伴有中枢神经系统症状，如头痛，有些病例因缺水出现焦虑、感觉异常、判断力下降、歇斯底里发作，有时可出现精神症状。热衰竭引起的通气过度可导致呼吸性碱中毒，如果发汗停止，热衰竭可发展为热射病。热衰竭应与脑血管意外、乙型脑炎、消化道出血、异位妊娠、低

血糖等相鉴别。

治疗　将伤员移到阴凉处，解开衣服，抬高下肢以改善头部血液循环。体心温度较低时要保暖；体心温度较高时可用冷水或酒精擦身降温。有循环衰竭时不能采用降温疗法治疗，可饮用糖盐水。有条件时可缓慢静脉滴注生理盐水。针对伤员的临床表现实施对症治疗，如伤员呼吸困难可注射安钠咖、樟脑或尼可刹米。

预防　见中暑。

（王　尚）

rèjìngluán

热痉挛（heat cramps）　人体在高温环境中作业发汗过多导致水盐大量丢失，水盐补充不当引起的疾病。为重症中暑中的一型，主要临床表现为伴有收缩痛的严重肌痉挛。

病因　在炎热条件下从事军事作业时，人体大量发汗，水盐排出过多，未能及时、适当补充盐分引起电解质平衡紊乱所致。

发病机制　过度发汗引起水盐代谢紊乱，特别是盐过量丢失，使细胞外液渗透压降低，细胞外液水分进入细胞内引起细胞水肿，导致中枢神经系统的神经冲动减少、肌细胞肌球蛋白溶解度降低而导致肌痉挛。通常认为肌痉挛是缺钠、缺钾所致，且与钙、镁的代谢有关，关于诱发肌痉挛的确切机制尚需进一步研究。

临床表现　多见于年轻人。起病缓慢，体温不高或仅轻度升高，意识清醒。伤员一般先有乏力、头痛、食欲缺乏、恶心、呕吐等症状，继而发生对称性和阵发性肌痉挛，以四肢肌肉、咀嚼肌、腹直肌等经常活动的肌肉多见，尤以两小腿腓肠肌为最多见。轻者涉及肌群较少、疼痛程度较轻，重者涉及肌群较多、疼痛程

度较重，累及肋间肌及膈肌时可出现呼吸困难。

辅助检查　可显示低钠血症（血清 Na^+ 浓度<135mmol/L）、低氯血症（血清 Cl^- 浓度<95mmol/L）、尿肌酸含量增高。其他检查见热射病。

诊断与鉴别诊断　伤员清醒，生命体征平稳，可有烦躁不安，并诉肌肉疼痛。症状发生前几乎均有过度活动，肌痉挛常见于大量流汗而仅补充水分的情况下。体检可见体温正常或轻微升高，皮肤湿冷，肌肉松弛或肌肉颤动，肌痉挛时肌肉僵硬且有充满块状物的感觉。热痉挛需与破伤风、癫痫、手足抽搐症等鉴别。

治疗　将伤员移到阴凉处休息，大量饮用盐水，每小时可给含盐 1～2g 的盐水，总补盐量为 10～15g。如有条件，可静脉注射生理盐水。肌痉挛症状明显时，可口服巴比妥或 10% 水合氯醛。针刺合谷、足三里、承山、内关。

预防　见中暑。

（王　尚）

rèqū pífūbìng

热区皮肤病（dermatosis in hot region）　人体在热环境下特发或多发的皮肤病。机体在热环境下，皮肤排汗是主要散热途径之一，皮肤表面经常处于潮湿状态，加之洗浴条件有限，为致病微生物的生长繁殖提供了极好的条件。热区夏季阳光直射，太阳辐射强且日照时间长，人长时间暴露于日光下，如防护不当，易引起日晒性皮炎等物理性皮肤病。热区部队官兵因军事作业强度大、机体免疫力降低、发汗多，如忽视个人卫生，极易发生皮肤病，若医疗条件差或就医不及时或治疗不规范，极易使皮肤伤口迁延不愈形成慢性感染。热区皮肤病按

主要致病原因可分为细菌性皮肤病、真菌性皮肤病和物理性皮肤病。常见的皮肤病有痱子、日晒性皮炎、体癣、股癣、热带溃疡、阴囊湿疹、热区足浸泡性损伤、疖肿等。其中的某些皮肤病，如体癣、股癣、疖肿等，在常温、低温环境下也有发生。

热区驻扎人员在日常防护中，应高度重视裆部、足部等部位的卫生；注重日常，尤其是涉水雨淋后的皮肤清洁；加强皮肤伤口的护理工作，尤其是抗感染治疗；合理安排作息，减少强烈阳光下的训练；保证膳食合理供给，体能锻炼适当，提高机体免疫力。

（王　涛）

guxuan

股癣（tinea cruris）　发生在外生殖器、肛门周围及股部浅表皮肤的真菌感染。是热区部队的常见皮肤病，在湿热环境中从事训练、演习、作战、救灾等作业而卫生条件较差时尤其多发。

病因与发病机制　该病为真菌感染，以红色毛癣菌最常见，还有须癣毛癣菌、断发毛癣菌、犬小孢子菌、絮状表皮癣菌和紫色毛癣菌等。股癣常由自身传染引起，先发生手癣、足癣、体癣、甲癣或头癣，然后再传染到外生殖器、肛门、股部等处皮肤，单独的股癣较少见。与癣病患者密切接触，或共用毛巾、衣裤等也可被传染。股癣的发生与机体抵抗力降低有关。机体过度劳累、压力过大或患糖尿病等疾病，以及长期大量应用皮质激素、免疫抑制剂均导致机体免疫力下降，此时即使真菌数量很少也能引起股癣。温暖、潮湿的环境有利于真菌生长、繁殖，所以夏季股癣明显加重，冬季皮肤损伤减轻甚至消失，但如未根治，天气转热

时又会复发。

临床表现　局部轻度的炎症反应，初起为红色丘疹或小水疱，继之形成鳞屑，再逐渐向周围扩展成边界清楚的环形损害，边缘部位常可见丘疹、水疱，表面一般无渗液。边缘具有活动性，不断扩展，中央则趋于消退，因而有圆癣或钱癣之称。有的环形皮肤损伤内，还可以再出现环形的丘疹、水疱、鳞屑，继而呈同心环形损害，伴有不同程度的瘙痒。

诊断与鉴别诊断　根据病史、症状、体征及化验检查可做出明确诊断。应与下述皮肤病鉴别诊断：①脂溢性皮炎。亦可侵犯会阴、股部，皮疹为淡红色斑，有脱屑，有的呈环状，边界清楚，但镜检真菌为阴性。②红癣。一种棒状杆菌引起的皮肤病，常见于腋下、股部等处，病变部位皮肤为砖红色，边缘无炎性环，不痒，镜检真菌为阴性。③银屑病。俗称牛皮癣，可侵犯股部，表现为环状或斑块状红斑，一般表面有较厚的鳞屑，其他部位也可有同样的皮疹。

治疗　以局部外用药治疗为主。治疗中应注意：①股癣多由自身其他癣病引起，因此治疗股癣的同时要治疗其他部位的癣病。②外用药治股癣简单易行，必须坚持每天涂药2~3次、涂药范围要稍大于皮肤损伤范围。皮疹消退、瘙痒不明显后，还要坚持治疗一段时间。③禁用皮质激素软膏。股癣是真菌感染所致，皮质激素不仅不能杀灭真菌，反而能促进其生长、繁殖，使股癣发展得更快、更重。如患者因其他疾病需长期使用皮质激素或免疫抑制剂而患股癣，需根据病情全面权衡用药。④积极治疗原发病，增强抵抗力。如糖尿病患者发生

股癣时，需同时控制血糖，可适当增加每天外用药物次数。

局部治疗　①酸类药物。如水杨酸、苯甲酸、十一烯酸和过氧乙酸等。②抗真菌药。如霉唑乳膏、益康唑乳膏、咪康唑乳膏、酮康唑乳膏等。

全身治疗　泛发性股癣可采用全身治疗，如口服特比奈芬、氟康唑或伊曲康唑。

中医药治疗　土槿皮、百部和蛇床子的酒精浸泡液或羊蹄根（土大黄）的酒精浸泡液外擦。

预防　增强机体抵抗力。衣着宜宽松、透气，勤清洗，尤其在运动大量发汗后。避免密切接触癣病患者或共用卫生清洁用品。积极治疗其他部位癣病，避免股癣发生。因患某些疾病需长期服用皮质激素或免疫抑制剂时，应警惕股癣的发生。

（王　涛）

rèdài kuìyáng

热带溃疡（tropical ulcer）　热带地区急性、特异性皮肤和皮下组织感染后形成的坏死性溃疡。又称热带崩蚀性溃疡。多发生于膝关节以下部位，伴有疼痛与恶臭，易演变成慢性溃疡。

病因　热带丛林及潮湿地区发病率很高，亚热带地区有散发病例。外伤、营养不良、身体虚弱、贫血、患慢性病、皮肤长时间受汗水浸泡及卫生条件差等情况均易诱发。

临床表现　起初时，局部出现红色小丘疹或水疱，水疱破溃后形成溃疡，溃疡迅即向深部发展，波及皮下、肌肉、筋膜甚至骨膜或骨质，腹股沟淋巴结肿大。溃疡数日内扩大，边缘隆起、中心凹陷如碟状，表面覆以灰色或灰绿色假膜及污秽的坏死组织，有粪臭味。取溃疡组织做病理切

片，显微镜下可见表层为凝固性坏死组织，其间有大量细菌，中间层为肉芽组织，底层为丰富的血管层，周围呈上皮样组织增生。可自溃疡处分离出梭杆菌及樊尚疏螺旋体，也可能分离出其他微生物。多见于易受外伤、刀割、昆虫叮咬或搔抓处，曾做一般处理或曾用口吮吸，除出现红色小丘疹或水疱外，可伴有发热、局部疼痛和全身不适。形成慢性溃疡者无痛感、无臭味。

诊断与鉴别诊断 急性期根据病史、细菌及螺旋体检测进行诊断。采集溃疡深部分泌物涂片革兰染色进行细菌检测，或用暗视野显微镜寻找螺旋体，或做细菌培养进行诊断。应做病理活检，排除梅毒、雅司病、分枝杆菌感染等所致的溃疡及鳞状上皮癌。

治疗 急性期卧床、抬高患肢，加强营养。用灭菌生理盐水清洗伤口，除去坏死组织，有恶臭的伤口可用过氧化氢溶液清洗。若溃疡侵及深部组织及骨骼，应做外科切除术。肌内注射青霉素 G 和（或）口服甲硝唑。恢复期溃疡面积较大的创面可植皮。抗菌药物治疗慢性溃疡的疗效差，可用胶布或石膏封包，经久不愈的溃疡可行植皮术。

预后 多数患者皮肤损伤愈合很慢。少数慢性溃疡经数月至数年后发展成鳞状上皮细胞癌。重症病例病情不断进展，可致死。

预防 应做好该病的宣传教育。行进时穿长裤，以防小腿外伤或蚂蟥咬伤。长途行进后用温水洗脚促进血液循环，睡觉时使用蚊帐，垫高小腿。经常修剪指甲，以免搔破皮肤引起感染。小腿外伤或感染后应及时进行治疗，以免形成慢性溃疡。

（王 涛）

yīnnáng shīzhěn

阴囊湿疹（scrotum eczema）

在湿热环境条件下，人体发汗且不能及时洗浴造成的会阴部、大腿根部湿疹。又称烂裆。是热区部队常见的非性传播皮肤病之一，在热区战斗前沿、作业及工程现场发病率很高。

病因与发病机制 天气炎热，生活、工作环境潮湿、空气湿度大，是该病发生的外部原因；过敏体质，精神长期紧张、情绪变化较大，患慢性消化系统疾病、内分泌失调、新陈代谢障碍，是该病发生的内在原因。炎热条件下发汗较多，内裤较紧、外界刺激、异物摩擦导致过度搔抓，穿化纤内裤等均可诱发该病。

急性期，表皮细胞和细胞内明显水肿。棘细胞分离，组织间形成空腔，形成许多表皮内小水疱，表皮内水疱和海绵形成部位有单核细胞、组织细胞或巨噬细胞浸润，真皮乳头层毛细血管扩张、水肿，毛细血管周围有炎细胞浸润。亚急性期，海绵和水疱形成减少，表皮轻度棘化，并有角化不全，真皮层炎症同急性期改变，但程度较轻。慢性期，表皮海绵形成减轻，无水疱形成，表皮棘细胞明显增生，钉突延长加宽，角化过度呈苔藓化。真皮的炎细胞浸润主要见于血管周围，以单核细胞为主。真皮毛细血管增多，管壁增厚，乳头层呈不同的纤维化。

临床表现 病变局限于阴囊皮肤，有时延及肛门周围，甚至阴茎。皮疹呈多形性变，局部发红、潮湿、渗出，甚至溃烂，患者自觉局部疼痛难忍，偶伴瘙痒。

诊断与鉴别诊断 可根据病史、局部皮肤表现及工作环境、个人卫生等做出诊断。需要与阴囊神经性皮炎、维生素 B$_2$（核黄素）缺乏引起的阴囊瘙痒、乳房外湿疹样癌鉴别诊断。

治疗 清洁患处皮肤，局部涂抹抗感染软膏，口服抗菌药物。尽可能穿宽松透气的内裤，做到凉爽、通风、干燥。禁用皮炎平、肤康王等皮质激素类软膏。在野外现场，可用常见的马齿苋治疗阴囊湿疹：马齿苋洗净，加 1L 水（1 军用水壶）煮沸，冷却后浸湿毛巾做阴囊部湿敷，每次 1 小时，2~3 次/日。亦可用黄连素或庆大霉素水溶液做阴囊湿敷。

预后 一般 2~3 周后，红肿减轻、渗出减少，逐渐愈合，但易复发。如治疗不及时，可反复发作，转为慢性。该病治愈后不会遗留后遗症，也不影响生育。

预防 避免穿紧身内裤，加强会阴部通风，有汗时应立即擦洗干净。一旦局部潮红、疼痛，应使用温水清洗干净后晾干，外搽痱子粉或爽身粉，即能镇痛、止痒，并应暴露患部。紧急情况下，及时喷洒干粉类药物或医用滑石粉是预防该病的最好方法。

（王 涛）

rèqū zújìnpàoxìng sǔnshāng

热区足浸泡性损伤（tropical foot immersion damage）

热区人员足部长期浸泡、皮肤变软，运动时紧缩的鞋袜摩擦、刺激引起的足部损伤与继发感染。又称烂脚。热区部队发病率较高，严重影响部队官兵的健康和作业能力。

病因与发病机制 中国南方雨季长、雨量充沛，地面沟谷纵横、水网遍布。人们在行进、作业中涉水机会多，可致人群长时间穿湿鞋袜，或下肢长时间浸泡于水中。长时间浸泡可造成角质层变厚、皮脂缺乏，加之足部发汗较多，利于真菌生长繁殖。足部因摩擦损伤或体质较弱时，机体对真菌等致病微生物抵抗力降低，表皮癣菌、毛癣菌或足趾毛癣菌等可经伤口或表皮摩擦变薄的部位感染足部，特别是足趾，引起该病。鞋内泥沙磨损足部，更易促使该病发生。

临床表现 包括趾间糜烂、奇痒、疼痛，合并感染时分泌黄色液体、味极臭，继发感染者可引起丹毒、淋巴管炎等。趾跖脱皮溃烂，部分形成脓疱疮；足边缘部位好发壁厚饱满的小水疱，可融合成大疱，疱液透明，周围无红晕，奇痒；足跟部皮肤变厚而干燥，角化脱屑、瘙痒，易发生皲裂，病程缓慢，可多年不愈。热区部队官兵多集中、成批发生，多为轻度，少数有继发感染。

治疗 以外涂抗真菌乳膏和溶液治疗为主，关键是坚持长期用药，症状缓解或消失后仍要坚持治疗一段时间。

预后 轻度病例预后良好。体质弱、足部长期浸泡、营养不良，可导致病程迁延而多年不愈，即使暂时恢复也极易复发。

预防 雨季热区长途步行要穿稍宽大的鞋，尽量减少足部浸泡。足部浸泡后要及时擦干，倾倒鞋内异物，有条件时可更换鞋袜。不使用公用拖鞋、脚盆、毛巾，因易造成交叉感染。热区部队平时应注意锻炼雨季行军，逐步增加行军时间和涉水次数，以提高足部的适应能力。执行足部长时间浸泡任务时，指挥员应合理安排人员轮换，休息前应及时处理浸泡部位和浸湿的鞋袜。

（王　涛）

rèqū shíwù zhòngdú

热区食物中毒（food poisoning in hot region）

在热环境下，进食被细菌污染的食物和误食有毒动植物及毒蕈类引起的人体食物中毒。热区的不同地区、不同季节可发生不同性质的食物中毒，分别由生物性、化学性或物理性有害物质引起。

流行病学调查发现：①食物中毒有明显的季节性。夏秋季节多见细菌性食物中毒和有毒动、植物食物中毒，冬春季节多见肉毒中毒和亚硝酸盐中毒等。②食物中毒有明显的地区性。中国90%以上的肉毒中毒发生在新疆，河豚鱼中毒常见于沿海与长江下游地区，而农药中毒、粗制棉籽油中毒、桐油中毒多见于农村。物理性食物中毒是误食被放射性物质沾染的食物所致，这种情况较少见。热区高温、高湿环境，一方面适宜空气悬浮颗粒物中的致病菌生存，更适合食品加工原材料、半成品、成品中致病微生物的繁殖；另一方面适宜有毒动、植物及毒蕈类生长，所以更易造成食物中毒。干热环境不利于致病微生物，有毒动、植物及毒蕈类繁殖，干热环境地区的食物中毒多为高温条件下食物中致病菌的繁殖所致。从食物中毒发生的频率看，热区食物中毒以葡萄球菌肠毒素食物中毒、沙门菌食物中毒、副溶血性弧菌食物中毒和毒蕈中毒为主。

平时必须重视热区食物中毒的预防，应注意以下几点：①不吃腐败变质的食品，不吃禁止上市的产品。②蔬菜食用前要在清水里浸泡、洗净，防止农药摄入。③不食用"三无"食品以及非正规渠道食品。④工具（刀、砧板、揩布等）要生熟分开，做到专用。⑤餐具要及时洗擦干净，有消毒条件的要经常消毒。⑥养成良好的个人卫生习惯，饭前、便后洗手。要做到"不新鲜的不吃，不认识的不吃，不清楚的不吃，不该吃的不吃"。

（王　涛）

rèqū shēngwù zhìshāng

热区生物致伤（biological injury in hot region）

人体在热环境中接触动、植物造成的物理性或中毒、感染、过敏等伤害。特点是不同致伤生物引起的伤害不同，高温环境有利于伤口内致病微生物繁殖而造成伤口感染。因此，其处理既要针对致伤生物，又强调伤口清创与持续的抗感染治疗。热区生物致伤种类多，常见的有动物咬伤、植物擦伤、毒蛇致伤、蚂蟥致伤、蠓虫致伤和植物致过敏性皮炎等。热区生物致伤应以预防为主。热区部队作训前，应充分了解驻训地区致伤生物的分布情况，在部队官兵及卫生人员中开展热区生物致伤防治常识培训，学习自救互救知识，制订处理预案、备足医疗物资。行军时，尽可能穿高帮鞋、扎好袖口和裤脚，不喝未经消毒处理的水，不得打赤膊。经过树林、草地时，要提高警惕，防止树木、草丛中暗藏动物、昆虫等的突然袭击。合理选择宿营地，按要求做好卫生工作。睡前做好各项防范措施。热区生物致伤的救治应及时且针对性强，彻底清创、持续抗感染，根据伤员病情及实际医疗水平确定是否后送。

（王　涛）

mǎhuáng zhìshāng

蚂蟥致伤（whitmania pigra injury）

蚂蟥以吸盘吸附在皮肤或体腔黏膜上，分泌水蛭素和组胺样物质，使局部血管扩张并阻止血液凝固，导致流血不止甚至感染的损伤。蚂蟥属环节动物门蛭纲，学名水蛭，世界上有400~500种，中国约有100种。3/4 的蚂蟥吸血，多种蚂蟥食肉。蚂蟥雌雄同体，体长稍扁，耐饥饿，多生活在淡水中，少数生活在海水或咸水中，还有一些陆生和两栖。水蚂蟥一般体长 3~10cm，喜栖于水田、沼泽、池塘、河沟中；旱蚂蟥一般体长 1~5cm，孳生于阴湿丛林下的腐败树叶和杂草中；寄生蚂蟥体型最小，幼蚂蟥只有 4~6mm 长，呈灰白色或淡黄色，常孳生于山涧中。蚂蟥一次可大量吸血，如山蛭可吸其体重 5~10 倍的血，医蛭可吸其体重 2~5（甚至 10）倍的血，医蛭吸血一次需消化 100~200 天。

临床表现 人体被蚂蟥叮咬后，被咬局部疼痛、微痒、出血不止，蚂蟥吸附部位可呈丘疹样改变。饮用生水可致水中蚂蟥寄生于声门下或鼻腔内，自觉咽喉部虫爬样异物感，可伴有阵发性咳嗽、声嘶、鼻腔隐隐出血、发痒等。在蚂蟥寄生的水中游泳，蚂蟥可进入尿道，引起尿血、尿痛、尿闭等症状。蚂蟥过敏者，皮肤黏膜可出现风团、大疱甚至坏死，偶见过敏性休克。蚂蟥进入女性阴道，可引起阴道出血。

诊断 依据作业中的蚂蟥接触史和临床表现进行诊断。

治疗 蚂蟥叮咬皮肤时，可用手在蚂蟥吸附处周围轻拍几下，或先用指甲挑开其细长一端的头盘，再挑开尾盘，次序不可颠倒。也可用盐、醋、辣椒水、肥皂、酒精、碘酊等涂在或滴在蚂蟥头部前吸盘处，或用烟头、火柴烧烤其背部，令其自行脱落。但不可强硬将蚂蟥拉下，以免蚂蟥吸盘断裂留在体内。蚂蟥脱落后，可用碘酊、酒精涂搽伤口消毒，然后用纱布或棉球压迫伤口止血，以防感染。若伤口血流不止，可用滴加 2%麻黄素或 1:1000 肾上腺素的棉球压迫伤口，必要时可使用止血药促进血液凝固。对于寄生于鼻腔、肛门、阴道、尿道等处的蚂蟥，可滴加食醋、盐水、蜂蜜、麻醉剂（如 1%丁卡因、2%利多卡因），待虫体麻醉回缩后用镊子取出。

预后 被蚂蟥尤其是成群蚂蟥咬伤后，虽然伤口出血较多，但局部出血与丘疹可迅速消失，因此不必惊慌，一般无不良后果。

预防 在热带丛林中行军时，穿长裤并将袜筒套在裤腿外面，经常查看有无蚂蟥爬到脚上；可在鞋袜和裤脚处涂大蒜汁、肥皂或防蚊油等以驱避蚂蟥。应在干燥、草少处建临时营地，避免在湖边、河边或溪边宿营。饮水时，应注意饮水中有无蚂蟥特别是细小的幼蚂蟥，避免饮入，以免其在呼吸道、食管等处寄生。

（王 涛）

měngchóng zhìshāng

蠓虫致伤（midge injury）

蠓虫叮咬时，其携带的病原生物感染机体和（或）瘙痒抓挠后引起的以红、肿、痒，甚至感染为主要特征的损伤。蠓虫属昆虫纲双翅目蠓科，俗称"小咬""墨蚊"或"蠓柏子"，口器为刺吸式。全世界有 4000 多种，中国约有吸血蠓 320 种，以库蠓属、蠛蠓属、细蠓属对人体的威胁较大。蠓虫携带的病原体有两类：携带的寄生虫常见的有盖头线虫、链尾盖头线虫、欧氏曼森线虫和旋盘尾线虫等，广泛分布于非洲、拉丁美洲；携带的病毒常见的有乙型脑炎病毒、辛布组病毒等。因此，蠓虫叮咬后，除引起局部皮肤反应外，尚可引起病原生物感染。

临床表现 蠓虫叮咬人时吸血，叮咬处红、肿、痒。与蚊虫叮咬不同的是，蠓虫叮咬所致斑块较大，触之硬，水肿明显，有时出现水疱、炎症；局部毛孔变大成为一个凹陷的小点，似橘皮样，比蚊叮咬更难愈合。蠓虫叮咬处奇痒，一般的止痒剂如花露水、风油精等不能止痒，红肿常需数日才能消退，此后可留有短暂色素沉着，随后恢复正常。

治疗 被蠓虫咬后，应以抗炎、止痒及防治继发感染为治疗原则。蠓虫叮咬引起的红、肿、痒，尚无有效治疗办法，只能尝试使用止痒、消肿的药物，但效果往往并不好。有时使用过多止痒药物可引起过敏，使病情复杂化。叮咬处出现感染、过敏时，应及时就诊。不要用手搔抓，以免引起皮肤溃烂或感染。

紧急措施 被蠓虫叮咬后，立即外涂碳酸氢钠溶液或氨水等碱性溶液，可减轻局部反应。

急性期和亚急性期治疗 外涂止痒剂，如樟脑、薄荷脑、石炭酸酒精溶液或洗剂，亦可外用 1%薄荷炉甘石洗剂。当有大批人员被叮咬时，可用热水浸泡，促进局部血液循环。有水疱者可外涂 2%甲紫液，以防继发感染。有继发感染时，可外涂蒲公英、野菊花煎液。

慢性期治疗 较困难。可用手术切除、X 线照射、电灼、激光、冷冻等疗法，亦可在结节皮损内注射曲安奈德。外贴肤疾宁贴膏或皮炎灵膏可收到满意疗效。

被蠓虫叮咬后，症状明显的患者，可口服抗过敏药物；皮损广泛者，可口服抗组胺制剂。急性期，尤其是血管性水肿型，口服泼尼松有良好效果，症状常在 24 小时内迅速消除。泛发性慢性患者，可试用沙利度胺。反复发作者，可采用人工免疫疗法进行脱敏治疗。继发感染者，可使用抗菌药物。

预防　结合实际情况和具体条件综合预防。进入树林、草丛等潮湿、阴暗处时，应穿长衣裤。改善环境卫生，经常修剪花草树木、清理枯叶，保持住所周围干爽，消除蠓虫的滋生场所。采取物理或化学方法杀灭成蠓和幼虫，可取得较好的预防效果。

（王　涛）

zhíwù zhì guòmǐnxìng píyán

植物致过敏性皮炎（plants hypersensitization scytitis）

人体与植物的花、茎、叶、果实接触或与其散发的致敏性物质接触，引起局部或全身皮肤出现红线、红斑、风团、水疱等临床表现的过敏性疾病。多发于夏季，多见于女性。

病因与发病机制　主要有两大类：一类是过多食用或接触藜（灰菜）或其他光感性植物，并经日晒后引起的急性光毒性炎症反应，常与体质、有关植物和长久日晒有关；另一类是过多食用或接触致敏性植物的根、茎、叶和（或）果实等，直接引起的皮肤过敏反应。

临床表现　致敏的植物不同，其所含的致敏物质也多不同，临床表现也不尽相同。如荨麻科植物表面的刺毛中有几种致敏性物质，皮肤与之接触后可引起过敏反应，皮肤上出现典型的红线、红斑和风团；仙人掌、万年青类植物的根、茎、叶、花内有一种强刺激性的白色乳液，皮肤与之接触后可出现红斑、水疱甚至脱发；茴香、金凤花、佛手柑等植物含有光感性物质，人体接触这些植物后若日晒数小时，接触部位可出现伴有灼痛的红斑、水疱，次日小水疱往往融合成大疱，水疱消退后常遗留皮肤色素沉着，

可持续数月；无花果的汁液流到皮肤上经日晒，皮肤可成褐色。

诊断与鉴别诊断　根据发病前有服食或接触有关植物的病史，有自觉症状，暴露部位出现水肿和瘀斑等即可确诊。需要与接触性皮炎和烟酸缺乏症鉴别。接触性皮炎的皮疹多局限于接触部位，有明显接触史。烟酸缺乏症的损害出现于日光暴晒处，发病前常有全身不适、疲倦、失眠等前驱症状，除皮疹外尚有胃肠道症状和神经精神症状。

治疗　凡接触有关植物而引起皮炎者，应及早进行处理。局部用碳酸氢钠水或碱性肥皂水洗涤（毒汁可溶于碱液），外涂抗组胺软膏或硫酸锌油。仅有局部症状者可采取局部治疗；如中毒较重出现全身症状，还需采取全身治疗。

局部治疗　①颈部两侧或肘窝部位苔藓化较轻且有抓痕的新发皮损，可外涂糠酸莫米松霜、复方益康唑霜或地塞米松氮酮擦剂。②眼周皮损的用药要谨慎。必须用药时，时间要短，皮损消失即改用丁酸氢化可的松，用药时间也不宜过长，以免引起不良反应。③肘、骶、膝部的肥厚性苔藓样变，可选用肤疾宁硬膏外贴。胶布过敏者，可外用卤美他松霜或氟轻松二甲基亚砜搽剂，或倍他米松。肘、骶部瘙痒不剧烈的患者，可外用煤焦油凝胶或皮炎宁搽剂，或曲安奈德尿素软膏。④局限于肘、膝、骶等处面积约 $4cm^2$ 的顽固性苔藓化损害，一般方法治疗无效时，可使用盐酸普鲁卡因溶液做病灶基底部浸润注射，或泼尼松龙加普鲁卡因做病灶基底部浸润注射等局部封闭疗法。一旦皮损消退，即改用中效糖皮质激素霜或乳膏外涂。

全身治疗　①剧痒者可口服抗组胺药及镇静剂。②皮损广泛者可口服雷公藤浸膏片或雷公藤多苷，待皮损消退、病情稳定 1 周后，再递减用药量，一般每周减 1 片。

预防　行军前加强防护工作，减少皮肤暴露部位。不要随意践踏植物、攀枝折叶，既可保护环境，也可防止发生植物致过敏性皮炎。作业时，可在手、颈项、颜面等暴露部位涂抹植物油或矿物油；穿长衣裤，戴手套、帽子。敏感者应避免与接触过此类植物的衣服、器具接触。

（王　涛）

rèqū jūnshì zuòyè yīxué fánghù

热区军事作业医学防护（medical prevention of military operation in hot region）

保障部队在热环境中军事作业人员身体健康，促进并提高军事作业效率和战斗力而采取的医学防护措施。为防止热损伤的发生，热区部队官兵必须进行全面的医学防护，改善热环境军事作业条件，加强医学保障措施，做好防暑知识宣传，制订科学的训练计划，改善饮食，保证充足睡眠，搞好个人卫生。

加强领导，贯彻有关法规。热区部队的军政领导和卫生干部，要加强对热区军事作业医学防护工作的领导，列入工作议程，制订工作计划，将国家和军队有关在湿热环境下进行高强度劳动和军事训练的卫生法规及相关规定，认真贯彻于作业和训练中，减少非战斗减员、提高部队战斗力。

积极组织耐热训练，做好医学监督。耐热训练指在热环境中反复进行一定强度和时间的体力活动，加速提高热耐受能力的过程。热区部队应按照《军人耐热锻炼卫生规程》（GJB 2561－

1996）进行热习服训练。通过耐热训练促进热习服，机体对热的反射性调节功能逐步完善，各种生理功能达到一个新的水平，是预防中暑的有效措施。耐热训练方案见热习服训练。

普及防暑知识，掌握防护与急救知识，搞好医疗保障。各级领导应将宣传贯彻防暑卫生法规列入议事日程，军事、后勤及卫生部门密切协作，落实防暑措施。加强官兵预防中暑的宣传教育，使官兵了解中暑的早期临床表现、预防方法和急救措施，降低中暑发病率、阻止中暑病情的进一步发展。医务人员要加强先兆中暑的观察，询问官兵主观感觉，及时发现中暑并采取有效措施。对新兵、体弱多病、久病初愈、睡眠不足、负荷较重者要加强医学观察并给予适当的照顾。增强团队精神，训练中互帮互助，防止个人体力透支。

做好环境气象监测，指导部队科学训练。官兵在热环境中从事高强度军事作业时，受到环境热负荷和劳动负荷的双重影响。做好医学防护工作，既要考虑环境气象诸因素如气温、气湿、气流、热辐射等的影响，也要考虑军事作业强度、作业方式、着装、热习服程度等因素的影响。可根据环境气温、气湿、气流、辐射热的监测结果，选择干球温度、湿球温度、三球温度或湿黑球温度评价环境热强度，用于指导部队在热环境下的军事作业以减少热损伤及对军事作业能力的影响。

保证膳食供应，科学补充水盐。在高温环境中劳动时，体力消耗大，同时食欲和消化功能减退。因而应改善伙食，调整饮食制度，以提高食欲、保证摄取充分的热能和营养素，这对保持体力、预防中暑极为重要。除保证充足的优质蛋白质供应外，多吃新鲜蔬菜和瓜果，多喝汤、多饮水，注意补充维生素 A、维生素 B_1、维生素 B_2、维生素 C 等维生素和钾、钙、镁等矿物质。水盐补充方法见热环境军事劳动人员水补给和热环境军事劳动人员盐补给。

贯彻防暑措施，加强卫生防护。明确热区环境因素的作用规律与特征，制订科学的卫勤保障措施，以增进热区官兵健康，保持并提高热区部队的作业能力。热区部队在机动过程中，需克服复杂地理、不良气象等不利条件，应对运输工具、疲劳和沿途疫情等因素的影响，采取相应的对策以保障部队健康。热区部队可根据炎热季节、医学地理特点、部队任务和当地疫情特点，科学安排军事作业，如实行轮换制、适当增加工间休息次数，调整作息制度、保证足够睡眠，以保持充足的体能。

(王 尚)

shīrè huánjìng jūnshì láodòng rényuán láodòng nàishòu shíxiàn

湿热环境军事劳动人员劳动耐受时限 (endurance limit of military work in humid and hot environment)

军事劳动人员在湿热环境中依靠自身的体温调节功能，在维持体热平衡、正常活动与作业的条件下所能承受的热负荷强度和热耐受时间。湿热环境是指湿黑球温度 >28℃（或三球温度>29℃），相对湿度>60%；或者湿黑球温度>31℃（或三球温度>32℃），相对湿度>50% 的环境。

基本内容 在热环境中，人体出现心率加快、体温升高、出汗等一系列生理或病理变化，称为热紧张，热紧张界限值可用于热环境作业人员的热负荷评价与卫生监督。耐受时限的热紧张界限分为生理安全上限和耐受极限。热紧张的生理安全上限指人体体温调节功能仍保持在生理代偿范围内，其肛温上限为 38.5℃、心率上限 145 次/分、出汗率上限 900g/h。达到该限值时，极少数人有轻微不适症状，继续参加军事劳动无损健康。热紧张耐受极限指人体体温调节功能临近病理状态，其肛温上限为 39.4℃、心率上限 174 次/分、出汗率上限 1100g/h。达到该限值时，部分人有较重的中暑前驱症状，不能坚持军事劳动，继续参加体力劳动很快即发生中暑。

使用劳动耐受时限时应注意：①根据环境热强度和军事劳动作业强度等级，确定军事劳动时间。②常规训练和国防施工采用生理安全上限劳动时间。③军事演习采用耐受极限劳动时间，并加强防治中暑措施。④军事劳动过程中，指战员应少量多次充分饮水，三餐膳食适当增加咸菜汤，满足盐的需要量。⑤常规训练时，中度和重度军事劳动 50 分钟后休息 10 分钟，极重度军事劳动 45 分钟后休息 15 分钟。

中国人民解放军制定了国家军用标准《湿热环境中军人劳动耐受时限》（GJB 1104-1991），包括湿热环境中陆军战士的军事劳动生理安全上限和耐受极限值，以及环境热强度监测方法（表）。

监测方法 可使用湿黑球温度计、三球温度计或自然湿球温度计监测。具体监测方法见湿黑球温度、三球温度和环境热强度评价。

湿热环境中军人劳动耐受时限值适用于湿热环境军事劳动人

表　湿热环境中陆军战士劳动耐受时限

环境热强度（℃）			生理安全上限（小时）			耐受极限（小时）		
湿黑球温度	三球温度	自然湿球温度	中度劳动	重度劳动	极重度劳动	中度劳动	重度劳动	极重度劳动
32	33	28.5	<3	1	停止作业	3	2	停止作业
31	32	28.0	3	1.5~2	停止作业	4	3	1
30	31	27.5	4	3	1	不限	4	2~3
29	30	27.0	不限	4	1.5	不限	不限	4
28	29	26.5	不限	不限	2~4	不限	不限	不限
27	28	26.0	不限	不限	不限	不限	不限	不限

员作业环境的热强度评价和作业的安全监督。执行时，应根据军事作业强度、作业地区温湿度、太阳辐射强度等，合理制订军事作业或训练强度。该标准对指导热区部队科学训练、保障指战员健康、提高部队军事作业能力有重要意义。

（李佩尧）

rèhuánjìng jūnshì láodòng rényuán shuǐbǔjǐ

热环境军事劳动人员水补给

（water supplementation for soldiers during military work in hot environment）　在热环境下进行军事作业时，每人每日水的需要量及补给方法。在正常条件下，人体体液总量相对恒定（约占体重70%），是人体含量最多的物质。高温环境造成人体生理代谢发生改变，使人体对水的吸收、利用和排出方式以及需要量发生变化，并与人体代谢改变之间存在互动作用。常温环境时人体主要经肾脏以尿的形式排出体内水，但高温环境时人体为了散发热量而大量发汗，皮肤和呼吸道便成了水排出的重要途径。

水需要量　指每人每日基础需水量与劳动过程中饮水量之和。成人每日水的排出量与摄入量大致相等，一般情况下皮肤和肺不感蒸发的量相对恒定（850ml/d），水分排出量主要由肾脏调节。正常成人每日尿量为1000~1500ml，比重1.015~1.020，每日摄入水分2000~2500ml（40ml/kg）。在热气候与劳动负荷下，发汗是保持体热平衡的重要途径之一，同时呼吸道不感蒸发也明显增多。发汗量主要取决于环境热强度和劳动强度，环境热强度及劳动强度相同时，湿度越大发汗越多。发汗可导致大量水分丢失，需水量随之增加。在高温环境中，大量发汗失水可导致水的负平衡。人体失水超过体重2%时，可感到口渴，尿量减少，作业效率明显下降；失水超过体重5%时，引起血液浓缩，出现体温升高、发汗减少、口干、头晕、心悸等中暑症状；失水超过体重10%时，可出现烦躁、眼球内陷、皮肤失去弹性；失水超过体重20%时，可引起死亡。经过耐热训练热习服后，士兵的热耐受能力提高，也可在一定程度上提高其耐渴能力。在热环境下进行一般活动或轻度劳动时，每日供水3.3~3.6L（食物含水2L，饮水1.3~1.6L）即能满足人体水平衡需求。不同劳动强度时的日需水量，以3.3~3.6L为基数，再加上劳动过程中的饮水量即可（表1）。军事作业过程中的饮水量，可按不同环境温度、不同劳动强度时所对应出汗量的70%~80%推算（其余20%~30%的水量已预先在行军前进餐、饮水中补充）。不同环境温度、劳动强度时出汗量的估算方法见表2；不同气温、不同负重条件下行军时的出汗量与饮水量见表3。

饮水补给方法　根据中国国家军用标准《热环境军事劳动人员的水盐补给量》（GJB 1637-1993），中国人民解放军在热气候环境下从事不同强度军事作业时，应结合实际情况采取以下饮水补给方法：①在热环境中劳动时，如条件许可应采用随意饮用淡水制度；也可在劳动中将所需水量分多次饮用，每小时饮2~3次，作业前、大休息或进食时应充分供给饮水。如供水困难，按少量多次的原则饮用每日饮水量，可每隔3小时饮1次，每次饮水不要立即咽下，可含在口中停留一会儿，湿润口腔、减轻口渴感。②行军前，动员官兵多饮水；行军途中大休息时，要设法保证饮水供应。如能供应开水，可在水壶里放茶叶，增强解渴作用。行军途中不允许饮用未经检查、消毒的水源水。在缺水地区，翻山、爬坡之前，应力争在有良好水源处休息、

表1　不同气温和劳动强度时的全日需水量

气温（℃）	全日需水量（L/d）			
	轻度劳动	中度劳动	重度劳动	极重度劳动
41~45	3.6	10.5~11.4	11.4~12.5	12.3~13.6
36~40	3.5	9.2~10.1	9.8~10.9	10.5~11.9
31~35	3.4	7.9~8.8	8.2~9.4	8.8~10.1
25~30	3.3	6.3~7.5	6.3~7.8	6.7~8.3

表2　不同劳动强度、环境气温与出汗量的回归方程

温度类型	劳动强度	方程式
气温	中度	出汗量（L/h）= 0.037 10×气温（℃）- 0.451 64
	重度	出汗量（L/h）= 0.045 53×气温（℃）- 0.660 25
	极重度	出汗量（L/h）= 0.052 15×气温（℃）- 0.781 46
湿黑球温度（WGT）	中度	出汗量（L/h）= 0.097 62×WGT（℃）- 2.019 83
	重度	出汗量（L/h）= 0.103 42×WGT（℃）- 2.003 30

表3　不同气温、不同负重条件下行军时的出汗量与饮水量 （ml/h）

气温（℃）	负重 15kg		负重 20kg		负重 25kg	
	出汗量	饮水量	出汗量	饮水量	出汗量	饮水量
35	850	680	930	745	1045	835
34	810	650	890	710	990	795
33	770	620	840	675	940	750
32	735	590	800	640	890	710
31	700	560	750	600	835	670
30	660	530	705	565	780	625
29	625	500	660	530	730	585
28	590	470	615	490	680	545
27	550	440	570	455	625	500
26	510	410	525	420	575	460
25	475	380	480	380	520	420

饮水；如山下无水源，则随身携带的水应留在翻过山顶前最需要饮水时再用。③重视沙漠中水源的侦检。沙漠表层水含盐量高、有咸苦味，可引起腹泻，最好采取淡化措施。部队应主要依靠给水站供水或运送方式供水。④亚热带山岳丛林地区，水源较丰富，但水源污染严重、水的浊度高。部队饮用时必须进行洁治、消毒处理，以有效预防水媒传染病流

行。⑤野战条件下，必须采取节约饮水的措施时，应考虑减少人体的产热量和受热量，一方面避免在炎热时从事繁重体力劳动；另一方面着装要适宜，以阻隔太阳热辐射的直接影响。在内陆和沙漠地区，可用不宜饮用的咸苦水打湿衣服，促进蒸发散热，减少人体发汗量和饮水量。⑥从植物中取水。某些热带的果实和植物茎部含较多水分，如椰子、甘

蔗、芒果、菠萝、西瓜等具有一定的止渴作用，将芭蕉的叶轴穿孔或切断某些藤类的一端，均可获得一些饮水。

（李佩尧　李培兵）

rèhuánjìng jūnshì láodòng rényuán yánbǔjǐ

热环境军事劳动人员盐补给

(salt supplementation for soldiers during military work in hot environment) 在热环境下进行军事作业时，每人每日钠盐、钾盐等电解质的需要量及补给方法。高温环境造成人体生理代谢发生改变，使人体对钠盐、钾盐等电解质的吸收、利用和排出方式以及需要量发生变化，并与人体代谢改变之间存在互动作用。常温环境时人体主要经肾脏以尿的形式排出体内钠盐、钾盐等电解质；但高温环境时人体为了散发热量而大量发汗，皮肤和呼吸道便成了钠盐、钾盐等电解质排出的重要途径。

盐需要量　在高温环境中人体为散发热量大量发汗，皮肤成为电解质排出的重要途径之一。汗液是低渗性液体，固体成分仅占 0.3%~0.8%，包括钠、钾、钙、镁、铁等多种离子，其中，最主要的为钠盐，浓度约 80mmol/L，占汗液无机盐总量的 54%~68%。热区官兵每日有大量钠盐排出，其排出量取决于汗 Na^+ 浓度和发汗量。中国人民解放军热区官兵夏季训练时，汗 Na^+ 浓度平均为 87mmol/L，一个高温训练日可丢失 Na^+ 8g 以上。热应激期汗中 Na^+ 浓度较高，热适应后有所下降。汗液排出 K^+ 的量仅次于 Na^+，高温作业时汗液排出 K^+ 明显增多，可出现负钾平衡。据观察，在干球温度 32.8℃、三球温度 29.3℃的环境下，从事中等强度

军事训练的人员日摄入 K^+ 为 41.82 ± 1.25mmol，而 K^+ 的日排出量为 50.73 ± 1.43mmol，出现负钾平衡（-8.91 ± 2.19mmol），K^+ 的排出以汗液最多，占总排出量的 45%，其次为尿和粪，分别占 35% 和 20%。热习服训练对汗 K^+ 的排出量也有影响，官兵在湿热环境中进行热习服训练，热习服前汗 K^+ 浓度为 488 ± 74mg/L，每小时丢失量为 355mg，热习服后汗 K^+ 浓度（348 ± 43mg/L）和排出量（296mg）均显著减少。高温环境发汗也可使 Ca^{2+} 和 Mg^{2+} 排出增加，$37℃$ 环境中通过汗液丢失的 Ca^{2+} 量为 20.2mg/h，丢失的 Mg^{2+} 量可达 $0.065 \sim 0.300$mmol/h，汗排出量增加而尿排出量并不减少，因此常可导致负钙平衡和负镁平衡。此外，在高温环境中大量发汗也使铁、铜、锌和其他微量元素排出量增加，每日经汗液丢失 Fe^{2+} 可达 0.3mg，相当于每日吸收 Fe^{2+} 量的 1/3。热习服对微量元素的排出量也有影响，热习服后汗液中微量元素的浓度和排出总量均减少，但仍高于常温环境下经汗液的排出量。在热环境下从事轻、中、重度劳动时，每人每日分别需摄入 15g、20g 和 25g 的氯化钠（NaCl），以及 3g、5g 和 6g 的氯化钾（KCl）。中国人民解放军《军人膳食营养素供给量标准》（GJB 823B-2009）规定，热区部队夏季无机盐供应量应比同等劳动强度的陆勤部队增加 10%，即每人每日分别需摄入 Ca^{2+} 880mg、Mg^{2+} 350 ～ 400mg、Fe^{2+} 16.5mg、Zn^{2+} 16.5mg、Se^{2+} 55mg 以及 I^- 165mg。

盐的补给方法　根据中国国家军用标准《热环境军事劳动人员的水盐补给量》（GJB 1637-1993），在热环境下从事军事作业时，采取以下盐补给方法：①钠盐、钾盐主要在进食时补给，并适当补充盐片。同时，应注意铁的补充，铁含量较多的食物主要有动物肝脏、蛋黄、肉类和豆类食品。②野外作业时，如饮水量不受限制，应补充水 500～1000ml/h，同时服盐片 1g；如供水困难，则 400～500ml 水中加盐 1g。③三餐膳食中，可供给 12～15g 食盐，补盐量以每升水含 1g 盐为宜，每天补 8～10g。④为提高饮水量及适当补充盐量和能量的不足，可采用调味剂调配的饮水或饮料。中国人民解放军在 20 世纪 90 年代研制的复合电解质等渗高温饮料，具有维持人体电解质平衡、保留体内水分、减少水分消耗、改善细胞能量代谢、提供能源等作用。

（李佩尧　李培兵）

rèqū jūnshì zuòyè wèishēng

热区军事作业卫生（hygiene of military operation in hot environment）　研究热环境因素对作业军人健康与作业效率的影响，提出提高军事作业效能的防护对策。主要研究内容包括热区着装卫生、热区行军机动卫生、热区野营卫生和热区阵地卫生。

热区着装卫生　军服对于热区官兵保持正常的生理功能和战斗力具有重要作用。

衣着的卫生　衣着可在一定程度上抵御身体周围高温、高湿、风力以及热辐射等气象要素的影响，使衣服与身体之间保持一种较好的微小气候环境，对人体的体温调节有重要作用。热区衣着的卫生学要求是：干热（如沙漠）地区，在不影响伪装的前提下，尽量采用浅色衣服，以增强对外界热辐射的反射作用，水蒸气透过性要求中度；湿热地区，颜色以适应伪装要求为主，布料薄、衣服开口多，水蒸气透过性要求高。

帽的卫生　9：00～16：00 户外作业时需戴帽，以防太阳直射引起损伤。炎热地区夏季军帽的材质应为导热性差、透气性强、抗水性好，不怕风吹、日晒、雨淋。帽子可稍大些，以不影响官兵军事作业为度，如斗笠等。也可用青竹、树叶等做成伪装帽圈，戴在头上或套在帽外，以降低帽子、钢盔等内部的温度。

鞋的卫生　热区多有钩端螺旋体病、钩虫病等自然疫源性疾病流行，赤脚或穿凉鞋走路均不安全。穿解放鞋汗液蒸发困难，易引起足癣。沙漠地区官兵穿用的鞋靴要轻便结实，穿高腰鞋可防止沙子灌进鞋内，但不利于足部通风散热。海湾战争期间，美军曾装备了一种沙漠靴，靴腰采用翻毛沙褐色皮面和科尔迪尤拉材料制作，轻便、稳定；内衬采用 Cool Max 材料，散热透气性好；隔热皮质中底和可拆换的活性炭鞋垫令使用者感觉舒适；在靴底加进蜂窝状的铝制保护层，可减轻地雷等对足部的伤害。

热区行军机动卫生　热区部队在移动过程中，需克服长途行军复杂地理、不良的气象条件、运输工具、疲劳和沿途疫情等因素影响。为此，要认识部队在移动时各种因素对机体的损伤或不利影响，采取防护对策以保障部队健康。

热区夏季徒步行军卫生　①必须按照《热环境军事劳动人员的水盐补给量》（GJB 1637-1993）的要求补充水盐，见热环境军事劳动人员水补给和热环境军事劳动人员盐补给。②涉水行军时应做好钩端螺旋体病、血吸虫病的防护，避免蚂蟥叮咬。行军中，队列不应密集，应敞开衣领，卷起衣袖，以利散热。宜穿三角内裤，以防大腿内侧擦伤。③选择阴凉、通风处作为休息地点，尽量靠近水源，以便官兵能及时补充饮用水和利用凉水擦洗降温。补充饮用水时，必须用个人饮水消毒片消毒。④按《中国人民解放军单兵负荷量标准》（GJB 113-1986），掌握适宜的行军速度和负荷量，行军速度一般控制在 4.5~5.0km/h，负荷量一般控制在 15~20kg。⑤卫生人员应携带足量的防暑急救药品，以及饮水消毒片、驱蚊剂、蛇药片、抗疟药、足疱处理用品等。⑥备雨衣。雨中行军需防滑倒摔伤和踝关节扭伤。雷雨时，禁止在大树下避雨，以防雷电击伤。⑦重视饮食卫生，避免食源性疾病的发生。

热带丛林地区徒步行军卫生 ①备齐驱避剂、蛇药、防疟药、饮水消毒片以及其他必备药品。有条件时，可携带手机、定位仪等工具。②尽可能穿高腰鞋，将裤腿扎于袜内，扎紧袖口，内衣扎在腰带内，以防恙虫、蜱、蚊、蠓、蚂蟥等叮咬。特别应注意避免树桩树枝刺伤、划伤、毒蛇咬伤等。蚂蟥、蠓等咬伤防治见蚂蟥致伤、蠓虫致伤。③行进中不踩踏有青苔的石块和突出地面的树根。在较高的"飞机草"或茅草丛中行进时，宜用砍刀开路，将草压向两旁，以利通风散热，便于迅速通过。④预防野生植物过敏，见植物致过敏性皮炎。

戈壁沙漠地区徒步行军卫生 ①沙漠地区气候干热，太阳辐射强烈，日照时间可长达 15~17 小时，日晒后气温极高，易发生中暑，防护措施见沙漠军事作业医学防护。②沙漠行军，穿着淡色旧衣服可减少对太阳辐射的吸收。有条件时，穿着宽大白色衣服更好，脚穿高腰布袜、单鞋，行走轻便；头戴草帽或伪装帽，可减轻太阳辐射。戴深色风镜，可防沙盲和沙尘对眼的刺激。③在沙漠中行走方法得当，可减少体力消耗，减少机体耗水量。如采取纵队行进，后行者踩着前行者的脚印，稳步行走，尤其在翻越沙梁时更应如此，可减少行进间脚步后滑。尖兵班开路在前，体力消耗大，宜及时更换。④大休息宜选在烤晒最热时间段。由于植物稀少，缺少自然遮阴环境，可选择通风沙梁处，将雨衣于背阴面撑起，周围系以砾石或木杆埋于沙中固定，其上覆盖棉被，架成凉篷，铲去篷内表层热沙，即可供休息。凉篷既可遮阴，又可通风，感觉较舒适，是一种简便省力的沙漠抗热方法，有助于恢复体力。⑤行军宿营时，应加强巡诊、处理足疱。⑥沙漠行军，特别是夜间行军，易迷失方向，需充分准备后再出发。为避免部队陷入困境，必须备有良好的通信联络设备。

热区夜间行军卫生 ①行军前应充分休息，最好睡 6~7 小时，避免过度疲劳。出发前 1 小时吃饱饭、喝足水，稍休息后再开始行军。②夜行军时易疲劳、精力不集中，加之道路崎岖不平，易出现踝关节扭伤，所以应确保着装舒适轻便，鞋靴大小适宜。③夜间能见度差，行军速度不能过快，应以 3km/h 左右为宜，有明亮月光时可增加至 4km/h。④严防摔伤，体弱及视力差者应放在队伍中间，缩短人员前后间距离。⑤夜行军途中合理安排休息，拂晓前温度最低，应防止蚊虫叮咬和着凉感冒；休息后清查人数，防止掉队。

热区行军足疱的防治 ①足疱的治疗。足疱是行军过度疲劳，或鞋袜的某些部分对足部皮肤不断刺激所引起。发生足疱后，用热水将足烫洗干净，用碘酒把足疱的局部涂抹消毒，然后用经酒精浸泡或火焰消毒的大号缝衣针，穿酒精浸泡消毒的马尾，沿足疱基底部做 8 字或 U 字形穿刺，疱内留下马尾，轻压使积液流出，然后用消毒纱布包好，必要时再涂以龙胆紫，具有引流、防止感染和减轻行走时疼痛的作用。有层叠疱（疱下有疱）或血疱时，按上述处理后，患部贴以胶布，但马尾应在胶布外。处理足疱时忌撕去或剪去疱皮，以免感染。②足疱的预防。加强行军锻炼，特别是足部的适应性锻炼；鞋应半新旧，后跟宽一指，鞋带不要过紧，鞋内进沙石应及时倒出；袜应平整无补丁，及时更换湿袜和鞋垫，袜起皱褶时应及时整理；公路行军时全脚放平，行进的队列沿道路两侧定时交换，并应及时交换前后行军序列；休息时按摩足疱好发部位；宿营时坚持热水烫足，晾干鞋袜、鞋垫。

热区机械化运兵卫生 随着部队武器装备和交通工具的发展，利用火车、汽车、舰船和飞机等运送部队日益增多，借交通工具长途输送作业人员的运兵卫生日益受到重视。

铁路运兵卫生 ①行军出发前，应了解预定停留各站的流行病学情况，进入疫区前需进行预防接种和防病教育，做好卫勤保障计划。②上车前彻底打扫车厢，进行消毒杀虫处理。③禁止沿途购买零食，以防发生肠道传染病和食物中毒。④尽可能利用车站条件使每天有两餐热食，加强伙食调剂，就餐前须清洗双手和餐具，餐后灌满水壶。

汽车运兵卫生 ①车辆应有顶篷，以减轻日晒、雨淋、尘土对乘员的影响，适当通风。②行车前，避免饮水过多、吃饭过饱。每天乘车8小时以上时，途中必须有大休息和就餐。③必须保证驾驶人员的睡眠，禁止饮酒，以保证安全驾车。汽车行驶车间距不应<50m，以保证驾驶员视野清楚。

航海运兵卫生 ①食品保存的卫生。要妥善保存食品，肉类及其制品、禽类、鱼虾类、冷冻蔬菜分放在冷冻库中；鲜蛋、新鲜蔬菜、水果、油脂分放在冷藏库内；粮食、干豆类、罐头食品、黄花菜、香菇、白糖、调料等分放在干食品库；不宜频繁开冷库，进出库注意随手关门。②预防晕船。积极而有效的方法是反复适应性训练；也可选用抗晕动、镇静及止吐药物。长期航行时可口服苯甲哌嗪或美克洛嗪，短程航行可以口服茶苯海明（晕海宁），中等风浪下，可以口服异丙嗪或者加用麻黄碱。③环境卫生。加强通风，消除有害气体，降低噪声与振动等，以减少晕船的发生。

航空运兵卫生 ①登机前应对人员进行乘机安全和卫生习惯的宣传教育，登机后应系好安全带，途中感觉耳内不适时可采取咀嚼吞咽动作，使鼓膜两侧压力平衡，减轻不适感觉。②注意空晕病的防治。对于晕机症状非常严重、在短时间内不能缓解的人员，应提前服用抗晕动药，如茶苯海明、苯海拉明、异丙嗪等，减轻晕机症状。

热区野营卫生 指热区部队官兵野外驻训的临时场所卫生。其最重要的工作是调查了解当地的气候特征和自然疫源性疾病流行情况，以便采取有效防护措施，主要内容包括野营卫生和露营卫生。热区部队野营卫生防病应做到：①保证开水供应，加强饮水消毒。以干粮为主食时，可进食些咸鱼、咸菜等，以补充盐摄入量不足。②加强饮食卫生管理，不吃腐败变质食物，不采食不认识的野果和蕈类。剩饭、剩菜要严防蝇、鼠污染，厨房、食堂要做好灭鼠、防蝇、灭蝇工作。③正确使用蚊帐。加强夜间查铺制度，督促用好蚊帐。在困难条件下，可点燃野生植物发烟驱蚊。夜间执勤放哨人员要穿长衣裤，并在皮肤暴露部分涂擦驱避剂。按规定服用抗疟药。认真调查营地附近的主要蚊种及其习性，采取相应防蚊灭蚊措施。④驻在血吸虫病、钩端螺旋体病和恙虫病流行区时，做好防治工作。⑤卫生人员深入班、排和作业现场，及时发现中暑及患病人员，及时进行救治。⑥野营结束返回驻地时，做好个人卫生整理。从高疟区返回时，要继续服抗疟药，贯彻防疟措施。

热区部队露营时应做到：①露营地点和搭建帐篷最好选在通风、干燥的树林地区，挂好蚊帐；不能挂蚊帐时，可点燃树叶、杂草等发烟驱蚊。②住战壕时，应注意防晒、防雨、防潮和防昆虫叮咬。③热区部队野营的垃圾坑应设在厕所附近，尽可能远离水源，并经常喷洒杀虫剂灭蝇，也可喷洒20%漂白粉或84消毒液消毒，有机垃圾须以厚土覆盖，纸屑等要随时焚烧。人粪便的无害化处理是粪污处理的常用方法，在热区尤其重要，有助于控制传染病。

热区阵地卫生 指热区部队战时在进攻或防御时预先构筑的工事的卫生工作。为了打击和消灭敌人，保存自己，取得战斗胜利，通常在前沿阵地构筑露天和（或）掩蔽式的防御工事。防御工事可分为永备工事和野战工事，是防护武器杀伤的战斗工事，也是防御不良气候侵袭的临时住所。热区阵地卫生应做到：①迅速排障，掩尸除臭，消毒灭虫，建立阵地生活设施。②搞好阵地饮食卫生，保证水足盐够。③白天防暑、夜间防寒、除湿防潮、主动防虫。④做好环境监测，如温度和湿度。⑤建立卫生管理制度，搞好个人卫生整顿，合理安排休整，积极改善阵地卫生条件。⑥做好阵地内发射火炮时的卫生防护工作，减少和消除火炮射击时产生的噪声、硝烟及粉尘污染。

（王 尚）

réntǐ rèfùhè píngjià

人体热负荷评价（evaluation of human heat load in hot climate）监测热区官兵在热环境军事作业中的生理和劳动负荷参数，以便随时评价官兵热负荷程度，及时采取相应的防护措施。是军事热区环境医学的一项重要研究内容。为了对热环境做出准确评价并确定合理的评价指标，国内外工作者通过多种途径、采用多种手段进行广泛深入的研究，先后推荐许多评价方法和指标。热环境评价的理想指标应该既能评价综合气象条件，又能确切反映热强度对机体的影响，因此难以依据某个单一指标进行评价。综合国内外及外军的研究，热环境评价包括两大方面，即生理学评价和物理学评价。人体热负荷评价即为生理学评价，常用的评价指标有体温、心率、发汗量及主观不适感觉等。当人体热负荷程度超过人体耐受限度时，应在监测环境热强度的同时，做好人体热负荷评价等医学监督，以预防、减少热损伤的发生。

评价方法 人体在热环境中作业时的受热程度称为热负荷，其大小取决于体力作业时的产热量及人体与环境间的热交换特性。评价人体热负荷时，应考虑影响机体热平衡和生理功能的诸方面，既应考虑环境气象因素如气温、湿度、风速、热辐射等的作用，还应结合人体作业强度、作业方式、着装、热习服程度、生理应激反应等进行综合评价。人体热负荷评价指标分为生理性评价指标和综合性评价指标。

生理性评价指标 包括心率、体心温度、发汗量等，用于评价官兵热环境暴露时的生理反应程度。

心率 在热环境中作业时，外周和中枢温度感受器以及血液温度对心脏的影响可使心率加快，以补偿热对每搏输出量增加的限制，满足增加心输出量的需要。心率加快程度与环境热强度、体力作业强度直接相关，故心率是评价热环境作业时人体心血管系统紧张程度的重要指标。夏季强行军时心率可超过 170 次/分，冲锋时可达 180~200 次/分。心率过快时，心室舒张时间缩短导致冠脉血流量不能满足心肌需要，特别是发汗率超过 4L/h 时，血液浓缩和血液黏度增高，使静脉回心血量减少，此时心率加快，每搏输出量不增反降。在高温环境中从事高强度作业或作业时间过长可使血压下降。血压下降反射性引起心率显著加快，但因每搏输出量减少，血压并不能恢复，表明血压已低至不能继续作业的水平。

体心温度 在中枢神经系统和内分泌系统调控下，通过心血管系统、皮肤、汗腺和内脏等组织器官的协同作用，人体产热和散热维持动态平衡，以维持体温恒定。静息状态下，人体能够应对环境气温、湿度影响的极限为气温 31℃、相对湿度 85%，或气温 38℃、相对湿度 50%。在热环境中作业时，人体代谢产热量增加，同时经辐射与对流从外环境获得热量，人体能够应对环境气温、湿度影响的极限大为降低。如果机体热负荷总量超过散热量可出现热蓄积。随着热暴露和作业时间延长，热蓄积增多，体心温度出现不同程度升高，这是体温调节紧张的重要标志。体力作业后，体心温度升高<1℃（直肠温度<38.5℃）是正常范围内的波动，一般休息 30 分钟即可恢复，体心温度超过正常范围表示机体过热。体心温度可作为评价机体热蓄积程度和人体耐热阈的生理指标。

发汗量 气温超过 35℃ 时，人体完全依赖蒸发散热，因此，发汗量可直接反映高温条件下体温调节的紧张程度。通常采用体重法测量，按下式计算：

发汗量 =（试验前体重-试验后体重）+（试验中饮水量+食物量）-（试验中尿量+大便量）

在热环境中从事军事作业时，医务人员应适时访视参训官兵的身体状况，及时监测官兵心率、体心温度和发汗量。

综合性评价指标 包括生理紧张指数、热强度指数和预计 4 小时发汗率。

生理紧张指数（physiological strain index，PSI） 系由心率、体心温度、发汗率等指标构成的评价人体热负荷的重要综合指标，与环境热强度高度相关。热习服官兵耐受上限为 3.0~3.6（无量纲）。计算公式为：

生理紧张指数 =（作业结束时即刻心率/100）+作业后直肠温度增加值（℃）+发汗率（L/h）

热强度指数（heat strain index，HSI） 包括环境气象因素及体力作业强度在内，以发汗应激反应为生理基础的评价指标，为维持热平衡"所需蒸发散热量"与该环境"最大容许蒸发散热量"的比值。热习服官兵耐受上限为<110。若按中国人平均体表面积为 1.6m²，可参照下式计算：

$$热强度指数 = \frac{M+(9.12+11.2V)(tg-35)}{18.66V \times 0.4(42-Vpa)}$$

式中 M 为代谢率，单位为 kcal/h；V 为风速，单位为 m/s；tg 为黑球温度，单位为℃；35 为皮肤温度，单位为℃；42 为皮肤温度 35℃ 时的水汽分压，单位为 mmHg；Vpa 为空气水汽分压，单位为 mmHg。

预计 4 小时发汗率（predicted 4-hourly sweat rate，P_4SR） 以身着单衣的男性青年在不同气象条件、不同体力作业强度时发汗量的变化为基础的评价方法。热习服男青年生理耐受上限为 4.5L，热习服官兵生理耐受上限为<5L。

评价标准 由于各国的地理环境、社会制度、生活条件以及人体的物理特征等因素不同，各国高温环境评价标准也不同。在中国，实际应用中应以中国标准为主，当中国缺少某标准时，可参照使用国外标准，但必须结合中国军队的实际情况全面考虑。中国人民解放军依据中国军队的实际情况和官兵的体质状况，制定了一系列环境热强度分级和作

华北和东北的土地上,南北宽600km,面积达71余万 km²,连同50余万 km² 的戈壁在内,总面积达128余万 km²,占中国陆地总面积的13%。其中,沙质荒漠面积约60万 km²,占沙漠面积的84.5%;沙地为11万 km²,占沙漠面积的15.5%。中国的沙质荒漠主要分布在新疆维吾尔自治区、甘肃、青海、宁夏回族自治区和内蒙古自治区西部,如新疆维吾尔自治区南部的塔克拉玛干沙漠、新疆维吾尔自治区北部的古尔班通古特沙漠、内蒙古自治区西部的巴丹吉林沙漠、内蒙古自治区西部和甘肃省中部的腾格里沙漠、鄂尔多斯高原中心的毛乌素沙漠、青海西北部的柴达木盆地沙漠等;沙地主要分布在内蒙古自治区东部、陕西北部以及辽宁、吉林和黑龙江三省的西部地区,如内蒙古自治区中东部的浑善达克沙地。

中国沙漠的地理气候环境特征 由于地理位置、自然景观、地形及海拔不同,中国各沙漠地区的地理气候也不尽相同,但具以下共同特点,这些特有的地理气候环境因素综合形成沙漠环境。

气候干旱、雨量稀少 中国戈壁沙漠地区降水量稀少,自东向西递减,绝大部分地区年降水量不足400mm,甚至不足10mm。沙漠地区蒸发量大,一般年蒸发量为1400~3000mm,沙漠内部常达3000~3800mm。因此,气候极其干燥,干燥度自东向西逐渐增加,东部一般为1.5~4.0,贺兰山以西在4.0以上,新疆吾尔自治区东部及塔里木盆地干燥度高达20~60。在沙漠中作业时,气候干燥和不断吸入沙尘易造成作业者鼻咽干燥、唇裂和鼻出血等。

地表水缺乏、地下水源丰富

在雨量稀少、蒸发旺盛、地表物质组成易于渗透的条件下,几乎完全无当地地面径流形成的河流,仅有若干过境河流以及以附近高山冰雪补给为主的河流注入,成为当地的主要水源。虽地表水缺乏,但地下水源丰富,大部分沙漠地区都分布有潜水和承压水。中国大部分的沙漠位于内陆盆地,盆地的地貌、河流冲积物或湖相沉积物可汇集、蓄存大量地下水。最有利用价值的是:①沙漠边缘山前平原的潜水。钻孔涌水量5~10L/s 或 >10L/s,矿化度一般<1g/L。②沙漠内部河谷冲积层的潜水。如深入沙漠中的一些河谷地带,受现代河流洪水的经常性和周期性补给与冲淡,潜水水质好、水量大、埋藏浅(一般在3m内),矿化度<1g/L;在一些洼地和深入沙漠的腹地的三角洲前缘,潜水常溢出成小湖。③沙漠内部沙丘覆盖的冲积-湖积层的承压水及自流水。中国西部沙漠腹地的潜水位一般深2~5m,但矿化度在5~10g/L,有的甚至可>10g/L,不适于饮用和灌溉。除沙漠绿洲外,戈壁沙漠地区缺乏水和食物供应,罕有居民居住点。戈壁沙漠地表水源少、水量小、水味大多苦咸。即使有水源,一般也有污染。导致沙漠干热环境作业官兵补水困难,易发生水的负平衡。

日照时间长、温差大 沙漠地区全年日照时间一般2500~3000小时,无霜期120~300天。中国除呼伦贝尔及内蒙古自治区东部的一些沙地外,≥10℃积温一般在3000~5000℃。沙漠地区地面植被稀少,甚至没有植被,日光辐射强烈、日照时间长,太阳照在由石和沙构成的地面上,石与沙吸热多而快、散热也快,使得

沙漠地表温度变化剧烈,夏、秋季午间可达60~80℃,夜间又降至10℃以下。因此,沙漠地区气温变化大,夏季14:00~17:00气温一般可达35℃,甚至高达40℃以上,早晚温度较低,日较差变化极为显著,最大可达30℃;平均气温年温差为30~50℃,绝对温差在50~60℃以上。沙漠地区1月份最冷,7月份最热。由于植被稀少,沙面对紫外线的反射强烈,易引起机体皮肤黏膜损伤,如防护不当,可引起急性辐射性角膜、结膜炎,俗称"沙盲"。

植被稀疏低矮、风沙频繁 除深入沙漠中的一些河谷地带及沙漠边缘河流沿岸有生长较密的胡杨林、沙枣林,散在的山杨、山杏、榆树等外,绝大部分都是草本及灌木(如红柳和梭梭等),流动沙丘地区植被更为稀疏。沙漠地区日照强烈、地表增温快,夏季中午地表温度过高,地面与大气间热交换活跃,加之空气干燥,可出现干热风。风速大于4m/s(3级风)时,近地面可形成扬沙,平均风速8m/s(4~5级风)可形成沙暴。沙漠地区风季风速可达5~6级以上,加之植被稀疏低矮,疏松的沙质地表受风力吹扬,可造成风沙弥漫、沙暴频繁,年风沙日20~100天。植被稀疏的流沙地区沙暴更为普遍,沙暴持续时间一般在10小时以上,最长可达17~48小时。

地面以厚层疏松沙质沉积物为主,地表被沙丘覆盖 中国沙漠绝大部分都分布在内陆盆地中,其地面组成物质大部分为河流冲积或湖冲积平原,均以厚层疏松的沙质沉积物为主。沙漠地表被沙丘覆盖,地面起伏,高度多为10~25m,高者可达100~300m。在风力作用下,沙丘可顺主风方

向明显向前移动。在风力、植被条件一定时，沙丘移动速度与其体积大小有关，沙丘越高大者移动速度越慢。根据沙丘的活动程度，一般可分为：①固定沙丘。植被覆盖度达 40% 以上时，沙丘大部分被植被固定，丘表风沙活动不明显。②半固定沙丘。植被覆盖度 15%~40%，丘表流沙呈斑点状分布，有明显的风沙活动。③流动沙丘。植被稀疏、覆盖度不足 15%，甚至丘表完全裸露，风沙活动极为显著。沙漠地区沙丘、沙梁连绵起伏，坡度多在 50°~60°，沙质松软、沙厚陷脚，或戈壁地区土质坚硬、富含大小不一的石头，行军、作业十分费力，人体体力消耗较其他地区大。

缺少地面标志物 沙漠地貌单调、无明确标志物。大风或沙尘暴后，流动沙丘移动易引起地貌明显变化，加之缺乏道路，可导致部队官兵迷失方向。除沙漠绿洲外，沙漠中罕有居民点，缺乏水和食物的供应，迷失方向后易发生危险。

沙漠人工作业环境 指在沙漠军事作业过程中，军事作业本身造成的各种环境。其有害因素包括电磁辐射、军事噪声、军事次声、振动、有害气体、不良照明、微小气候、有害微生物等因素。这些因素可引起相应的人体效应、造成相应的损害，具体内容见军事人工环境有害因素。

（刘兵）

shāmò gānrè huánjìng réntǐ xiàoyìng
沙漠干热环境人体效应
(effects of desert dry-heat environment on human body) 人体在沙漠干热环境中生活与作业时生理功能所发生的变化。研究沙漠干热环境人体效应是维护健康、防治损伤、提高军事作业能力的

基础。

热平衡 人体在沙漠干热环境中从事军事作业时，代谢增强，辐射受热多、蒸发散热效率高，头部是主要受热部位。

代谢增强 在沙漠干热环境中作业时，基础代谢和静息时的代谢均增强。在相似的作业条件下，沙漠环境作业时能量消耗比戈壁高 38%。气温对机体不同活动状态时的影响也不同。在 24.5~38.4℃时，活动时气温每升高 1℃，能量消耗增加 0.86%，而静息时的能量消耗随气温升高呈减少趋势；而在 33~40℃时，活动和静息时机体的能量消耗均随气温升高而增加。在沙漠和戈壁环境中，中等体力劳动时能量消耗分别为 14.188kJ/(min·m²) 和 10.305kJ/(min·m²)，最大产热量可在 4184~11 297kJ/h 以上。

辐射受热多、蒸发散热效率高，体内蓄积轻微 一般认为，沙漠地区日光照射引起的辐射获热平均为 627.6~1255.2kJ/h。当沙漠环境温度接近或超过皮肤温度时，机体不能通过辐射和对流方式散热，环境高温、强烈阳光辐射和地表反射热作用于体表，使机体从外环境获得热量大增，多者可达 1255.8kJ/(h·m²)，此时机体汗液分泌量大增，汗蒸成为人体散热和维持热平衡的主要方式。干热有风时，汗液的蒸发效率达 80%，多为"有效出汗"。在 37.8℃ 的沙漠环境中，人体穿衣时从外环境获得热量为 837.2kJ/h，为休息时代谢产热的 2.5 倍；环境气温 43.3℃、人体穿衣时机体获得热量达 1255.8kJ/h，为休息时代谢产热的 3.5 倍。在戈壁沙漠中穿衣行军时，辐射热交换量主要受平均服装温度和环境温度的影响，当环境温度高于

29.6℃时，服装表面温度随着环境温度的升高而增高，环境温度每增高 1℃，辐射热交换量增加 9.9kJ。在沙漠环境中裸体时，从外环境获得热量还将增加 418.60~586.04kJ/h。环境温度超过 40℃ 时，机体皮肤温度达到 35℃，机体开始出现热蓄积，直肠温度亦随接触时间的延长而增高。此时，机体除代谢产热外，还通过传导、对流和辐射方式从外环境获得热量，机体散热的唯一途径是蒸发散热。每蒸发 1g 汗液散热约 2.428kJ，即每散热 418.6kJ，机体将丢失 173g 水。

头部受热明显 从人体受热部位看，沙漠干热环境暴露者头部受热最强，即使戴帽子，帽子表面的温度也高达 40℃ 以上。

水盐代谢 在沙漠干热环境中劳动或训练时，人体排汗量大，造成水、盐大量丢失。在相同的气温和劳动强度下，在沙漠干热环境中作业时的发汗量比湿热环境少。在 37℃沙漠环境中，穿衣作业时发汗量达 0.9L/h，随意饮水只能补充人体丢失水量的 55%，必须强制饮水 600~900ml/h 方可补充机体的失水量；裸体作业时发汗量达 1.15L/h。沙漠环境气温每升高 0.56℃，非直接暴露于阳光下的人体发汗量增加 20g/h，直接暴露于阳光下者发汗量增加 200g/h（相当于沙漠环境气温升高 5.55℃）。人暴露于 43.3℃沙漠环境，脱水达 2.5%时劳动效率下降 50%。影响沙漠环境作业时发汗量的主要因素有气温、阳光辐射、风速、湿度、衣着状况、体型、作业强度、精神状态和脱水状况等。即使环境热强度和作业强度相同，沙漠环境温度不同时人体从外环境获得的热量也不同。环境温度较高时，由于热气

流对人体体表的加热作用，随着风速增加人体从外环境获得热量也增加。如果机体失水得不到及时补充，失水量达5%将导致严重热致疾病，失水量达10%~20%时将面临生命危险。进入沙漠早期机体应激反应强烈，发汗量和无机盐排出量增加。与进入沙漠第4天相比，进入沙漠干热环境第1天人体发汗量、水丢失明显增高，汗盐排出量为8112.0mg/3h（第4天为4425.2mg/3h）。在沙漠地区作业，人体发汗量与环境气温呈正相关，环境气温每升高1℃发汗量增加0.77%。地形对沙漠作业发汗量的影响较大，如平均气温31.5℃、相对湿度31.2%时，与等负荷、等速度的戈壁行军相比，沙漠环境行军时发汗量增加25.8%。沙漠环境暴露约1周后人体发汗量明显减少，较进入沙漠环境第1天降低50%。在沙漠干热环境作业时，4小时汗液中K^+、Na^+、Cl^-、Ca^{2+}和Mg^{2+}的排出量分别为8.5mmol/L、71.4mmol/L、58.1mmol/L、2.75mmol/L和0.85mmol/L；4小时尿中K^+、Na^+、Cl^-、Ca^{2+}和Mg^{2+}的排出量分别为6.7mmol/L、16.1mmol/L、51.7mmol/L、1.3mmol/L和0.95mmol/L。体力劳动4小时，经汗和尿排出的K^+、Na^+、Cl^-和Ca^{2+}占全天摄入量的25%~35%，Mg^{2+}占全天摄入量的18%。在沙漠干热环境作业时，机体对Na^+和Cl^-的调节保留能力明显高于K^+、Ca^{2+}和Mg^{2+}。因此，在沙漠干热环境劳动时，机体每排出1L汗液，额外补充K^+6mmol/L和Ca^{2+}2mmol/L；如机体发汗量低于4L，无需额外补充Na^+和Cl^-。

心血管功能 沙漠军事作业干热环境暴露对心血管功能的影响表现为心率加快、心输出量增加、血液浓缩、外周阻力增加、心脏负荷加重、冠状动脉灌注不足。

心率加快、心输出量增加 随环境气温升高，沙漠干热环境作业者心率加快。雷达兵在35~45℃沙漠环境作业时，随着气温的升高，心率加快，42℃环境作业后，其心率比25℃环境作业后加快1倍。沙漠干热环境作业者在35~45℃环境中劳动，随着环境气温的增高，机体每搏量和每分输出量均明显增加。沙漠高热环境轻度脱水时，非热适应啮齿类动物心输出量增加，而热适应啮齿类动物心输出量减少，这与机体热适应后心血管调节功能增强有关。动物体温一旦超过42℃，心输出量锐减。

血液浓缩、外周阻力增加 沙漠环境行军3小时后，受试者有效血容量由4.14±0.49L下降至3.86±0.57L，全血黏度由3.82±0.77mPa×s（毫帕×秒）增加到3.86±0.57mPa×s，体循环阻力由1439.6±214.8dyn/(s·cm⁵)增加到1630.2dyn/(s·cm⁵)，其增加值超过10%。

心脏负荷加重、冠状动脉灌注不足 沙漠干热环境作业时，大量出汗、血容量减少、全血黏度增高、总外周阻力增加等，使心脏负荷增加、心储备能力降低。在气温25.5~34.5℃、相对湿度31%~54%的沙漠环境强行军后，不仅心率明显加快，而且心电图P-R间期、Q-T间期、总机械收缩期、左心室射血期、射血期前间距和等容收缩期均随心率的加快而相应缩短，R I、R Ⅱ、胸骨左缘第四肋间、V₅导联相应降低，Q-T间期延长，反映左心室收缩功能的射血期前时间/左心室射血时间及等容收缩时间/左心室射血时间比值无显著变化。当劳动强度超过一定水平，即可出现心肌复极异常，冠状动脉灌流不足，心脏本身血液供应受到影响。如以8km/h速度沙漠行军，仅10分钟即可出现心肌复极异常。

肾功能 人体在沙漠干热环境中，受干热、太阳辐射和脱水等因素的影响，机体肾血流量减少、尿浓缩。沙漠干热环境作业者血清β_2-微球蛋白浓度明显增高，提示肾小球滤过率降低。在干热环境限制饮水条件下，动物的肾小球变小、近曲小管和集合管变长、肾髓质增宽、肾盂扩大、肾乳头延长等。5年间6次徒步穿越沙漠者尿钾含量明显增高，肾小球滤过率和肌酐清除率下降，出现中度和暂时性氮质血症、行军性蛋白尿，限制饮水时尿蛋白量明显增高，尿蛋白浓度最高可达1.0%~3.0%。与出发前相比，白天穿越沙漠者尿渗透浓度和血醛固酮含量均明显增高；穿越沙漠结束后2小时的水负荷试验表现为肾稀释功能下降、结束后6小时的水负荷试验表现为低渗尿。可见沙漠干热环境作业，特别是热强度和劳动强度较大时，可造成肾脏损伤。

营养代谢 沙漠军事作业干热环境营养代谢的主要改变为热能消耗增多、蛋白质分解加速。

热能消耗增多 在沙漠干热环境中从事中等体力劳动时，热能摄入为1458.5kJ/d，而热能的消耗为15 286.3kJ/d，消耗量明显高于摄入量，表明在沙漠干热环境中正常饮食远不能满足机体热能需要。进入沙漠干热环境的第2天，机体热能消耗最高（7.006±1.914kJ/min），比基础代谢（4.551±0.195kJ/min）高54%，尽管在随后的时间里缓慢下降，但机体热能消耗仍高于基

础代谢。在相似条件下劳动，沙漠干热环境作业时热能消耗量（23.343kJ/min）比戈壁环境（17.054kJ/min）高36%。机体运动状态不同，热能消耗的变化规律也不尽相同，在24.5~38.4℃的沙漠环境中劳动，气温每升高1℃，热能消耗增加0.86%；在25~33℃的沙漠环境中休息时，机体热能消耗随环境气温的增高呈下降趋势；而在气温33~40℃，机体热能消耗又随气温的增高而增加。

蛋白质分解加速 沙漠环境作业者日均氮摄入量为10.48g，而每日氮总排出量为11.23g，机体呈负氮平衡。其中，每日汗氮的排出量为1.28g，占机体摄入氮的12%。

内分泌系统 沙漠干热环境对人体内分泌系统也有明显影响，表现为下丘脑-垂体系统反应增强、甲状腺功能增强、肾上腺功能明显增强、肾素-血管紧张素-醛固酮系统活动加强。

下丘脑-垂体系统反应增强 夏季沙漠负重行军时，血生长激素浓度为12.55ng/ml，比对照组水平（7.41ng/ml）高69.4%，表明沙漠干热环境作业时下丘脑释放大量的生长激素释放因子。

甲状腺功能增强 夏季沙漠环境负重行军时，血清甲状腺素浓度为84.9mg/L，明显高于行军前（66.6mg/L）；血清促甲状腺激素浓度为4.82μU/ml，明显高于行军前（2.91μU/ml）。甲状腺功能增强可能与垂体促甲状腺激素分泌增加有关。

肾上腺功能明显增强 进入沙漠干热环境负重行军第1天，24小时尿皮质醇含量（72.16μg）明显高于对照组（58.30μg），提示机体肾上腺皮质功能明显增强；

沙漠干热环境行军24小时，尿香草扁桃酸、肾上腺素和去甲肾上腺素均明显高于对照水平，提示肾上腺髓质功能亦明显增强。

肾素-血管紧张素-醛固酮系统活动加强 在沙漠干热环境中作业时，血浆肾素活性、血管紧张素Ⅱ和醛固酮的浓度分别为12.29ng/（ml·h）、676.0pg/ml和1608.60pg/ml，分别为对照组的4倍、8倍和12倍。沙漠干热环境作业时，由于气候干热、强烈的太阳辐射等作用，机体大量发汗、水分大量丢失，导致机体血容量降低、肾血流量减少，激活肾素-血管紧张素-醛固酮系统。

总之，沙漠热环境行军时，内分泌系统反应急骤，除肾上腺髓质外，下丘脑-垂体-肾上腺皮质、肾素-甲状腺、肾素-血管紧张素-醛固酮系统活性均增强，并以高代谢和高消耗为特征。

机体氧化应激 ①在一定的应激强度范围内，应激使沙漠干热环境行军者迅速合成还原型谷胱甘肽，随后应激使机体还原型谷胱甘肽消耗速度加快，直至达到新的平衡。应激强度过大时，机体出现病理损害；应激强度相对较低时，机体血浆还原型谷胱甘肽随应激时间的变化呈S形曲线；在应激强度较大时，谷胱甘肽随应激时间的变化呈反S形曲线。②在一定的应激强度范围内，沙漠干热环境行军者超氧化物歧化酶的变化与应激强度有关，应激行军最初1小时内超氧化物歧化酶的活化和抗氧化作用最活跃，一旦超过机体所能承受的应激强度，将造成损伤。

内皮细胞功能 血管内皮细胞合成、分泌多种生物活性因子，其中一氧化氮为强效扩张血管的因子。沙漠干热环境行军，在应

激强度（即行军负荷、行军速度和行军时间）较低时，血浆一氧化氮合酶活性随行军时间的变化呈右侧稍低的钟形曲线；应激强度较高时，一氧化氮合酶活性随行军时间的变化基本呈直线。可见，沙漠干热环境行军时，随着应激强度的增加，其催化产物一氧化氮也明显增高。

（刘 兵）

shāmò jūnshì zuòyè sǔnshāng

沙漠军事作业损伤（military performance injury in desert environment）

人体在沙漠环境中从事军事作业时发生的机体损伤。在干热环境中最常见的损伤有皮肤黏膜损伤、沙盲和中暑。

皮肤黏膜损伤 包括热疹、日灼伤、皮肤皲裂和鼻出血。

热疹 易发于着衣处皮肤，可损害皮肤的散热能力，即使其消失几天后仍影响机体活动和散热。预防措施是保持良好的个人卫生（如定时沐浴，常洗衣服等）。

日灼伤 指在无任何防护或防护不当的情况下，人体皮肤直接暴露于强烈的阳光，阳光直接暴晒所致的皮肤灼伤。日灼伤不仅影响机体的活动，而且影响机体的散热。预防措施是穿长袖上衣和长裤，戴遮光幕，不得裸露身体任何部位。

皮肤干裂、唇裂 沙漠干热环境干燥、风沙大，易引起机体皮肤干裂、唇裂。主要预防措施是加强个人防护，减少直接暴露，讲究卫生，勤洗衣服，清除皮肤表面尘埃；搽涂护肤霜、唇膏等。

鼻出血 沙漠干热环境干燥、风沙大，易引起鼻腔出血。预防措施是及时用清水或生理盐水清洗鼻腔，清除鼻腔异物，严禁用手抠鼻，可在鼻腔表面涂抹凡士

林或氯霉素等软膏，以保持鼻腔湿润。

沙盲 指在无任何防护或防护不当的情况下，人眼直接暴露于沙漠干热环境，沙面反射的阳光直接照射眼，引起角膜和（或）结膜的损伤。患者出现角膜炎和（或）结膜炎的症状。一旦眼出现炎症，应立即滴抗生素眼药水。预防措施是戴太阳镜或戴遮阳罩，每日休息时可滴眼药水。

中暑 见中暑、中暑先兆、轻症中暑、热射病、热痉挛、热衰竭。

（刘 兵）

shāmò jūnshì zuòyè yīxué fánghù
沙漠军事作业医学防护 （military performance medical protection in desert）

保障沙漠环境中部队官兵健康，预防沙漠军事作业环境损伤及相关疾病，提高军事作业能力的综合医学防护措施。主要方式包括加强卫生防病知识宣传教育，开展耐热训练、提高耐热能力，科学实施军事作业，合理补充水盐，加强医学监督，搞好生活管理等。驻地部队各级领导要做到常教育、严监督、细检查、勤指导，严格贯彻落实。

加强卫生防病知识宣传教育 在进入沙漠地区前，应结合日常工作、作业任务和训练，制订相应的预防中暑及皮肤黏膜损伤的计划，做好设备、药材准备，对卫生人员进行业务培训，大力开展有关卫生知识的宣传教育，使官兵了解沙漠环境特点、对人体的影响、中暑先兆及皮肤黏膜损伤等，掌握简易自救互救措施，提高官兵防治中暑及皮肤黏膜损伤的能力。

开展耐热训练 是增强机体对沙漠干热环境的习服能力，保护沙漠环境官兵健康和作业能力

的措施之一。在夏季到来之前，由温区及寒区进入沙漠的部队或驻沙漠地区的官兵应进行耐热训练。要根据环境条件、人员特点和作业性质制订切实可行的训练方案，以保证参训者逐渐习服沙漠干热环境，保持机体处于最佳状态，见热习服训练。

科学实施军事作业 ①沙漠军事作业应遵循高温作业卫生标准，使机体热应激不超出人体最大生理耐受范围，以保证官兵健康和军事作业能力。②科学安排作业强度和工作时间。如条件允许，可将高强度训练或作业安排在傍晚或夜间进行，将重体力劳动安排在早、晚进行，以避免白昼高温和太阳辐射导致身体产热和蓄热过于剧烈，减少热损伤的危险。作业时可用湿毛巾覆盖头颈部，休息时用凉水洗脸、擦澡、冲凉。车船驾驶室内，可用化学冰袋、冰帽、冰背心、水冷服或通风防热服等降温。③长时间在沙漠热环境中作业，体温升高很快。应实行强制性的工作-休息交替制度（表1），可通过减慢作业速度、延长休息时间限制体内产热，防止体温升高对人体造成损害。站岗放哨一般2小时换1次。④太阳照射使地表温度升高，通常比气温高7℃，如气温48.9℃时地面温度可达65.5℃。因此，切勿坐在高温地面休息，以免增加热应激，而且身体与地表接触面积越大热应激越强。地表下约10cm深处非常凉爽，工间休息以选择遮阴的新挖浅沟为佳。⑤作业前及作业过程中及时补充水盐。⑥露天作业时防止头部暴晒，穿浅色、宽松、透气性好的服装。白昼热辐射强时，着浅色、稍厚而透气性好的白帆布服。行军作业时戴伪装圈、草帽。驾驶室内

可用湿麻布隔热。⑦沙漠环境行军、作业时，不允许敞领、挽袖、卷裤腿。必须将裤脚扎紧或塞进袜子里，放下衣袖，戴帽子或披头巾，戴防护眼镜和遮光幕，负重物覆盖面积不宜超过背部1/3。这样做不仅可减少太阳辐射和沙面反射、减少机体从外界获得的热量，也可防晒、防风、防沙、防昆虫咬伤。⑧沙漠地区行军作业必须穿袜子，以减少局部摩擦，防昆虫与风沙，纯棉袜可将鞋内湿气吸到袜口处蒸发掉。及时更换汗湿的袜子。久穿汗湿的袜子易损伤足，引起发红、起疱等。⑨必要时可使用防暑药物等。

合理补充水盐 在沙漠环境下从事军事作业时，大量出汗使机体对水与盐的吸收、利用、排出方式和需要量发生变化，合理补充水盐是维护健康、保持军事作业能力的重要措施。

充分补水 开始行军、训练或作业前要喝足水，灌满水壶。单纯凭口渴的饮水量不足以维持体液平衡，可按每4小时补充2军用水壶（2L），午间应按每1~1.5小时补给水1L。可依据气温、作业强度、发汗量确定饮水量，见表2和热环境军事劳动人员水补给。饮水温度以8~12℃为宜，天然水温也可。当日发汗量超过6L时，过量饮水可致胃肠道负担过重，易引起疲劳。饮水以少量多次为宜，不可暴饮。供水困难时，每4小时至少要供1L水，第1小时内不饮水或仅饮水润喉，将饮水保留到热负荷高、机体真正缺水时分次饮用。

合理补盐 一般情况每人每日摄入15~20g盐。天气酷热，劳动强度大，发汗量超过5L，补20~25g盐。一般通过饮食补盐，每餐有汤，汤菜可酌情稍咸。劳

表1 工作-休息循环及饮水指导

湿球温度（℃）	工作/休息时间（分）	需水量
≤28	50/10	进餐时饮水 1L，运动或训练前饮水 1L，作业时每隔 1 小时饮水 0.5L
≥29	30/15	进餐时饮水 1L，运动或训练前饮水 1L，作业时每隔 1 小时饮水 1L

表2 不同气温和劳动强度的饮水量

气温（℃）	劳动过程中适宜饮水量（L/h）		
	中度劳动	重度劳动	极重度劳动
41~45	0.86~0.97	0.97~1.11	1.09~1.25
36~40	0.71~0.83	0.78~0.93	0.88~1.04
31~35	0.56~0.68	0.60~0.74	0.67~0.84
25~30	0.38~0.53	0.38~0.56	0.42~0.62

动或行军可携带咸味食品、含盐清凉饮料或清凉盐粉（盐片），或油炒盐。供水不足时，不应额外补盐。补盐过量不仅增加口渴感和恶心、推迟最大出汗量时间，甚至可使血清 Na^+ 升高至危险水平，引起体内 Na^+、K^+、Ca^{2+} 和 PO_4^{3-} 排出增加和心血管损伤。可配制各种抗高温饮料和凉茶适当补充水盐和能量的不足，见热环境军事劳动人员盐补给。

加强医学监督　进驻沙漠的官兵应做健康检查，对患有心血管系统疾病、活动性肺结核、中枢神经系统器质性疾病、重要脏器器质性病变和慢性病初愈者，应酌情适当安排作业。体弱、肥胖、全身性皮肤病、近期患中暑、过度疲劳、睡眠缺乏、新进驻沙漠地区人员，应列为重点观察对象，予以适当照顾。医务人员要深入到基层和现场，对易发生中暑的时机、环境和对象加强医学监督。当环境温度超过 34℃，或湿球温度（Tw）超过 29℃、黑球温度（Tg）超过 50℃、干湿球温度（DWT）超过 28℃、三球温度（WBGT）超过 31℃、湿黑球温度

（WGT）超过 30℃、热强度指数（HIS）超过 110、沙漠干热地区干球温度（Td）超过 40℃，或黑球温度超过 56℃、热强度指数超过 120 时，应适当调整作业强度和工作时间。

搞好生活管理　①适当改善伙食以提高食欲，保证摄入充足的热量和营养素，尤其是蛋白质、维生素和无机盐。提高饭菜的色、香、味，做到主食干稀搭配，副食主菜小菜搭配，早晚餐比较丰富，午餐清淡。作业前保证吃饱吃好，有条件时中间补加一餐干粮，最好提供绿豆稀饭或番茄冬瓜汤。②注意休息场所的防暑降温，如使用帆布、帐篷、太阳伞等提供阴凉处，并用树枝、青草伪装遮阴、洒水降温，但需注意通风。③尽量在最热时午休，保证每天 8 小时睡眠。④保证沐浴条件，勤洗勤换衣服，衣服应晒干或风干，以保持皮肤清洁，预防皮疹发生。⑤长期未用且保管不善的服装、鞋袜、床上用品等，用前仔细检查、用力拍抖，以避免昆虫、蛇、蝎等生物致伤。

（刘　兵）

军事岛礁环境医学（military environmental medicine of reefs）研究岛礁环境因素与部队官兵健康与军事作业能力的关系，揭示岛礁环境因素对驻岛礁部队官兵健康与军事作业能力的影响及其规律，控制有害环境因素，提出医学防治对策，以提高指战员健康水平和军事作业能力的学科。岛礁环境包括海洋气象灾害、海洋水文灾害、海洋地质灾害、海洋有害生物以及岛礁环境化学危害因素等。军事岛礁环境医学是军事环境医学的组成部分。

简史　军事岛礁环境医学的出现及发展，与军事环境医学的发展、海洋资源的开发利用、岛礁战略地位的提高、海上军事斗争密切相关，是近年来随着人类对海洋资源的开发利用逐渐从军事环境医学中独立出来的。岛礁是一种特殊的自然环境，是岛屿和礁石的合称。岛屿是指比大陆面积小、四周完全被水包围、并在高潮时高于水面的陆地。其中面积较大的称为岛，如中国的台湾岛；面积特别小的称为屿，如厦门对岸的鼓浪屿。一般来说礁是指江海中的石头，在海面上能看到的称为明礁，看不到的称为暗礁。15 世纪前，除面积较大的大陆岛有原住居民外，海洋中的岛礁大多无人长期居住。明代的伟大航海家郑和于 1405~1433 年 7 次下西洋，沿途发现了不少岛屿。15 世纪后，随着航海探险的兴起，西欧各国组织了由皇家垄断的航海探险活动。迪亚士（Dias）、哥伦布（Columbus）、麦哲伦（Magellan）和库克（Cook）等人于 1487~1769 年先后开展了一系列航海探险活动，发现了众多岛屿和新大陆，此后长期有人

居住的岛礁不断增多。

自人类在岛礁上居住开始，就面临着岛礁特殊环境对人类健康的影响，如高温高湿、严寒、海洋飓风、淡水短缺、食物匮乏、有害生物、散居孤独等问题。随着人类在岛礁上活动的逐渐增多，医学保障的重要性随之出现。但有关岛礁人员的医学保障罕见报道，尤其是外军岛礁人员医学保障的资料，未见专门记载，只有一些关于舰船人员医学保障的资料介绍。从发现的为数不多的中国史料来看，中国古代已有一些与岛礁相关的医学保障。公元前4世纪，庄子的《逍遥游》载有"宋人有善为不龟手之药"，吴王在冬季与越人水战，用此药防止手冻裂（"能不龟手也"）。公元前14～公元49年，东汉名将马援率水师平定交趾郡（今越南北部）动乱时"常饵薏苡实，用能轻身省欲，以胜瘴气"。明代郑和船队的医药人员在航行途中为民众防病治病能力已经达到一定水平，建立了报医、行军、野营时的医疗、战场抢救及忽视士卒健康者受惩罚等制度，并开展了具有医学意义的地理学调查。及至清代，1904年在海军处下设医务司，1911年改为海军部军医司，主要掌管海军卫生、治疗伤病、疾病预防等工作。

随着岛礁在经济和军事上战略地位的不断提升，岛礁环境中的军事作业变得日益频繁，驻岛官兵遇到的医学问题也越来越多。为解决这些问题，人们开展了岛礁环境有害因素对官兵健康和军事作业能力影响的研究，例如岛礁生态环境对健康和军事作业能力的影响，岛礁环境化学危害因素对驻岛官兵健康和军事作业能力的影响，海洋灾害（气象、水文、地质）对驻岛礁人员的危害特点，岛礁与海洋生物的关系，岛礁生物资源的利用等。在居住人群较集中的一些中国岛屿和战略要地（永兴岛、长山要塞、舟山群岛等）已建立了医院或诊所，形成了较完善的岛礁医疗体系，开展防病治病工作。有关岛礁环境医学的基础研究和临床医学的发展，已使军事岛礁环境医学成为军事环境医学中相对独立的学科门类。

研究范围　以岛礁军事作业人员及岛礁环境为研究对象，阐明岛礁特殊军事作业环境对官兵身体健康和军事作业能力的影响，以及岛礁环境与机体间的相互关系，探寻岛礁环境所致官兵特殊危害的科学防治措施。主要研究内容可概括为以下几个方面：①岛礁环境与健康关系的基础理论研究，解决军事岛礁环境医学中的重大理论问题。研究岛礁环境有害因素在细胞水平、蛋白质水平及基因水平上的作用，揭示某些环境相关疾病的发病原因、致病机制及人群易感性或耐受性的差异，丰富军事环境医学的基础理论知识，推动军事岛礁环境医学的发展。②岛礁军事作业环境特种伤病防治新方法、新措施研究。岛礁军事作业环境中官兵会遇到大陆极少见的特种伤病，有些伤病的防治尚少有研究，缺乏有针对性的防治方法和措施，例如长期守岛守礁官兵的心理卫生问题，海蛇等致命性海洋生物致伤的救治技术，极端气象条件下官兵的健康维护等问题，其相关防治方法和措施有待探索。③创建和引进军事岛礁环境医学研究的新技术、新方法。随着生命科学和环境科学的发展及环境适应与健康研究的深入，军事岛

礁环境医学领域的新研究方法有待创建和引进。例如，研究海洋有害生物对机体伤害的分子机制，岛礁环境中的环境污染物和致病菌的检测等，都需要应用新的研究技术和方法，或借助学科间的交叉、渗透。

与其他学科关系　军事岛礁环境医学是一门边缘性、综合性学科，与环境卫生学、军事预防医学、航海医学等学科有密切联系。

环境卫生学　研究对象是人类及其周围的所有环境，阐明人类赖以生存的环境对人体健康的影响，以及人体对环境的作用所产生的反应；军事岛礁环境医学的研究重点是岛礁特殊环境与军事作业人群健康的关系，它们的研究方法、手段和技术原理基本相同，只是关注的人群和环境因素不同。

军事预防医学　是军事医学和预防医学相结合的学科群，主要研究军队在平时和军事活动的条件下，损伤与疾病的发生、发展规律，实施医学预防、卫生保障和卫生评价。其许多研究方法和手段、防护原则以及重要技术等，均可供军事岛礁环境医学借鉴应用。

航海医学　主要研究水面、水下、船舶、港口码头等各类航海作业对从业人员生理、心理的影响，相关疾病发生、发展、流行的客观规律，航海条件下的伤病诊断、急救、防护和治疗等，但航海医学也涉及一些海洋气象灾害、海洋水文灾害、海洋地质灾害、海洋有害生物等的防治问题，其基本原则与岛礁军事作业环境有许多共性之处，两者可以相互借鉴。

21世纪是海洋经济时代。在

第三次联合国海洋法会议上设立了专属经济区制度，使岛礁在一个国家海洋权益划分中的价值日益凸显，因此，岛礁在政治、经济和军事中的重要地位得到各国政府的高度重视。岛礁依其所在位置和地理特征，具有不同的政治、经济和军事意义。世界上岛屿有 5 万个以上，总面积 977 万 km²，约占世界陆地总面积的 1/15，大小几乎和中国陆地面积相当。有些岛礁可以成为一个国家或专门行政区。岛礁在军事上利于坚守，不利于进攻；但在防御时易遭封锁、围困。靠近大陆的岛屿、群岛是国防的前哨、大陆的屏障、海上作战的依托、战略反攻和追击敌人的前进基地。进攻时占领岛屿可以作为登陆的跳板，海峡中的岛屿常为扼控航道的要地。远离大陆的岛屿可建成跨洋航行和通信的中继站，如太平洋的瓦胡岛、关岛、中途岛、威克岛和维提岛，大西洋中的亚速尔群岛，印度洋中的迪戈加西亚岛等，常为战争中敌对双方争夺的战略要地。不少有军事价值的岛礁由于远离大陆、地域狭小、人员稀少、极端恶劣的气候和生活物资保障困难等限制，还存在社会环境因素对驻守岛礁官兵心理的影响。官兵处在岛礁特殊环境中，其遭遇的生理、心理变化以及伤病的发生规律等有别于其他环境，必须开展深入研究。军事岛礁环境医学将会越来越多受到各国政府重视，有关岛礁特殊环境对官兵生理、心理的影响，岛礁特种伤病防治技术以及医疗保障体系等方面的研究将会加快发展，以维护岛礁环境中从事军事行动和经济作业的人员的身心健康。

(蔡建明)

Zhōngguó hǎiqū dǎojiāo dìlǐ qìhòu huánjìng

中国海区岛礁地理气候环境

（geographic and climatic environment of reefs in China seas） 驻守在中国海区的岛礁部队从事军事作业、训练、作战时面临的环境，即海区内围绕人群的空间及其直接或间接影响官兵生存和发展的各种因素的总和。岛礁环境是一个复杂系统，由多种环境介质和环境因素组成，包括大气、水、土壤、岩石及岛礁与周边海洋中的生物等。除此之外，不少有军事价值的岛礁，由于远离大陆、地域狭小、人员稀少、极端恶劣的气候条件、生活物资保障困难等社会环境因素，对驻岛官兵的心理也造成一定的影响。

岛礁的成因与分类 岛礁是一种特殊的自然地理环境。按成因，岛屿可分为大陆岛、海洋岛和冲积岛。狭小的地域集中 2 个以上的岛屿即成为"岛屿群"，大规模的岛屿群称作"群岛"或"诸岛"，列状排列的群岛称为"列岛"。海洋中完全由石头组成的小岛屿通常称为礁，包括：①大潮高潮时不被淹没的礁石——明礁。②在大潮高潮面以下，海图深度基准面以上，涨潮时被潮水淹没、落潮时露出的礁石——干出礁。③在海图深度基准面以下、低潮时仍被淹没的礁石——暗礁。

大陆岛 又称岩基岛。是由岩基构成的岛屿，在地质构造上与附近大陆相连，历史上曾是大陆的一部分，系因地壳运动引起陆地下沉或海面上升，部分陆地与大陆分离成岛。大陆岛占中国岛屿总数的 90%，以群岛或列岛形式有规律地分布，台湾岛、海南岛为中国最大的两个岩基岛。

其他岩基岛分布在辽东半岛沿海、山东半岛沿海、浙江福建沿海、华南沿海、台湾附近海域。钓鱼岛列岛，包括钓鱼岛、黄尾屿、赤尾屿等即为岩基岛。各岛屿的地形不同，如台湾岛西部为平原台地，东部为山岭，山脉呈北北东走向；而海南岛地势中央高、四周低，水系成放射状。

海洋岛 指海洋底部上升露出海面形成的陆地区域。按成因不同可分为火山岛和珊瑚岛（或称珊瑚礁岛）。海底火山喷发产生的熔岩堆积可形成一系列露出海面的岛屿，称火山岛，如澎湖列岛。珊瑚岛主要由珊瑚礁构成。珊瑚礁（coral reefs）是指造礁珊瑚群体死后其遗骸构成的岩体，珊瑚礁的主体是珊瑚虫。珊瑚虫是海洋中的一种腔肠动物，在生长过程中能吸收海水中的钙和二氧化碳，然后分泌出石灰石，变为自己的外壳。每个珊瑚虫只有米粒大小，它们一群群地聚居在一起，一代代地生长繁衍，同时不断分泌出石灰石并黏合在一起。这些石灰石辅以其他造礁及喜礁生物的骨骼或壳体的钙质，经过以后的压实、石化，形成岛屿和礁石，即珊瑚礁。珊瑚岛一般面积较小，地势低平，缺乏淡水，环形礁湖可供舰船和水上飞机停泊。珊瑚岛主要分布在南北纬 20° 之间的热带浅海地区。珊瑚礁岛有 3 个基本特征：由海洋生物原地营造、具有隆起的地形、能够抵御风浪冲击。中国南海的东沙群岛、西沙群岛、中沙群岛多是珊瑚礁或珊瑚岛。根据礁体形态以及与岸线的关系，珊瑚礁可划分为裾礁、堡礁、环礁及一些过渡类型，此外还可分出桌礁和点礁等。裾礁沿大陆和岛屿的岸线发育，又称岸礁或边缘礁，中国海南岛有岸礁发育。堡礁又称堤礁,系离岸有一定距离的堤状礁体。环礁的礁体呈环状,中央为潟湖或礁湖,可有水道与外海相通。中国南海环礁发育在大陆坡上,基底为过渡性地壳,中沙大环礁为世界最大的环礁,直径141km。桌礁又称台礁,呈台状高出周围海底,如中国西沙的中建岛。堡礁和环礁潟湖中的礁体称为点礁,其大小不等,形态多样。

冲积岛 由河流入海或波浪的冲积物堆积而成的岛屿,地势低平,如中国的崇明岛、珠江口沙岛、台湾西岸沙岛。黄河三角洲等地亦有沙岛分布。其初起为沙洲、河口沼泽地,经围垦、人工促淤而逐渐形成。

中国岛礁分区 以中国海区分区为基础,可分为渤海海域岛礁、黄海海域岛礁、东海海域岛礁和南海海域岛礁。中国是一个海洋大国,海域位于北太平洋西部边缘,包括渤海、黄海、东海和南海,东西横跨约 32 个经度,南北纵贯约 44 个纬度,海域面积473 万 km^2。中国海区群岛环列,共有岛屿 6500 多个,海岛总面积 7.28 万 km^2,其中人居岛 450多个。岛礁依其所在位置和地理特征,具有不同的政治、经济和军事意义。根据《联合国海洋法公约》第 121 条岛屿制度规定,自然形成并能够维持人类居住或本身的经济生活的岛屿,能够获得领海、毗连区、专属经济区和大陆架。因此,《联合国海洋法公约》的颁布,也使一些岛屿的归属权更加成为相关国家争夺的焦点。

中国岛礁环境特点 岛礁除受地理环境影响外,还受气候变化与水文特征的影响。中国各海区岛礁环境既有共性,又有各自特点。

中国岛礁地理环境 中国岛礁数量多而分布广,面积大小相差很大,地势高低不一,淡水资源、表面植被也不同。许多岛礁缺乏淡水,远离大陆;地形陡峭或面积太小,地势低洼甚至涨潮时被淹没;不少岛礁主要由岩石构成,缺少植被。恶劣的自然地理环境使人类无法在这些岛礁长期生活,成为无人岛。不少岛礁虽然自然地理环境恶劣,不适宜人类居住,但因其具有重要军事价值或政治、经济意义,常年有部队或其他人员驻守。渤海只在沿岸有零星的岛礁分布,面积较小,是中国海岛数量最少的海域,主要有长兴岛、庙岛群岛、菊花岛、石臼坨、桑岛等。黄海海域的岛礁主要以群岛形式分布,有长山群岛、刘公岛、灵山岛、东西连岛等。东海是中国岛屿最多的海区,海区西部岛屿密布,中国 60% 的岛屿集中于此,主要有崇明岛、舟山群岛、东矶列岛、台州列岛、洞头列岛、北麂山列岛、南麂山列岛、马祖列岛、海坛岛、南日群岛、金门岛、东山岛等。东南部有台湾岛、澎湖列岛、钓鱼岛列岛等。南海海域岛礁北起北卫礁,南至曾母暗沙,东起黄岩岛,西至万安滩,共有岛、洲、礁、沙、滩 270 多个。依位置不同,可分为 4 大群岛,即东沙群岛、西沙群岛、中沙群岛和南沙群岛。

中国岛礁气候环境 主要受岛礁所在海域气候的影响。

气温 中国岛礁从南到北气温差异较大,四季变化各有特点,1 月份平均气温最低、7 月份最高。渤海、黄海岛礁具备典型的温带季风气候特点,受海洋的调剂,年平均气温 10~12℃。渤海海域岛屿气温差最大,1 月、7 月的平均气温分别为 -2~1℃和23~25℃,黄海分别为 -2~6℃和22~25℃;由南向北黄海的温度几乎均匀地降低,位于其中岛礁温度的变化与海洋温度基本一致。东海海域岛屿受温带和亚热带气候的影响,冬季平均气温北部海域岛屿 8~12℃,南部 10~20℃;夏季全海区平均 26~29℃。1 月、7 月的平均气温分别为 6~19℃和25~28℃。南海诸岛地处热带海洋,属赤道带、热带海洋性季风气候。由于接受太阳辐射的热量较多,终年高温,年平均气温25~28℃,最热时可达 33℃。南海南部海域岛屿气温年较差最小,1 月、7 月的平均气温分别为19~27℃和27~29℃。

风 各海区岛礁的风向、风力随季节和地理位置的不同变化较大。每年 10 月至翌年 3 月,渤海、北黄海多西北风,南黄海、东海北部多北风,南海多东北风;而 6~9 月,渤海、黄海、东海多东南风或南风,南海多南风或西南风,自南向北风速逐渐减小。每年 10 月至翌年 5 月,来自西伯利亚的冷空气可影响黄海、渤海,最大风力可达 10 级,持续数日。强盛的冷空气形成寒潮,黄海、渤海的降温幅度可达 10~21℃,持续 2~10 天。东海是中国近海大风日数最多的海域。

降水 受温带和亚热带气候影响,年降水量由北向南逐渐增多:渤海海域约 500mm,黄海西部 500~700mm、东部约 1000mm,东海西部 750~1000mm、东海东部为 1000~2000mm。4~6 月为多雨期,降水量占全年降水总量的 70%;5~7 月为梅雨季节,阴雨连绵,能见度低。南海雨量最充沛,年降水量可超过 1400mm,

风大，蒸发快。

雾　中国近海多雾。黄海、渤海夏季多雾；东海春季至夏初多平流雾，浙江福建沿海为多雾区，年平均雾日可达 60~80 天；南海冬、春季多雾。

气旋　中国近海热带气旋多见于每年 7~9 月，渤海、东海和南海最频繁的热带气旋分别在 7 月、8 月、9 月。台风和强台风在热带气旋中所占的比例，南部海域大于北部海域，侵入渤海海域的台风、强台风很少。南海诸岛夏、秋两季常受台风的影响，这些台风多来自菲律宾以东的西太平洋洋面和加罗林群岛附近洋面，仅三成源自西沙群岛和中沙群岛附近海面。台风风力狂虐，裹挟暴雨，掀起巨浪，往往对南海诸岛的海上航运、生产及海岛建设造成一定危害。温带气旋于冬、春季可影响东海、黄海和渤海海域，伴有暴雨和 5~7 级大风。

中国岛礁水文特征　黑潮流经东海影响中国近海的水文状况，同时受黄河、长江等入海河流的影响，沿岸海域的水温、泥沙含量、盐度均与外海水不同，沿岸水与外海水的剧烈混合，也影响中国近海的水文状况。

海浪　南海海浪最大，年平均波高 1.5m，最大波高 10m。东海海浪次之，年平均波高约 1.3m，最大波高 10m。浙江、福建、上海沿海海面是世界上发生风暴潮频率最高、强度最大的地区之一，冬季盛行偏北浪，夏季以偏南浪占优势，受寒潮和热带气旋的影响，可出现波高 8m 的涌浪。南黄海海浪小于东海，年平均波高 1.0~1.5m，最大波高 8.5m。渤海、北黄海海浪最小，年平均波高仅 0.5~1.0m。由于冬季强寒潮频繁侵袭，自 11 月中旬至 12 月上旬，渤海沿岸从北往南开始结冰；翌年 2 月中旬至 3 月中旬由南往北海冰渐次消失，冰期约 3 个多月。

潮汐潮流　太平洋潮波分两路传入中国近海，影响中国海域的岛礁环境，其中一路向西北、北传入渤海、黄海和东海，另一路沿西南方向经巴士海峡传入南海。渤海、黄海和东海海域以半日潮波为主，除台湾海峡带驻波性质外，东海大部分海域带有前进波性质。渤海海域秦皇岛、黄河口附近为不正规全日潮，其他海域为不正规半日潮，渤海沿岸潮差为 1~3m。黄海成山角以东和海州湾外侧为不正规半日潮，其他区域为正规半日潮。江苏、浙江、福建沿岸潮差一般为 4~5m。东海、黄海和渤海海域的大部分地区潮流多属于正规或不正规半日潮，最大潮流一般为 1.5~3 节，舟山群岛各水道、杭州湾、长江口最大潮流可达 6~7 节。南海的潮汐类型较多，潮差较小。南海大部分海域属于正规或不正规全日潮。南海中部、吕宋岛西部潮差较小，一般不到 2m。潮流以琼州海峡最大，可达 5 节，其他海区均较弱。

中国港台地区岛礁特点　台湾地区岛屿主要有台湾岛、澎湖列岛、金门群岛、马祖列岛、东沙群岛的东沙岛、南沙群岛的太平岛和中洲岛等。台湾岛属岩基岛，北部属南亚热带气候，南部属北热带气候。高温、多雨、多风，7~9 月常遭台风侵袭。澎湖列岛属北热带海洋季风气候，夏季多台风，冬季多暴风，全年暴风日约 140 天。钓鱼岛土层极薄，缺乏淡水，因而无蚊虫。位于钓鱼岛东北的黄尾屿，每年 4~5 月间成群的海鸟在此产卵，数量极为惊人。

香港地区共有 260 多个岛屿，>10km² 的岛屿有香港岛、大屿山、南丫岛、赤鱲角和青衣岛等。香港岛屿属亚热带气候，四季分明。全年气温较高，年平均气温 22.8℃。夏季炎热潮湿，气温约 26~30℃；冬天凉爽干燥，很少低于 5℃。5~9 月多雨，有时雨势颇大。7~9 月台风较多。

（蔡建明）

dǎojiāo dìlǐ qìhòu huánjìng wēihài

岛礁地理气候环境危害（harm in geographical and climatic environment of reefs）

岛礁地理气候环境中，可以直接或间接影响人类健康、生产活动和军事作业能力的环境条件。岛礁四周完全被水包围，大部分岛礁位于茫茫大海之中，地理气候环境危害因素较多，各种灾害发生率高。岛礁地理气候环境危害因素主要有海洋气象灾害因素、海洋水文灾害因素、海洋地质灾害因素、海洋灾害因素衍生的海洋生态灾害。

海洋气象灾害因素　受大气强烈扰动而产生，如台风、由大风引起的巨浪等。

潮湿和高温　潮湿即空气中水分含量高于正常范围的状态。岛礁四面环水，普遍比较潮湿，尤其是处于热带、亚热带的岛礁潮湿更为突出。加之热带、亚热带天气比较炎热，这些区域的岛礁易形成有利于诸多寄生虫、细菌、真菌和其他致病微生物生长的高温、潮湿环境。

大风和台风　①近地面风速达到或超过 8 级（17.0m/s）以上的风，称为大风。对简易建筑物、固定不牢固的物体有较大破坏，可间接造成人员伤亡。海上大风对航行、海上施工和捕捞作业的危害很大。②由于剧烈的大气扰动（如强风和气压骤变），于热带洋面上产生一种热带气旋，当其中心的持续风速达到或超过12级（32.7m/s）称为台风或飓风。发生在北太平洋西部（赤道以北、国际日期变更线以西，东经100°以东），包括中国范围内的热带气旋称为台风；发生在大西洋或北太平洋东部的热带气旋称为飓风；发生在南半球的热带气旋称为旋风。台风是一种灾害性的自然现象，其引发的强风、暴雨和风暴潮3个因素造成巨大的破坏。中国是受台风袭击最多的国家，夏秋季节，有34%的热带气旋（包括热带低压、热带风暴、强热带风暴、台风）经过中国东海、南海岛礁而登陆，对岛礁和大陆沿海地区人员身体健康、生产、生活造成严重影响。

气旋 南（北）半球大气中水平气流呈顺（逆）时针旋转的大型涡漩。气旋中天气常发生剧烈变化，往往导致暴雨和台风等恶劣天气。

海洋水文灾害因素 因海水扰动或物理形态骤变而引发的灾害，如风暴潮、海冰等。

风暴潮 指剧烈的大气扰动（如台风和温带气旋等灾害性天气）导致海水异常升降，使潮位明显超过日常潮位的现象。风暴潮和天文潮叠加引起的岛礁和大陆沿岸涨水造成的灾害，或风暴潮、天文潮、风浪、涌浪相互叠加结合引起的涨水造成的灾害，通称为风暴潮灾害，可造成重大人员伤亡和财产损失。

海冰 即海水冻结而成的咸水冰，可封锁港口、航道，还能损毁船舶、海岸及海上设施等，危及官兵的生命安全。

海浪 指海面波动的现象，依其形成可分为风浪、涌浪、近岸浪3类。通常将波高6m以上的海浪称为灾害性海浪，根据其形成的天气系统，可分为冷高压型海浪（亦称寒潮型海浪）、台风型海浪、气旋型海浪、冷高压与气旋配合型海浪4类。海浪对驻岛礁官兵健康和军事作业能力的影响是多方面的，巨浪可引起海上舰船倾覆、折断和触礁，破坏或摧毁海上平台、海水养殖设施、海塘、沿海堤岸与码头、海上工程设备等。此外，海浪有时还会携带大量泥沙进入海港、航道，造成淤塞等灾害。

潮汐 海水在天体（主要是月球和太阳）引潮力作用下所产生的周期性运动。习惯将海面垂直方向上涨落称为潮汐，对岛礁内河流通航、低洼地带官兵作业等有明显影响。

海洋地质灾害因素 海底地震、海底或海岛火山喷发、海底地壳激烈变动引发的灾害，如海啸。海啸是海底地震、火山喷发、水下塌陷或滑坡等造成的海面恶浪，并伴随巨响，是海洋地质灾害中危害性最大的因素。海啸发生时掀起的狂涛骇浪，高度可达十米至数十米，形成"水墙"，可淹没或冲毁岛礁及沿海地带，对驻岛官兵健康与军事作业能力造成严重威胁。

此外，岛礁的水质、地表土壤或岩石中的化学成分也可对驻岛官兵健康和军事作业能力造成影响。有些岛礁缺乏充足的生活和作业用淡水，少数岛礁地表某些化学成分偏高或偏低，海水含盐量非常高，其电导率、硬度和溶解性总固体等指标均远高于天然淡水，需淡化处理才能供官兵日常生活与作业使用，否则影响官兵健康和设备安全。

海洋生态灾害因素 因海洋灾害衍生的海洋生态灾害，如岛礁海岸侵蚀、岛礁土地盐碱化等。

（蔡建明）

dǎojiāo huánjìng yǒuhài shēngwù
岛礁环境有害生物（harmful marine life in reef environment）
岛礁环境中对人类生活、作业甚至生存产生危害的生物。主要包括海洋有毒植物和海洋有毒动物，可咬、刺、螫伤人体或因食用中毒，造成人员的伤害。

海洋有毒植物 主要是浮游或底栖有毒藻类。藻类（algae）是古老的浮游生物，繁衍、生长迅速，通过光合作用吸收二氧化碳，排出氧气，补充入水，年产有机物总量相当于陆生有机物的总和，为海洋动物的最重要食物。部分藻类有毒，能产生多种生物毒素和生物活性物质，通过海洋食物链（有毒藻类→鱼、贝类摄食后被毒化→人、畜摄食鱼、贝类）引起人体食物中毒。

海洋有毒动物 包括有毒海洋无脊椎动物中的有毒刺胞动物、有毒软体动物、有毒棘皮动物，脊椎动物中的有毒鱼类、有毒爬行类和哺乳类动物。

有毒海洋无脊椎动物 海洋无脊椎动物背侧无脊柱，是动物的原始形式，包括棘皮动物、软体动物、刺胞动物、节肢动物、多孔动物等，占动物总数的95%。部分海洋无脊椎动物有毒性。

多孔动物 一般称为海绵，是最原始的多细胞动物，其细胞已分化，但未形成组织。体态多不对称，体内有骨针或海绵丝，接触有毒海绵触手可引起海绵中毒。约有89%的海绵生活于海水中，有10%生活于潮间带。已发现数十种有毒海绵，从其中分离出多种海绵毒素，如皮海绵毒素、蜂海绵毒素、大田软海绵酸等。

刺胞动物　较原始的多细胞动物，身体辐射对称，由内外两层细胞（外胚层、内胚层）组成。内胚层围绕成消化循环腔，有一口与外界相通，口周环绕有许多触手，有刺细胞，毒液即存于刺细胞中，口有摄食及排泄功能，无肛门。刺胞动物门分水螅纲、水母纲、珊瑚和海葵纲，有1万多种，多栖息于海水中，其中100余种有毒。水螅纲：如多孔水螅（或称火珊瑚），分布于太平洋、印度洋、红海和加勒比海，其毒素可引起接触性皮炎。水母纲：如方水母（或称海黄蜂），是海洋中最危险的致死性螫伤动物。珊瑚和海葵纲：如岩沙海葵、角孔珊瑚等，其中岩沙海葵毒素是最毒的海洋生物毒素之一。

扁形动物　两侧对称、三胚层、无体腔、背腹扁平的蠕虫状动物，已有器官和系统的分化，有口但无肛门，有发达的生殖系统，多为雌雄同体。分涡虫纲、吸虫纲和绦虫纲，约1.5万种，广泛分布于海水、淡水、土壤中。多种海洋扁形虫有毒。

纽形动物　一类细长、柔软、圆扁、不分节但能伸缩的蠕虫。与涡虫动物不同，纽形动物有完整的消化系统（口和肛门）和循环系统。有毒种类如两孔蠕虫、拟奇异纽虫、纵沟纽虫等。

环节动物　两侧对称、三胚层、身体分成系列相似体节的蠕虫状动物，多数有刚毛，有较完善的循环、消化、生殖和神经系统。环节动物分多毛纲、寡毛纲、蛭纲。已知10余种海洋环节动物有毒，其通过颚或刚毛使人致伤，如黄斑海毛虫、绿海毛虫、异足索沙蚕等。

星虫　体腔不分节的蠕虫状动物。目前发现3种星虫动物含毒素，如高指虫。

软体动物　身体柔软不分节，有由皮肤褶叠而成的外套，外套里面的腔称套腔，肛门、排泄孔和生殖孔均开口于外套腔内。外套之外为厚而坚实的外壳。躯干前端为头，腹面有肉质足。软体动物是对人体造成直接危害的一类有毒海洋动物，包括腹足纲、斧足纲、头足纲动物等。腹足纲：单壳或无壳，身体扭转两侧不对称，外壳为螺形，是软体动物中有毒种类最多的一类，如日本东风螺含骏河毒素。斧足纲：两侧对称，体形侧扁，有从两侧合抱身体的两外套膜及由其分泌的贝壳，外形呈斧状，故称斧足动物，如大石房蛤含石房蛤毒素。头足纲：头部及躯干部发达，足特化为腕与漏斗，腕与头愈合为头足部，故称头足动物，20余种头足动物有毒，毒素存在于唾液腺，麻痹小动物作为食饵，如蓝斑环章鱼含蓝斑环章鱼毒素，可致人死亡。

节肢动物　两侧对称、三胚层、带有关节附肢的动物，已知有80多万种，约占已知动物数目的85%，包括肢口纲、海蜘蛛纲、蛛形纲、甲壳纲、唇足纲、倍足纲、昆虫纲等。已知肢口纲和甲壳纲的多种节肢动物对人体有毒，如中国鲎、铜铸熟若蟹等。

棘皮动物　皮肤表面通常有保护性的突出棘，全部海生，分为海星纲、海胆纲、海参纲、海百合纲、海蛇尾纲等。海星：星形或五角形，体表有棘刺，有毒种类如长棘海星等。海胆：具有尖锐叉棘毒液器官，有毒种类如白棘三列海胆等。海参：有毒种类如阿氏辐肛参、白斑海参、日本刺参等。

有毒海洋脊索动物　脊索动物门是进化最高等的动物，分头索动物亚门、尾索动物亚门、脊椎动物亚门，总数约7万种。有毒海洋脊索动物主要归属于脊椎动物亚门。

无颌纲　类鱼样的脊椎动物，口圆形，无上、下颌，是最古老、最原始的脊椎动物。该纲中的动物，如大西洋盲鳗、七鳃鳗的皮肤、黏液有毒，食用其新鲜的皮肤和黏液可引起中毒。

软骨鱼纲　骨骼为软骨，体表被覆齿状盾鳞，口位于腹面，有5~7对鳃裂，直接与外界相通。包括鲨鱼、鳐、魟和银鲛类。部分软骨鱼体内含有毒素，例如一些热带鲨鱼的肌肉含有毒素，某些种类鲨鱼的肝脏有毒，若食用可引起食物中毒。还有部分软骨鱼具有毒器装置，可刺伤人体并导致局部或全身中毒，例如宽纹虎鲨、白斑角鲨具有背鳍棘，下有毒腺相连；魟鱼尾部有尾刺，亦与毒腺相连，且尾刺有倒钩，刺入人体可造成严重撕裂伤以及局部或全身中毒。

硬骨鱼纲　骨骼中的一部分或者全部骨化成硬骨质，头骨有骨缝，牙齿常与骨骼愈合，每侧常有两鼻孔。部分种类体内含有毒素，包括西加毒鱼类，如鹦嘴鱼、鲷鱼、条纹刺尾鱼等；鲭毒鱼类，如鲭鱼亚目的鲈形鱼类、金枪鱼类、飞鱼类等；鲀毒鱼类，主要指鲀形目中的鲀科鱼类；血毒鱼类，主要为鳗鱼，如海鳝、康吉鳗、鳗鲡，见海洋食物中毒。还有部分硬骨鱼有毒器，可刺伤人体并导致局部或全身中毒，包括鲇鱼类：皮肤薄，有黏液，无鳞，如海鲇、东方鲀；龙䲢鱼类：小型海洋鱼类，具进攻性，为最危险的有毒器鱼类，人体被刺伤部位剧痛，可致命，如大龙鳖鱼；鲉鱼类：躯体色彩鲜艳，或与周围色彩难以分辨，如蓑鲉，毒鲉；此外还有蟾鱼类、金钱鱼类、篮子鱼类、刺尾鱼类等。

有毒海洋爬行动物　主要是终生生活于海洋中的毒蛇，包括扁尾海蛇亚科和海蛇亚科，体后部及尾侧扁，鼻孔朝上、有瓣膜可关闭，如青环海蛇、平颏海蛇、长吻海蛇、裂颏海蛇等。人体摄食少数几种海龟，如玳瑁、棱皮龟也可引起中毒。

有毒海洋哺乳动物　海洋哺乳动物大部分分布于寒温带或北极水域。有食用海洋哺乳动物，如白鲸、抹香鲸等的肝脏引起中毒的报道。

（张黎明）

dǎojiāo huánjìng yīnsù wēihài

岛礁环境因素危害（harm in environmental factors of reefs）

岛礁环境因素对驻岛官兵健康及军事作业能力的不良影响与损害。岛礁各种环境因素的危害作用可分为地理气候环境因素危害、有害生物危害和社会环境因素的影响，其中以地理气候环境因素的危害和影响最大。

岛礁地理气候环境因素危害

岛礁地理气候环境危害因素较多，下列几种因素最为常见，对岛礁人员身体健康影响较大。

潮湿　岛礁普遍比较潮湿，有利于致病微生物生长繁殖，可引起驻岛官兵发生多种疾病，如驻岛官兵易患风湿性关节炎、腰腿疼痛、湿疹、体癣、手足癣、肺部真菌病、过敏性支气管炎、支气管哮喘等。

温度　位于热带、亚热带的岛礁夏天闷热、潮湿，处于这种环境下的官兵会出现一系列生理功能改变，如这些变化超过人体的耐受极限或人体不能适应湿热环境，可导致疾病的发生或加重，甚至中暑死亡。高温对健康的主要影响有以下几方面：①影响循环系统。人体在高温环境中基础代谢率增加，大量发汗后血液浓缩，可造成心血管负担增加、心率加快、血压升高，容易诱发心、脑血管疾病等。②影响消化系统。高温可抑制唾液分泌，降低胃液酸度，使小肠运动减慢，导致食欲缺乏、消化不良、胃肠道疾病发病率增加。高温高湿环境下食物极易腐败变质，食用腐败变质的食物可引起急性胃肠炎、食物中毒及肠道传染病的发生。③影响泌尿系统。高温下人体大量发汗，使尿液浓缩，肾脏负担加重。④影响神经系统。在高温及热辐射作用下，肌肉的工作能力及动作的准确性、协调性下降，驻岛官兵易出现注意力降低、反应速度减慢、心情烦躁。⑤影响免疫功能。高温高湿环境常使人睡眠不足、食欲缺乏，造成人体免疫力下降。

驻守在低温、潮湿岛礁环境中的官兵，会受到低温对健康的不利影响。人体长时间处于过低温度环境里，机体适应能力减退，抵抗力下降，细菌、病毒乘虚而入，极易引起上呼吸道感染（感冒）；暴露于体表的部位易被冻伤、生冻疮等。

强风　强风（台风、飓风、旋风）常对驻守岛礁官兵的军事作业、生产、施工、生活、海上航行、渔业捕捞、滨海养殖等构成严重威胁和影响。其影响可以是直接作用，也可以是间接作用。强风可直接破坏建筑物、简易工事，不牢固的物体砸伤官兵；也可直接倾覆、淹没船舶等造成官兵损伤。强风还时常通过暴雨和风暴潮等间接作用方式造成严重人员伤亡。

海浪　海浪长期拍打海岸可造成海堤海岸侵蚀、塌陷、溃决、海水倒灌、土地盐碱化；风暴潮可导致潮水漫溢、泥石流等，淹没农田，冲毁房屋和各类建筑设施；发生海啸时，其可越过海岸线，袭击岸边的城镇和村庄，损毁港内舰船等设施。所有这些均可造成严重的人员伤亡和巨大经济损失。

岛礁有害生物危害　见岛礁环境有害生物。

岛礁社会环境因素的影响

岛礁社会环境依据其自然生态环境、居住人群规模、与大陆的交通联系状况、政治、经济、文化等因素的不同而有较大差异。离大陆近的岛礁，不论大小，因到大陆比较方便，驻岛官兵受地理气候环境因素的影响而产生的心理行为问题比较少；人口较多、区域划分和生活服务功能齐全的远离大陆的大岛，驻岛官兵受地理气候环境因素影响而产生的心理行为问题也比较少。而长期驻守在面积较小、交通闭塞、远离大陆岛礁上的官兵，受岛礁地理气候环境因素等的影响将在生理、心理上产生多方面的变化，可出现认知功能和心理健康等方面的问题。有些岛礁远离大陆，地域狭小，人员稀少，地理气候环境极其恶劣，生活物资保障困难，对驻守岛礁军事人员心理的影响最大，官兵长期在这类环境中生活，可导致心理障碍和心理疾病的发病率增高。

（蔡建明）

hǎiyáng shēngwù zhìshāng

海洋生物致伤（marine life injuries）

见航海与潜水医学卷。

（蔡建明）

海洋生物致皮肤病（dermatosis caused by marine life） 见航海与潜水医学卷。

（蔡建明）

海洋食物中毒（marine food poisoning）

摄食有毒海洋生物导致的食物中毒。常见误食的有毒海洋生物有西加鱼类、鲱毒鱼类、鲭毒鱼类、河豚鱼类、致幻毒鱼类、卵毒鱼类、肝毒鱼类、血毒鱼类以及麻痹性贝类、蛤仔毒贝类和腹泻性贝类。

西加鱼类中毒 西加鱼类系栖息于热带、亚热带陆棚边缘及岛屿沿岸珊瑚礁的有毒鱼类。西加鱼类摄取岗比甲藻产生的毒性物质，经转化和蓄积使鱼肉或内脏含有西加毒素（ciguatoxin）。西加鱼类品种繁多，如鹦嘴鱼、鲷鱼、条纹刺尾鱼等，外形和一般食用鱼类无明显差异，易被误食。西加毒素为聚醚结构，作用于钠离子通道，增加细胞膜钠离子通透性，导致膜去极化，使肌肉兴奋性传导发生改变，引起一系列毒性作用。中毒症状与河豚毒素、麻痹性贝类毒素等的中毒症状相似，只是西加鱼类中毒所产生的温感颠倒较为独特，即将冷感自觉为烧灼感，将温感自觉为冷感。西加鱼类中毒发病率高、病程长、致死率低，是热带地区最常见、对人体健康和作业效率影响最大的一种非细菌性食物中毒。

鲱毒鱼类中毒 鲱鱼鱼肉保存不当腐败后可分解产生大量组胺，人摄食腐败变质的鲱鱼可引起过敏性食物中毒。通常食用后经0.5~1小时潜伏期发病，临床症状为颜面及上身潮红，眼结膜充血、口唇水肿、面部肿胀、胸闷、心悸、头晕、头痛、咽部烧灼感、吞咽不畅、全身皮疹、发痒、四肢麻木、视物模糊，少数人出现恶心、呕吐、腹胀、腹泻，重者可出现支气管哮喘、呼吸困难、眩晕甚至昏厥。可给予抗组胺药物如苯海拉明、氯苯那敏等治疗。鲱毒鱼类中毒重在预防，不售、不买腐败变质的鲱毒鱼类，购买鲜鱼后尽快食用，烹调前去除内脏或低温贮藏。

鲭毒鱼类中毒 鲭毒鱼类肌肉中血红蛋白和L-组氨酸残基含量较高，在一定条件下可分解产生大量组胺和其他毒素，误食可引起过敏性食物中毒。中毒症状为颜面、颈部皮肤潮红，发热感，出汗等，重者出现胸闷、支气管痉挛、呼吸窘迫。苯海拉明、西咪替丁等抗组胺药有特效，口服盐酸异丙嗪、氯苯那敏或美可洛嗪，静脉注射氯化钙、葡萄糖酸钙也有明显疗效。预防鲭毒鱼类中毒的关键是加强食品卫生，捕获后尽快食用，避免日光暴晒。

河豚鱼类中毒 河豚鱼体内含有河豚毒素（tetrodotoxin），尤以卵巢、肝脏等含河豚毒素最多，误食可致中毒甚至死亡。河豚毒素是一种氨基全氢化喹唑啉化合物，剧毒，是高度特异性的钠离子通道阻滞剂，对神经、心肌、骨骼肌的钠离子通道有不同程度的影响，所致呼吸麻痹是最主要的死亡原因，对心血管、平滑肌和腺体也有影响。河豚毒素还可作用于胃、肠黏膜，引起胃肠炎症状。河豚毒素中毒最突出的临床症状是迅速进展的肌无力。中国《水产品卫生管理办法》禁止鲜河豚进入市场销售。

致幻毒鱼类中毒 致幻毒鱼类主要来自鲷科叉牙鲷属，主要分布于印度洋、太平洋以及地中海海域，食用致幻毒鱼类后出现幻觉和多梦状态，误食者连续数日生活在幻觉中，致幻毒素成分不明。

卵毒鱼类中毒 卵毒鱼类的卵含毒素，以淡水鱼居多，少数为溯河种或海水鱼。卵毒鱼类的卵巢原本无毒，在鱼卵发育过程中逐渐呈现毒性，且毒性随卵的成熟而增大。卵子受精离体后，毒性逐渐消失。鱼肉无毒仍可食用。中毒的临床表现为恶心、呕吐、腹痛、急性腹泻等胃肠道症状，伴有口苦、冷汗、寒战、眩晕、头痛、脉速、心律不齐等。重者肌痉挛、麻痹、惊厥、昏迷甚至死亡。进食后不久即呕吐，不能继续进食，故严重中毒者不多，少有死亡病例。轻微中毒者仅有恶心、呕吐症状，呕吐后即能自愈。无特效抗毒药物。中、重度中毒者需对症治疗。

肝毒鱼类中毒 蓝点马鲛、巨石斑鱼、条纹坚鳞鲈及一些鲨、魟等大型鱼类的肝脏富含维生素A、维生素D和脂肪，部分鱼类的肝脏还含有其他毒素，过量进食可引起维生素A中毒，出现头痛、皮肤剥脱等症状。通常于食用后数小时发病，患者恶心、呕吐、胃肠不适、轻度腹泻，一般无腹痛；头痛、嗜睡、眩晕，头痛可能十分剧烈；眼结膜充血、瞳孔轻度扩大、视物模糊；面部潮红、水肿，不久出现大片斑疹，并累及四肢和胸部，数天后脱屑，重者脱发、脱眉。病程1~2周。预后良好，未见死亡报道。无特效治疗药物。应及时催吐、洗胃、导泻，促使毒物排出。服用B族维生素和维生素C可有辅助治疗作用。

血毒鱼类中毒 鳗鲡属、康吉鳗属、裸胸鳝属和黄鳝属鱼类的血液含有鱼血清毒素（ichthyohemotoxin）。鱼血清毒素可被加热和胃液破坏，故该毒素中毒多经胃肠道外途径，或大量生饮含有鱼血清毒素的鱼血所致。口腔黏膜、眼结膜或损伤的皮肤接触鱼血清毒素，可引起局部中毒，临床表现为口腔黏膜潮红、烧灼感及唾液分泌过多；眼结膜充血，重度烧灼感，流泪和眼睑肿胀等。生饮含有鱼血清毒素的鱼血还可引起全身中毒，临床表现为恶心、呕吐、腹泻、口吐白沫、出皮疹、发绀、肌肉麻痹和呼吸困难等，可致死。血毒鱼类中毒无特效抗毒药物，临床采取对症治疗。血毒鱼类中毒重在预防，不要生食鳗鱼、海鳝、黄鳝肉或生饮鱼血，加工鳗鱼、鳝类时防止鱼血溅入眼内，谨防鱼血接触损伤的手指。

麻痹性贝类中毒　人体摄食被毒化的贝类后出现的以麻痹症状为主的中毒。毒藻及其代谢产物通过贝体时，毒素被贝类摄入并富集在体内，人食用后即可引起麻痹性贝类中毒，其临床表现与河豚中毒极为相似。食用后数分钟至半小时，自口唇、齿龈、舌、颜面处开始出现麻刺、烧灼感，传至头颈、臂、腿、指（趾）尖，感觉异常迅速转变为麻木、运动困难、共济失调，同时多伴有身体飘浮感，严重时自觉喉头紧缩、语无伦次、失音。恶心、呕吐、腹痛、腹泻等胃肠道症状不常见；反射通常不受影响。精神症状不一，大多数患者意识清楚。病情如继续发展，运动无力、肌肉麻痹变得更明显，严重呼吸困难可致死。无特效解毒药，需采用对症治疗和支持疗法。肉眼无法鉴别毒化的贝类，最有效的预防措施是在污染海域严格执行检疫。

蛤仔毒贝类中毒　蛤仔毒贝类毒素是存在于蛤仔与牡蛎胃腺及消化管中的一种肝脏毒素，可能是一种胺类化合物。在 pH3～8 时耐热，100℃加热 1 小时毒素不被破坏，无免疫原性。蛤仔毒贝类中毒的潜伏期一般为 24～48 小时，初期胃部不适、恶心、呕吐、腹痛，倦怠；皮肤可有红色或暗红色出血斑，粟粒大小，多见于肩胛部及四肢。重者可出现呕血、黄疸、肝功能异常，甚至发生急性肝衰竭，预后不良，病死率可达 30%。无特效治疗药物。应及时采取排毒措施，给予对症和支持治疗，肝损害严重者需做肝移植。主要预防措施是加强宣传，发布食品安全预警，食用贝类时应去除内脏。

腹泻性贝类中毒　曾称为脂溶性贝类中毒。系食用被鳍藻属微藻毒化的瓣鳃纲软体动物引起的，以腹泻为主要临床症状的食物中毒。腹泻性贝类毒素含多种有毒成分，主要有大田软海绵酸、鳍藻毒素、扇贝毒素和虾夷毒素等。毒素为脂溶性，耐热，高温不能使之破坏。腹泻性贝类中毒的潜伏期不足 5 小时，多在食用后 30 分钟至 2 小时发病。主要临床表现有频繁腹泻、水样便，伴恶心、呕吐、嗳气、腹痛，少数伤员有寒战发热、头痛、倦怠、里急后重等症状。症状一般于 3 日内消退，预后良好。无特效抗毒剂，临床采用对症治疗。

（张黎明）

hǎiyáng shíwù biàntài fǎnyìng
海洋食物变态反应（seafood allergy）　摄食某种海洋食物或其所含食品添加剂等引起的，由免疫球蛋白 E 和（或）非免疫球蛋白 E 介导的超敏反应。表现为消化系统或全身性的变态反应。海洋食物是一类常见的变应原，主要涉及海洋鱼类、贝类和甲壳类（虾、蟹等）。患者往往能正常食用某些海洋食物，而对另一些海洋食物过敏，个体对某种海洋食物的变态反应持续终生。海洋食物变态反应的严重程度，与海洋食物中变应原性的强弱及宿主的易感性有关。免疫球蛋白 E 介导的变态反应，可在进食后数分钟至 2 小时出现临床症状，有时少量的海洋食物即可引起十分严重的过敏反应。初起常是皮肤、黏膜症状，严重者常伴呼吸道症状。非免疫球蛋白 E 介导的变态反应包括疱疹样皮炎、过敏性紫癜等。因海洋食物变态反应出现休克、窒息的患者，应及时救治，常用肾上腺皮质激素或抗组胺制剂。明确变应原为海洋食物者，应避免再次食用。

（张黎明）

dǎojiāo huánjìng wēihài yīnsù fánghù
岛礁环境危害因素防护（protection from harmful factors in reef environment）　针对岛礁环境危害因素对驻岛官兵身体健康和军事作业能力，对岛礁各种军事设施和装备的影响或损伤的防护措施。岛礁环境危害因素多，包括地理气候环境危害因素、岛礁环境有害生物以及岛礁环境化学危害因素等。防护的重点是岛礁地理气候环境危害因素，其次是岛礁环境有害生物及岛礁环境化学危害因素。

岛礁地理气候环境危害因素防护　主要是针对海洋气象灾害、海洋水文灾害、海洋地质灾害的防护。

海洋气象灾害的防护　主要是防护台风、潮湿、高温等。

台风的防护　重点针对的是大风、洪涝和风暴潮。①做好相关物资准备，如手电筒、蜡烛、食品、常用药品、通信工具、漂

浮器材等，以备急需。②及时掌握气象台站发布的最新台风信息，了解台风影响情况。③台风来临前，要检查加固各类危旧建筑物、在建工程和各类容易被风吹跑的物品，如路灯、电线杆、树木、施工电梯、脚手架、铁塔和塑料大棚等，室外安装的太阳能热水器、电视天线等。将室外特别是楼顶上的杂物等移至室内。④台风袭来前，出海船舶应密切关注台风最新消息，并及时回港、固锚，关好船舶门窗，将甲板上的物品收进舱内，防止被风卷走。船上人员必须上岸避风。⑤处于危险地区，如一线海塘外或非标准海塘内及其风口，临时简易房和易被大风吹倒的构筑物，高空设施附近，易发生崩塌、滑坡、泥石流等地质灾害等处的人员，必须撤离到安全地带。人员应远离电线杆及危房，以免被砸、被压或触电，不要在沿海的路堤上行走。⑥组织转移低洼地区仓库、堆场中的战备物资。⑦台风暴雨造成洪涝时，要尽快向较高地带转移。⑧如果台风袭来时人员还在船上，应穿好救生衣，及时拨打救援电话，以便迅速返回最近的港口。

高温的防护　见中暑。

潮湿的防护　①在返潮严重的季节，注意控制门窗开启时间，适时通风，或用电风扇和换气扇等强化室内和工事内通风。②在室内已很潮湿的情况下，用干布和拖布擦拭室内的物品和地面。将生石灰撒在墙根处，也可用报纸等将生石灰包好，放在室内最潮湿的地方，或用其他吸湿物品防潮。③使用单层或多层塑料布隔潮，可将其钉在经常"出汗"的墙壁上，或垫在木质家具与潮湿的地面之间。④及时换洗、晾

晒受潮衣物。

海洋水文灾害的防护　主要指防护风暴潮、海冰、海浪、潮汐等。风暴潮防护的主要措施包括工程措施及监测预报、紧急疏散计划等非工程措施。①工程措施是指在可能遭受风暴潮灾害的地区修筑防风暴潮工程。②中国已建立风暴潮监测预报系统，负责风暴潮的监测和预报，发布警报。指挥部门依据预报、警报恰当指挥，必要时按照疏散预案将人员和战备物资转移至安全区。

海洋地质灾害的防护　主要是防护海啸、海岸侵蚀等。

海啸的防护　主要措施是建立海啸预警体系，以确保危险地区的人员能及早撤离。海啸由海底地震引发，其传播速度比地震波慢20~30倍，所以海啸要比地震波晚到数十分钟至数小时或更长。海啸前如果感觉到较强的震动，就不要靠近海边。如果收到附近地区地震的报告，要做好防海啸的准备；如果发现潮汐突然反常涨落，海平面显著下降或有巨浪袭来，并有大量水泡冒出，应以最快速度撤离海边。海啸前，舰船应驶向开阔的海面，若海港里的舰船来不及驶出海港，则所有人员都要尽快从舰船上撤离。发生海啸时，海上航行的舰船不可回港或靠岸，应立即驶向深海区，深海区较海岸附近更安全。海啸登陆时，海面往往明显升高或降低，如果看到海面后退速度异常快，应立刻撤离至地势较高处；若人员受到海啸袭击，应尽量抓住漂浮器材、漂浮物或海滩上坚固的物体等，避免溺毙或被海水冲走。

海岸侵蚀的防护　主要措施有修建丁坝、离岸堤（防波堤）、海堤（海塘、海挡）、护坎坝等建

筑物措施，人工育滩等非建筑物措施（海滩补沙、潜坝），以及生物护滩措施。可根据不同情况，几种措施单独或联合应用。①丁坝是一端与堤岸连接成丁字形的建筑物，在海岸防护中较多采用，可拦流截沙，挑离主流线；同时对入射波起一定的削弱作用。②海堤是在河口海岸地段沿岸地面上修建的一种垄状挡水建筑物，通常筑于平原岸段的高潮线附近，可防潮水和涌浪侵袭。③护坎坝是保护海堤前缘高滩免受蚀退的一种工程形式，目的是保护海堤。④离岸堤是一种距水边线有一定距离而又平行于岸线露出水面的防护建筑物，可使海浪受阻而消耗入射波能，在堤后形成波影区，促使泥沙在堤后淤积而保护岸段。⑤海滩补沙是用其他来源的泥沙填补被侵蚀海岸的一项人工育滩措施，是应对海滩侵蚀的自然对策，经济有效，补给周期应与侵蚀引起的泥沙耗损速率一致。⑥潜坝是一条平行于海岸的抛石堤，高潮时潜入水中，可使波浪在到达海岸前经过一次破碎消能，减少波浪对海岸的直接冲击。⑦生物护滩是在海滩上种植某种生物，达到补滩促淤目的，可用于侵蚀强度不大的海滩。

岛礁环境有害生物防护　主要是防护鲨鱼、海蛇咬伤，水母螫伤，软骨刺毒鱼类、硬骨刺毒鱼类、软体动物及棘皮动物致伤。

鲨鱼咬伤的防护　鲨鱼有敏锐的嗅觉，能闻到400m远的血腥味，同时有相当好的听觉，可听见1000m外的动物活动声音。多数具攻击性的鲨鱼体型较大，泳动迅速，牙齿锐利，能咬伤人体，甚至噬人，可造成重大伤亡。鲨鱼咬伤均为利齿撕咬伤，损伤面积大，可造成短时间大量失血和

健康的关系，制定了一些卫生标准和措施，出版了一些著作，特殊人工环境的医学问题逐渐得以重视。1943年美国出版了《海军卫生手册》，1951年苏联出版了《舰艇卫生学》。20世纪50年代以来，电子设备在舰船上的广泛应用，推动了电磁辐射卫生防护的研究；舰船上大量非金属材料的应用，推动了环境化学和毒理学的研究；航行时间的延长和航行海域的扩大，推动了长航生理学、心理学以及长航食品、海水淡化技术等研究；核潜艇的出现，促使了长期密闭环境对人体影响及其防护措施的研究。1984年，德国与英国合作主编、11个国家参编的《航海医学手册》，促进了军事人工环境医学的发展。高性能战斗机的出现和航天发展的需求，推动了超重、失重、低氧、空间辐射、振动、噪声等环境因素对人体影响及其对策研究。航天医学是在航空医学基础上发展起来的，20世纪中叶，动物实验证明人类可以到宇宙航行后，苏联在60年代初首先载人航天成功。随后研究了人在宇宙飞行的安全返回、失重对人体的影响等，证明人可以在失重条件下有效地工作和健康地生活。70年代，出现了航天站，开始研究较长时间航天对人体的影响，并进行一些新的生物医学空间实验研究。

中国的环境医学起步较晚，但有关军事人工环境的医学研究工作自中华人民共和国成立后一直在进行，20世纪50年代起开始系统的航海、航空医学研究，取得了明显成果。60年代初开始航天医学研究。军事医学科学院军队卫生研究所和航空宇宙医学研究所（后隶属总装备部，更名为航天医学工程研究所及中国航天

员训练中心）、海军医学研究所、空军医学研究所、军医大学、军区医学研究所（疾病预防控制中心）、二炮有关单位等，逐步开展了坦克、坑道、发射平台、舰艇、飞机、航天器等环境的各种因素与人体健康的关系研究，取得了许多骄人的成绩，使得舰队远航、潜艇长航、宇宙飞行等得以实现。

研究范围 军事人工环境医学研究对象是军事活动特定的环境与人群健康之间的关系。因此，军事人工环境医学研究已从最初开始时单纯注意环境因素所致伤病的防治研究，逐渐过渡到既重视伤病防治，又注重军人健康医学及能力医学的全面研究。具体任务是：①进行环境因素监测与评价。②进行生物监测与评价。③通过对环境致病因子、人体健康状况及个体负荷等监测，研究环境因素及其生物效应和作用机制，阐明军事人工环境因素与人群健康、伤病、作业能力影响的关系，研究军事人工环境因素所致影响的发生、发展、转归、分布等规律，为治理环境和控制危害提供策略和措施。④研究和制定军事人工环境的相关安全标准、医学要求。⑤开展多种环境因素对人体复合影响的研究。

军队发展进入机械化和信息化时代后，军事人工环境医学应加强研究有害因素监测、评价和防控的新技术、新方法；深入研究各种军事人工环境因素与人体工效和人体健康的关系，实验采用新的诊断和治疗技术；加强脑体功能及人‒机‒环境问题研究，加强心理学和神经科学研究，提高官兵在生理上和心理上的适应能力，提高在特殊环境中的生存和作业能力。

研究方法 军事人工环境医

学融汇了预防医学、基础医学、临床医学和环境生态学的理论、方法和技术，采用的基本方法有环境流行病学、环境毒理学、环境医学监测、劳动卫生学、生物信息学、生理学、生物化学、实验动物学等学科的方法。预防医学研究危害因素的生物效应、量效关系，制定相关法规、标准以及适应、锻炼方案等并监督实施；研究预防措施以保证工效和健康，并为改善人工环境提供依据。环境毒理学是应用毒理学方法研究生活或作业环境中有毒化学物质及其在环境中的转化产物对人体的健康危害及其规律。环境流行病学方法是利用流行病学的理论和方法，通过现场调查和实验室研究相结合，研究环境因素危害人群健康的规律。环境医学监测包括环境监测、生物监测和生态监测。

与其他学科关系 军事人工环境医学是一门多学科交叉融合的学科，与基础医学和临床医学、环境卫生学、劳动卫生学等有广泛的联系。基础医学的生理学、生物化学、病理生理学等是军事人工环境医学的基础。临床医学直接面对疾病和患者，研究对象主要是个体。军事人工环境因素职业损伤后，需要通过临床医学根据患者的临床表现，从整体出发，结合病因、发病机制和病理过程，实施诊断、治疗、预后控制及康复，以及研究新的技术方法，提高诊断、治疗水平。环境卫生学以人类及其周围的环境为研究对象，阐明人类赖以生存的环境对人体健康的影响及人体对环境影响的作用所产生的反应，即环境与机体间的相互作用，环境卫生学侧重于环境监测、评价和环境有害因素的控制，这也是

军事人工环境医学工作的组成部分。劳动卫生学是以改善劳动条件、消除和防止职业危害，保证工作效率、保障人员健康为目的的预防医学学科，这也是军事人工环境医学的目的之一。军事人工环境医学是预防医学的一个重要组成部分，主要研究为军事目的而构建的局部环境因素与人群健康的关系，研究的范围比通常所指的环境医学要窄，但针对的有害因素与自然环境因素相比较，往往是极端的或特殊的，如人在飞行器中的超重或失重、火炮的强噪声和冲击波、潜艇长航或航天器长期轨道飞行中的因素等，研究的手段和技术也往往比较特殊。

（吴铭权）

jūnshì réngōng huánjìng yǒuhài yīnsù

军事人工环境有害因素（harmful factors in military artificial environment）

军事人工环境中可能对人体健康和工效产生影响的因素。包括各种化学因素、物理因素、生物因素和心理因素等。军事人工环境是为了满足军事斗争需要通过围护结构创造的居住、训练和作战的局部环境。在空中、地上、地下、水面、水下，均有大量的人工环境发挥着军事作用，其中包含的各种环境因素，有的对人类健康有利，有的则不利。军事人工环境因素与自然环境或工业环境因素相比，在种类、强度、暴露时间、暴露特点等方面差别较大，如超重、失重在非军事人工环境少见，火炮、火箭噪声比一般工业脉冲声强度高得多；潜艇、坑道暴露时间长，每天多为 24 小时，而工业环境一般暴露不超过 8 小时；起源复杂，如舰艇噪声，既有稳态噪声、间断噪声、瞬态噪声，又有脉冲噪声；既有低频噪声，又有中高频噪声和次声；既有宽带噪声，又有窄带噪声和纯音。军事人工环境因素极少为单一因素，都是多种因素复合暴露。

化学因素 包括无机有害气体、挥发性有机物、有害元素、可吸入颗粒物、火箭推进剂等，以气体、蒸汽、液体、粉尘和烟雾等形态存在。主要来源如下。

动力设备 舰艇、坑道、坦克内的燃油发电机、电动机、空调、除湿机、通信导航等设备，运行时会产生一氧化碳（CO）、二氧化碳（CO_2）、氮氧化物（NO_X）、二氧化硫（SO_2）、硫化氢（H_2S）、多种烃类气体等。设备保养用的洁净剂、润滑剂等，受热时可释放甲醛、丙烯醛等。设备充电和放电过程可能产生硫酸雾、臭氧等。

武器装备 舰艇、坦克或坑道内实弹射击时，弹药、火药、推进剂等可产生氮氧化物、氰化氢、CO、CO_2、SO_2 等有害化学污染物。有关安全标准规定，坦克炮击时，舱内一氧化碳接触 10 分钟，不应超过 $400mg/m^3$；接触 60 分钟，不应超过 $80mg/m^3$，否则可导致中毒；并要求装甲车辆乘载员人均新风量在火炮射击时应 $\geqslant 100m^3/h$。坑道施工爆破时，CO、NO_X 浓度很高。潜艇在发射导弹时，可产生多种有害气体。

油料 舰船、坦克内的燃油可挥发出烷烃、烯烃、芳香烃、环烷烃等，润滑剂、清洗剂、密封剂在设备运转时的高温情况下可产生甲醛、乙醛、丙烯醛、酮类和烷烃类。油脂微粒还可构成气溶胶。

装潢和装修材料 油漆、涂料可挥发出脂肪烃、芳香烃、酯类、醇类、醛类、苯类等。塑料可释放氯化氢、CO、二氯乙烷、二氯丙烷、三氯乙烷、苯、苯乙烯等。橡胶因种类不同可产生氯丁烷、二氯丁烷、异丁烯、丙酮、异丙醇、苯乙酮、二甲基苯甲醇、二硫化碳等气体。

人体排泄物 航天器乘员舱、潜艇等因空间有限、密闭、航行时间长，有害物质积少成多，带来污染问题。人体的代谢产物通过呼吸道、皮肤、肠道等排出体外，主要有呼出气、汗腺分泌物、尿、粪、排气等散发的气体，其中大部分是有害气体。人体呼出气中有 480 多种化合物，主要有 CO_2、氨、硫化氢、醇、醛、酮、脂肪酸、芳香烃、烷烃、氯化物等；皮肤的挥发性成分主要有脂肪酸、丙酮、异戊二烯、氨、硫杂戊醇等，尿中有 220 多种化合物，尿便分解产物主要有氨、胺、甲烷、硫化氢、烃类、吲哚等，肠道排气的成分有氨、氢、甲烷、硫化氢、CO_2、含氮化合物等。

食物及其烹调 食物储存中可产生 CO_2、氨等，烹调过程中产生醇、醛、酮、酯、丙烯醛等。

施工环境 坑道施工爆破时，产生大量的 CO、氮氧化物、硝化物等，多为刺激性气体，往往损伤局部，引起眼、呼吸道黏膜、皮肤等刺激作用，导致炎症。CO、H_2S、氰化物为化学窒息性气体，可致组织缺氧、细胞窒息，危及生命；甲烷、CO_2、氮气等为单纯窒息性气体，在人工环境中大量存在，使空气氧含量降低，导致机体缺氧窒息。坑道掘进施工可产生大量可吸入颗粒物，其中的矽尘是引起硅沉着病（矽肺）的危害因素；坑道内发电机组、燃烧炉灶、吸烟、点燃性照明及人群活动等均可产生可吸入颗粒物。

物理因素 包括不良温湿度、

气压，以及噪声、振动、电磁辐射、超重、失重等。

温湿度 温湿度变化是密闭空间常遇到的问题，潜艇、飞机、坦克等作业时，内部温度与周围自然环境的温度有明显差异。装甲车辆由金属材料构成，比热小，导热快，车内的微小气候受外界影响大。夏季气温高，太阳辐射强，车内温度高，一般比车外高8~16℃，且随行车时间延长而升高。关舱盖行驶或火炮射击时，车内温度更高。当车内温度高于人体体表温度时，正辐射可显著影响人体舒适性。北方冬季，若无采暖装置，车内气温接近车外气温，若防寒措施不力，可发生冻伤。冬季野外作业，要注意防寒保暖；潜水作业环境存在的问题之一是水下低温，可使人体产生一系列生理反应，严重时可危及生命。空气相对湿度与人体热平衡和温热感觉有重要关系。坑道内由于地下水或储存水的蒸发或渗漏、外界热空气进入导致水凝结、人体蒸发水分等，相对湿度明显高于外界，常在90%以上。

气压 潜水作业环境的主要物理因素是压力变化。潜水过程需要加减压，高气压可对血液、心血管、呼吸、神经等系统等产生影响。若加减压过程控制不当，潜水装具与人体之间的压差或人体含气腔内外的压差均可造成人体某些器官和组织损伤，称为气压伤。若上升时减压速度过快或降压幅度过大，溶解在组织和血液内的惰性气体形成气泡，可引起减压病。大气压力随海拔增加而降低，海拔5km处的气压约为海平面的1/2，海拔10km处只有海平面的1/4。若飞机上升高度高、上升速率快，可致胃肠胀气、高空减压病甚至体液沸腾，故飞

机座舱须密封增压；若舱内压力突然下降，可致肺气压伤。在飞机升降过程中，中耳及鼻窦若不通畅也可致气压伤。

噪声 是许多军事人工环境的主要有害因素，可分为稳态噪声和脉冲噪声，前者与工业噪声基本相同，但后者具有明显特点，即强度高、上升时间快、持续时间短等。噪声强度用声压级表示，单位为分贝（dB）。稳态噪声强度用 A 声级（dBA）表示，脉冲噪声用峰值声压级（dBP）表示。噪声来源：①武器装备。②动力设备。③飞行器附面层湍流。④施工环境等。见军事人工环境噪声。

振动 根据振动能量的传入方式可分为全身振动和局部振动（手臂振动），全身振动来自装甲车辆、工程车辆、舰艇、飞机、飞行器、推土机、拖拉机、其他运载工具等的运行及机械作业等，振动能量通过坐姿、立姿或卧姿时的足、臀、背、头等部位传入人体。局部振动来自手持工具如风钻、风镐、气锤、电钻、电锯、电刨、碎石机、捣固器、操纵杆、铆钉机、砂轮机、链锯、油锯、割草机等，能量通过接触振动工具或振动件的手臂传入身体，具体见军事人工环境振动。

超重和失重（微重力） 在

航空、航天飞行中，人经常遇到重力环境的变化。当重力环境超过地球重力环境时称超重，此时人体就受到过载的影响。当地心引力对人体失去作用，如航天器绕地球轨道飞行时，人就处于失重状态。当物体加速运动时，物体的重量不像静止于地面时仅取决于地心引力，而是取决于地心引力及因加速度而形成的惯性力的矢量和。其量值以 G 表示：

$$G = (地心引力 + 物体惯性力)/地心引力$$

G = 1 时为标准重力，G > 1 时为超重，G < 1 时为失重。根据合力的方向，超重可按表分类。

超重有持续性超重和冲击性超重之分，前者指作用时间大于1秒的超重，如飞机的起飞和降落、航天器的发射和返回时产生的加速度；后者指作用时间小于1秒的超重，如弹射离机，飞行器碰撞、坠地、非正常着落等。飞行中常遇到的是持续性正加速度，负加速度比较少见，侧向加速度更少见。现代高性能战斗机飞行时，最高 G 值可达 8~9G。航天器发射时大约4~5G，返回时大约5~7G。超重对人体的影响取决于 G 值大小、G 值增长率和持续时间。超重可引起人体一系列生理变化，如使身体重量增加，操控

表 加速度矢量符号和常用术语

加速度方向	加速度术语	惯性力方向	矢量符号
足→头	正加速度	头→足	$+G_Z$
头→足	负加速度	足→头	$-G_Z$
背→胸	向前加速度	胸→背	$+G_X$
胸→背	向后加速度	背→胸	$-G_X$
左侧→右侧	向右加速度	右侧→左侧	$+G_Y$
右侧→左侧	向左加速度	左侧→右侧	$-G_Y$

动作受限、血液转移、血压变化、器官移位，影响视觉功能和意识等。超重值过大时，可致伤害甚至危及生命。负加速度也使体重增加、器官移位、血液转移，但方向与正加速度相反。失重对神经前庭系统、心血管系统、肌肉骨骼系统等均有影响。

电磁辐射　军事活动如预警、侦察、攻击、火控、跟踪、导航、通信、电子对抗、气象观测等，均需使用无线电波，即射频电磁辐射。军事人工环境中的电磁辐射大多为人工电磁辐射。人体吸收电磁辐射能后，机体产生致热和非致热两种生物学效应。低剂量暴露时，机体以非致热效应为主。致热效应是指机体吸收电磁辐射能后，体内组织器官温度升高，引起生理、病理效应而使生物体状态发生变化。电磁辐射对神经、心血管、视觉、生殖、血液和内分泌等系统均有影响，严重时危害健康，具体见军事人工环境电磁辐射。

核辐射　核动力舰船用的核燃料是含铀-235的天然浓缩铀混合物，反应堆的辐射主要来源于中子，其余舱室的辐射主要来源是γ射线。在反应堆正常运行情况下，没有放射性核素进入人体，但如果人为违反操作规程、设备自身失常和故障等，则可出现辐射危险局面，可分为辐射事故和核事故。通常是用γ射线的辐射剂量率来判断电离辐射状况的正常与否。总的辐射剂量率低于容许标准为正常状况，总的辐射剂量率高于正常而低于10倍的为异常，高于10倍而低于100倍的为危险，高于100倍的为非常危险。核武器与核动力武器的研制过程中，若发生事故，可导致核辐射。

生物因素　包括各种细菌、真菌和病毒，如肺炎链球菌、化脓性链球菌、脑膜炎球菌、金黄色葡萄球菌、白喉棒状杆菌、百日咳鲍特菌、立克次体、衣原体、柯萨奇病毒、腺病毒、流感和副流感病毒、真菌等，可引起支气管炎、支气管肺炎、间质性肺炎、腹泻、鼻炎、扁桃体炎、咽炎、皮肤过敏、体癣等。坑道内的微生物主要由洞外空气和人员的衣服、鞋底等带入，经活动、饮食、排泄物、废弃物以及呼吸道而传播。湿度大、温度变动范围小、通风不良等情况容易导致微生物繁殖。有调查显示，坑道内细菌总数比坑道外高53.3%。

心理因素　长时间在坑道、岛礁、潜艇、航天器等环境生活和工作，由于空间狭小、工作形式固定呆板、昼夜节律改变，甚至看不到已习惯了的天空、太阳、陆地、海洋等周围环境，与社会和家庭长期分离，生活枯燥单调、外界信息闭塞、缺乏新鲜环境刺激，有的尚有高温、高湿、噪声、振动等有害因素，个人卫生条件差等，对神经-精神系统产生不良影响，导致应激反应，引起大脑皮质功能失调，表现为烦躁、焦虑、紧张、惊慌、幻听，或疲劳、抑郁、悲观、寡言等，可致感觉迟钝、警觉放松、学习记忆能力和应对能力下降、观察判断和操作失误等。

军事人工环境虽然种类很多，构造各异，作用不同，所处的外环境（空中、地面、水面、水下等）差别很大，但通常情况下有害因素基本来源于以下方面：①为维护人员在该环境中正常生存、正常作业而采取的措施。②运行过程中动力设备、传动设备的影响。③周围环境对人工环境的影响。④武器装备使用。⑤人体各种排泄物。军事人工环境有害因素对人体作用很少是单因素的，绝大多数都是多种因素对人体的复合作用。掌握军事人工环境有害因素的分布特征，了解有害因素作用规律，降低或消除有害因素对人体健康和工效的影响，是军事人工环境医学研究的主要内容。

（吴铭权）

jūnshì réngōng huánjìng yǒuhài qìtǐ
军事人工环境有害气体（harmful gases in military artificial environment）　官兵在军事人工作业环境中作业与生活时排放或自然散发产生的对人体有害的各种气体。可分为刺激性气体和窒息性气体。刺激性气体（irritant gases）指对眼、呼吸道黏膜和皮肤具有刺激作用的一类有害气体，常见的有氨气（NH_3）、氮氧化物（NO_x）、二氧化硫（SO_2）等；窒息性气体（asphyxiating gases）指经呼吸引起窒息作用的气体，常见的有一氧化碳（CO）、二氧化碳（CO_2）、硫化氢（H_2S）等。

相关内容见军事人工环境有害因素。

（林本成）

jūnshì réngōng huánjìng zàoshēng
军事人工环境噪声（noise in military artificial environment）　军事人工环境设备运转及作业过程产生的噪声。噪声是许多军事人工环境中常见的危害因素，长时间高强度噪声暴露，可造成听觉和非听觉损伤，影响健康和工效。

声音是振动以波的形式在弹性介质中的传播，若这种波的频率和强度在人的听觉范围内，就称为可听声，即常说的声音。噪声是指频谱和强度组成都不规则的声音，或人们不需要、不希望存在的声音。声音的主要物理参数有频率、波长、周期和声速等。声波每秒钟振动的次数称为频率，以 f 表示，单位赫兹（Hz）。任何两个相邻的同位相振动质点间的距离称为波长，以 λ 表示，单位米（m）。完成一次振动所经历的时间叫周期，以 T 表示，单位秒（s）。声速是每秒声波传播的距离，以 c 表示，单位是米/秒（m/s）。

分类 可从发声原理、噪声形态及频谱分布等方面进行分类。

按发声原理分类 ①流体动力性噪声。气体扰动或液体流动而产生的噪声。②机械振动性噪声。固体振动而产生的噪声。③电磁性噪声。磁场脉动、磁致伸缩引起电器部件振动而发出的噪声。

按时间分布及形态特征分类 ①稳态噪声。在观察时间内，具有可忽略不计的小的声级起伏的噪声，即声级波动<3dB（A）的噪声。②非稳态噪声。在观察时间内，声级变化很大的噪声，即声级波动≥3dB（A）的噪声，包括起伏噪声、间歇噪声和脉冲噪声。起伏噪声指在观察时间内，声级连续在一个相当大范围内变化的噪声。间歇噪声指在观察时间内，声级多次突然下降到背景声级的噪声。脉冲噪声指由一个或多个猝发声组成的，每个猝发声的持续时间≤0.5秒或<1秒、间隔时间>1秒的噪声；或最大超压峰值低于 6.9kPa（170.7dB）、由一个或多个持续时间<1秒的猝发声所组成的噪声。

按频谱分类 分为低频噪声、中低频噪声、中高频噪声、高频噪声、窄带噪声、宽带噪声等。

来源 军事人工环境噪声有稳态噪声和非稳态噪声，稳态噪声见于汽车、坦克、飞机等装备的运行，动力、通风、通信、供电等设备的运转，风镐、电锯等在建筑施工中的应用等。非稳态噪声最常见的是枪炮发射、火箭发射、弹药爆炸时的脉冲噪声。从发声原理看，军事人工环境噪声有的是流体动力性噪声，如爆炸、武器发射、喷气飞机飞行等的噪声；有的是机械振动性噪声，如坦克、装甲车、舰艇等运行时的噪声；有的是电磁性噪声，如变压器、发电机等的噪声。在测量分析方面，稳态噪声主要测量指标为强度（A 声级、Z 声级）和频谱，脉冲噪声主要测量指标为强度（峰值声压级）、持续时间（脉冲宽度）、上升时间、重复率、暴露次数等。

军事噪声中的脉冲噪声广泛存在于军事和兵工部门，其突发的高声强和特殊的物理性质，对周围的设备和环境都可造成很大干扰，对人员的听觉系统和其他系统可以造成很大的危害，测量、分析和防控也比稳态噪声复杂。

枪炮噪声主要是弹头出膛后弹头和火药气体的流体动力性噪声，简称膛口噪声，来源于膛口气流流场，形态为脉冲噪声，其物理特性是强度高、上升时间快、持续时间短、连续宽频谱和较强的指向性。一般枪类的峰值上升时间≤10 微秒，炮类的上升时间约为 20 微秒，在射手区域，各种枪炮噪声可达 150~180dB（P）甚至更高，有的还包含弱冲击波。《常规兵器发射或爆炸时脉冲噪声和冲击波对人员听觉器官损伤的安全限值》（GJB 2A-1996）规定，最大超压峰值 > 6.9kPa（170.7dB）的空气压缩波即为冲击波。脉冲噪声的时间特性是指它的持续时间类型，在自由场，脉冲波为典型的 N 形波，其脉宽用 A 持续时间表示；在反射场，脉冲波为哑铃形，其脉宽用 B 持续时间表示；还有用 C 持续时间及有效 C 持续时间表示的。枪炮脉冲噪声的频谱为宽频带连续谱，频谱中有明显的峰值频率，一般小口径武器的峰值频率较高，大口径武器的峰值频率较低。枪炮脉冲噪声有较强的指向性，大部分声能集中在±75°方位角范围内。

爆炸声比较复杂。爆炸物引爆后，在一定体积内突然产生高压炽热的气体并形成火球，火球以超声速向周围膨胀，直到球内压力小于环境压力，火球收缩。由于空气媒质的惯性和弹性，还有第二次、第三次膨胀和收缩，这样振荡的火球就成为爆炸的声源，向周围辐射爆炸波。距声源较近的爆炸波就是冲击波，当其超压峰值衰减到明显小于环境压力时，爆炸冲击波的传播速度、幅值变化规律即接近普通声波，此时冲击波逐渐转变为声波。不论是爆炸冲击波还是衰减后的爆炸声波，都是人耳能听到的强脉冲声，都是频带很宽的连续谱。

特点 指强度与持续时间、频谱、暴露时间等。

强度与持续时间 强度高为特点之一。①枪类噪声一般在150~170dB（P），微型手枪最低，为 135~146dB（P），短冲锋枪和重机枪最高，可达 170dB（P）甚至更高。上升时间快，持续时间短。枪类的 B 持续时间大多在1~5 毫秒，重机枪可达 9.9 毫秒，两用机枪可达 11.9 毫秒。②火炮、火箭发射时，峰值声压级可达 170~180dB（P），甚至更高，上升时间很快，持续时间较短，有的还伴有冲击波。火炮噪声一般在 163~188dB（P），瞄准手、装填手位置声级最高。152 加榴炮、130 加农炮、122 加榴炮和 100 高射炮可达 182～188dB（P），有时甚至超出 190dB（P）。57 高炮、海双 37 高炮 B 持续时间多在 1～3 毫秒，122 榴炮、130 加农炮、152 加榴炮一般在 3～6.5 毫秒，无制退器的 82 无后坐力炮在 15～30 毫秒。坦克炮击时舱内噪声为 166～172dB（P），脉宽为 300～400 毫秒，舱外为 70 毫秒。工事内炮击达 179～184dB（P），脉宽在 100 毫秒以上。火炮脉冲噪声的持续时间因种类和场地等而异，差别较大，基本规律是：口径大的火炮比口径小的火炮持续时间长，无制退器火炮比有制退器火炮的持续时间长，火箭类火炮比发射药推进炮弹的火炮持续时间长，工事内和舱室内火炮射击噪声比室外射击噪声的强度高、持续时间长。舰艇各种火炮产生的噪声，甲板露天战位都在 160dB（P）以上，不少达 180dB（P）以上；导弹发射时，无屏蔽战位在 165～180dB（P）。③火箭筒 174～182dB（P），脉宽 15～55 毫秒；火箭深弹 165～170dB（P），火箭炮 160～169dB（P），130 自行火炮脉宽达 200 毫秒以上；卫星发射架上从点火到 8 秒时为 144～167dB（P），6 秒时最高，脉宽可到 1000 毫秒；距发射架 70m 处为 158dB（P）。

稳态噪声在医学卫生学领域用 A 声级表示强度。坦克噪声一般在 107～120dB（A），依路况和速度不同而异。战斗机原地发动时舱外噪声可达 130dB（A）以上。舰艇舱室噪声来源复杂，强度普遍较高，水面舰主机舱一般均在 100dB（A）以上，高速时更高。常规潜艇舱室噪声与航态和航速有关，在水面航行时，强度较高，

水下航行时稍低。核潜艇舱室噪声一般比常规潜艇低，但有些舱室存在高噪声。实验风洞为 114～121dB（A），科学测量船的动力区在 88～108dB（A）。各种汽车，包括工程车、牵引车、运输车等都有相当强度的噪声。居住和工作的坑道，因设备运转也有一定强度的噪声。载人飞船在上升段的噪声很强，如阿波罗号飞船发射 60 秒时，飞船外在 50Hz 为 155dB，航天员位置在 250Hz 为 123dB。在轨道段较低，返回段再度产生高强噪声。建筑施工的各种风动工具、电动工具、机械设备等噪声强度很高，如电钻为 100～110dB（A），空压机、电锯为 90～105dB（A），球磨机 95～110dB（A）。

频谱 一般声音都是由许多不同的频率组成的。不同的声音，其组成的频率成分和各频率的声压各不相同。形成声音的这些频率及其声压大小之间的关系称为声音的频谱，也叫声谱。军事人工环境噪声频率较低，中国人民解放军几种坦克和装甲运输车在原地发动时，能量主要集中在低频，中心频率为 63Hz、125Hz、250Hz 的 3 个倍频带的声压级最大。行驶时噪声能量也主要集中在这 3 个倍频带。加拿大 LAV Ⅲ 装甲车，不论空转、在不平路面行驶或在公路上行驶，其噪声主频都在 20Hz、31.5Hz、40Hz 和 63Hz；Bison 装甲车空转时，噪声能量集中在 31.5～100Hz，在不平路面和公路上行驶时，噪声主频在 20～315Hz；ADATS 装甲车不论空转或是以不同速度行进、开舱或关舱行驶，噪声主频都在 125～250Hz。直升机在水平飞行状态下座舱噪声能量主要在 500Hz 以下的低频区，以 125～250Hz 处声

压级最高。航天器在上升段噪声主要在低频范围，而且随着推进器体积和推力提高，将产生甚低频噪声或次声。阿波罗号飞船外部噪声的峰值在 50Hz 左右，航天员位置最大声压级在 250Hz。航天飞机上升段舱外噪声频率较宽，在 63～2000Hz 可达 155dB；航天飞机舱内噪声的声能主要集中在 250Hz 的低频区。水面舰舱室噪声的频谱范围差别较大，其中指挥舱、雷达舱、声呐舱、医务舱、住舱等的噪声能量主要在 63Hz（或以下）至 125 或 250Hz。枪类频谱较宽，且有多个小峰，主频带一般在 300～2000Hz。火炮噪声的频谱是宽带的，主频带集中在 100～1000Hz，多在 500Hz 以下。

暴露时间 强度在一定范围内的稳态噪声，暴露时间与听力损失之间有比较明确的关系，即暴露强度增加 3dB，暴露时间减半，反之亦然。世界许多国家在制定安全标准时，都是采用这种关系。中国国家军用标准《军事作业噪声容许限值及测量》（GJB 50A-2011）规定，每日连续暴露 8 小时，容许声级为 85dB（A）。暴露时间减半，容许声级可增加 3dB（A），但最高不得超过 115dB（A）。脉冲噪声影响生物效应的物理参数较多，峰值声压级起主要作用，暴露次数、脉冲宽度、重复率（单位时间暴露的次数）、上升时间等都起作用。同样的脉冲噪声，每天暴露次数越少、间隔时间越长，损伤相对较轻。《常规兵器发射或爆炸时脉冲噪声和冲击波对人员听觉器官损伤的安全限值》（GJB 2A-1996）规定：

当持续时间 T_A 为 1.5～100 毫秒时：

$$Lp = 177 - 6lgTN$$

当持续时间 T_A 为 0.25～1.5 毫秒时：

$$Lp = 169 - 8lgTN$$

式中 Lp 为安全限值，单位 dB；T 为持续时间，单位毫秒；N 为发数。

对于飞行人员，《飞机内的噪声级》（GJB 1357-1992）规定，日暴露指数不应超过 1，极限暴露不应超过 115dB（A）。对于潜艇，美国海军将舰艇舱室噪声的听力损伤界限定为 84dB（A），且只容许每天暴露 8 小时，其他时间内环境噪声必须小于 70dB（A）。潜艇长航，艇员每天都忍受较强噪声暴露，经常处于紧张应激状态，舱室内还存在多种能增加噪声致伤的其他因素的复合作用，根据多项研究结果，中国海军提出潜艇舱室噪声的安全水平不应高于 80dB（A）。

损伤与防护　在军事人工环境中，长期接受稳态噪声暴露，可引起听觉损伤和非听觉损伤，最大危害是听觉器官的损伤，见军事人工环境噪声危害。军事人工环境噪声损伤的防控，主要是采用个体护耳器，如耳塞、耳罩、通信头戴等，见军事人工环境噪声医学防护。

（吴铭权）

jūnshì réngōng huánjìng zhèndòng

军事人工环境振动（vibration in military artificial environment）军事人工环境中设备运转及作业过程产生的振动。振动是许多军事人工环境中常见的危害因素，长时间高强度的振动可使人体感觉不适、疲劳、工效下降、难以忍受，甚至危及健康。

振动表示一个质点或物体在固体、液体或气体中沿直线或弧线相对于基准位置（即平衡位置）做来回往复的运动。可分为周期性振动及非周期性振动。周期性振动是每隔固定时间运动就完全重复一次，如钟摆的摆动、音叉的振动等。非周期性振动是每一次振动所需时间各不相同，或振动幅度不一，以致每一次振动都不能与上一次振动完全重复；它又分随机振动和冲击振动，如坦克座椅的振动就是不规则的随机振动，而爆破、锻锤等所引起的振动则属于非周期性冲击振动。根据振动作用于人体的部位和能量传播方式，作业性振动可相对地分为全身振动和局部振动。

振动的基本参量是频率、位移、速度和加速度。频率指物体在 1 秒内所完成的振动次数，单位为赫兹（Hz）。振动的频率和周期之间为倒数关系。位移指振动的物体离开平衡位置的距离，位移的峰值（最大距离）称振幅，单位是 mm、cm 等。速度指振动的物体在单位时间内位移的变化量，即位移对时间的变化率，单位为 mm/s、cm/s 等。加速度指振动的物体在单位时间内速度的变化量，即速度对时间的变化率，单位为 g、m/s^2 或 cm/s^2 等。频率和加速度是评价振动对人体健康影响的基本参量。对振动的测量多以不同频率下的加速度值或频率计权加速度值来表示。在实际工作中，常采用有效值（又称方均根值，RMS）来表示振动加速度的强度，也可用分贝（dB）值表示振动强度，即振动加速度级。

振动对人体健康和工效的影响取决于振动的强度和频率、接触振动的方式和时间、机体的状况，以及有关环境因素特别是寒冷和噪声等。长期接触高强度的生产性振动，在一定条件下可引起振动损伤。

来源　军事人工环境中不平衡物体的转动，旋转物体的扭动或弯曲，活塞运动，物体的冲击和摩擦，空气或液体的流动，能量的转换等均可产生振动，如各种车辆、坦克、飞机、舰艇、飞船等运行，各种电动、风动设备的运转，枪炮、火箭的射击，炸药的爆炸；凿岩、捣固、锻、铆、钻、锤等操作。振动的形式可分为气流或液流振动、齿轮振动、转子振动、轴承振动、皮带/链条振动、燃烧振动、泵振动、冲击振动等。

特性　可从分类、强度、频谱、方向等方面来描述。

分类　根据振动作用于人体的部位和能量传播方式，人体承受的振动可相对地分为全身振动和局部振动。全身振动在身体支撑在某一振动表面时（如坦克的座椅、底甲板）发生，人体足部、臀部、背部甚至头部与之接触，振动能量通过下肢或躯干作用于全身。局部振动又称手传振动或手臂振动，是指手接触振动工具、振动机械或加工部件，由手臂传播至全身的振动，如风钻、电钻、捣固机、手持电锯等产生的振动。有些作业性振动既可引起剧烈的局部振动，又有全身振动的作用，因而难以区分是局部振动或全身振动，人体可同时受到这两种振动的危害作用。全身振动可引起人的许多组织器官的生理反应，导致舒适性降低，工作效率降低，甚至引起明显的健康损害。局部振动可造成手臂振动病，是许多国家的法定职业病。

强度、频谱和方向　位移、速度和加速度均是反映振动强度的物理量，但加速度是评价振动强度大小最常用的物理量，可用峰值、平均值和有效值来表示，其中有效值与振动能量的关系最大。在实际工作中，常用有效值来表示振动加速度的强度。在军事作业中，频率和加速度是评价振动对人体健康影响的基本参量，对振动的测量常以不同方向、不同频率下的加速度值或频率计权加速度值的方均根值来表示。也可用振动加速度级（VAL）来表示振动强度，单位为分贝（dB）。

军事人工环境中，绝大多数振动都含有复杂的频率成分，不同频率的强度也不相同，不同频率对人体引起的生物效应也不一，评价振动对人体危害时应进行频谱分析。常用 1/3 倍频带或 1/1 倍频带滤波器进行。全身振动对人体影响主要是 0.5～80Hz，局部振动主要是 5～1500Hz。人体对 1～2Hz 的水平振动较为敏感，对垂直振动的敏感频率是 4～8Hz。频率还影响位移与加速度的关系，在低频状态下，同样的位移产生较低的加速度；而在高频时，同样的位移产生较高的加速度。频率一定时，强度越大，对人体的危害也越大。人体对振动的感知程度与振动强度和频率有关，且个体差异很大，一般感觉阈约为 $0.01～0.02m/s^2$。手指的感觉阈与年龄和所从事的工作性质有关，年轻人的感觉阈比较低；用手持工具作业的人，其手指振动感觉阈比一般人高。受振时间越长，症状越明显。低温和噪声是加重振动危害的重要因素。

坦克振动的能量主要集中在 30～60Hz，各轴向振动的频率分布差别不大。飞机的振动除来自发动机及其辅助系统外，还来自飞机与周围物质界面的相互动力学作用，如空中的紊流和地面的不平度等。喷气飞机振动频率在 100Hz 左右，垂直振动加速度为 1g 左右。螺旋桨飞机振动的主频在 10～1000Hz。由于低空紊流比高空紊流引起的振动更强，飞机低空高速飞行时，强烈的振动使操作困难，仪表判读障碍，不能有效地执行任务。飞行器上升段的振动主要来自火箭发动机，强大的推进系统和气动力作用引起航天器结构的强烈振动。多级火箭的点火、燃尽及分离时可产生瞬态振动，箭箭脱离、箭船脱离时产生的振动，强度非常大。火箭振动的频率较低，主要在 50Hz 或 20Hz 以下。一般是在发射后 1～2 分钟，发生最大气动阻力，气动弹性作用引起明显的结构振动。飞行器在轨道段，振动源为内部增压电机、空调和动力系统等，振动强度比较小。返回段又有明显的振动，振动的强度和频率与再入角度有关；着地时的瞬态振动强度很大。

舰艇振动的主要来源有主机、辅机和螺旋桨，以及海浪的拍击、水面或水下的爆炸、火炮导弹的发射等。过大的船体振动不仅会导致船体结构的破坏，影响舰上各种仪表、雷达、声呐、导航、通信等设备的性能，同时影响乘员的健康和工作效率。舰艇振动的频率一般较低，主频多在 100Hz 以下，<1Hz 的振动容易引起晕动病。振动量级因舰艇种类不同、舱位不同及工作状况、外界干扰力的不同差异很大，正常航行时，潜艇为 $0.18～3.0m/s^2$，猎潜艇 $0.1～4.2\ m/s^2$，扫雷艇 $0.4～6.0m/s^2$，护卫艇 $0.05～3.0m/s^2$。

评价人体承受的振动，规定测量直角坐标系中互为垂直的 3 个直线运动方向的振动，即线振动，以及围绕这 3 个方向转动的角振动。线振动为 X 轴（前后）、Y 轴（左右）和 Z 轴（上下）。X 轴和 Y 轴为水平振动，Z 轴为垂直振动。角振动为分别围绕 X 轴、Y 轴和 Z 轴转动的 r_x（滚转）、r_y（俯仰）和 r_z（偏转）。

负重、体位、姿势均与振动效应有关，如立姿时对垂直振动比较敏感，卧姿时对水平振动比较敏感。振动危害大小与人体器官的固有频率有关，振动频率以 10～50Hz 为主时，主要导致骨-关节系统障碍，并伴有神经-肌肉系统变化。30～250Hz 的振动易致血管痉挛，引起血管运动障碍及神经-肌肉功能障碍。250Hz 以上的高频振动，主要引起神经、肌肉系统的症状。人体难以感受到 1000Hz 以上的振动。

长时间振动暴露，一般指超过 1 小时的暴露；短时间振动暴露，一般指 1 分钟至 1 小时的暴露；瞬态振动暴露，指持续几秒钟甚至更短时间的暴露。人体对日暴露有累积效应，人体效应因振动暴露时间长短而异。对于连续暴露，可耐受的振动强度因暴露时间的减少而增加。对于间歇性暴露，若暴露振动强度稳定，其有效总暴露时间等于各间断暴露时间之和；若暴露振动强度不稳定，则应计算等效总暴露时间。

测量与评价　人体承受振动的评价主要依靠主观感觉来判断。全身振动的评价主要依据有英国标准 BS 6862-1987、国际标准 ISO 2631-1：1997（E）和中国标准《机械振动与冲击——人体暴露于全身振动的评价 第一部分：一般要求》（GB/T 13441.1－2007）。①评价振动对人体健康的影响，主要以坐姿座椅界面任一坐标轴的最大频率计权加速度进行评估。当 X 轴和 Y 轴分量的 1.4 倍与 Z

轴的值相近时，可采用三向矢量和来评估。ISO 2631－1：1997（E）和 GB/T 13441.1-2007 给出了健康指南警告区域（图1）。在区域之下的暴露，对健康不会产生危险；在区域之中的暴露，有潜在的危险性；在区域之上的暴露，则对健康很可能有危险。②用综合振动总值来表示振动与舒适程度的关系，见表。对于坐姿，要求用4个输入点的12个轴向的振动值来评价（图2）；对于立姿，可用基本坐标系的3个轴向振动值来评价。对于感知，应以任何时刻主要支撑面上任一坐标轴上最大计权加速度方均根值来评价。③对于运动病（晕动病）评价，计权加速度方均根值由人体支撑面的 Z 轴向的 $0.1 \sim 0.5$ Hz 之间的振动来确定。评价指标是运动病剂量值（$MSDV_z$）。

关于局部振动的评价，国际标准化组织的 ISO 5349-2001 以三轴向加权加速度的矢量和为指标，给出8小时等效能量计权加速度与振动病发病率为10%时的发病前受振年限间的关系。推荐的1/3倍频带频率分析范围为 $6.3 \sim 1250$Hz，1/1倍频带分析范围为 $8 \sim 1000$Hz，最敏感范围是 $8 \sim 16$Hz。4小时等效能量计权加速度与8小时等效能量计权加速度可通过公式转换。

表　综合振动总值与人体舒适程度的关系

综合振动总值（m/s²）	舒适程度
<0.315	感觉不到不舒适
0.315~0.63	有点不舒适
0.5~1.0	相当不舒适
0.8~1.6	不舒适
1.25~2.5	非常不舒适
>2.0	极不舒适

危害防护　目前对局部振动研究较多，对全身振动相对了解较少。军事人工环境振动的防控主要是个体防护，如减振垫、防振手套、防护腰带、束缚系统等。振动损伤的治疗尚无特效疗法，主要是通过限制振动强度和接触时间，改善作业环境和劳动条件进行预防。

（吴铭权）

军事人工环境次声（infrasound in military artificial environment）军事人工环境中存在的频率为 $0.0001 \sim 20$Hz 的声波。人的听觉一般不能感受到。次声波的传播遵循声波传播的一般规律，在 20℃ 空气中，其传播速度为 334m/s。次声波的波长长，易发生衍射，在传播过程中可绕过障碍物的阻挡，而且很少被空气、水等介质吸收，衰减甚小，穿透力强，传播远，通常的吸声或隔声材料无法有效阻隔次声，因此次声防护较为困难。

次声广泛存在于自然界及人工作业环境。自然界的次声主要由风的波动、空气湍流、火山喷发、海浪拍击、地震、风暴极光等引起。军事人工作业环境中也存在次声，如飞机、汽车、装甲车辆、舰艇、宇航飞行器、空气动力装置的运行及各种爆炸、火

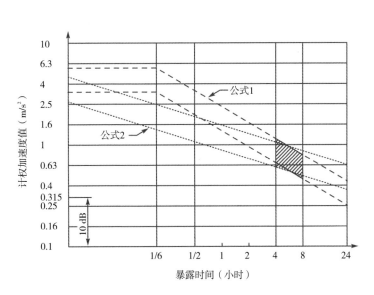

图1　健康指南警告区域

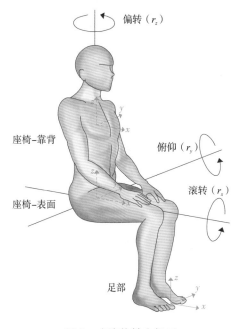

图2　坐姿体轴坐标系

箭发射等环境均可产生次声。工业生产、建筑、交通运输等行业的生产环境中大功率机械设备运行时也可产生次声，如高速的交通工具，公路、铁路、海面上的内燃机运行，大型风扇及通风装置工作环境等。人在活动时，如走路、跑步、游泳也可能产生次声，但由于次声作用时间短、强度低，而且人处于开放空间，此时产生的次声对人无不良作用。甚至人体自身也存在次声，人体心音成分中可检测到不同声压级强度的次声。军事人工环境常见次声源及其物理参数见表。

基于次声的物理特性及作用特点，在军事领域可以利用人体内脏器官的共振频率在次声频率范围内的特点来制造次声武器，还可利用次声进行侦查探测。现有技术手段尚难以聚焦次声或使其集束沿某一方向传播，且高强度次声也不易产生，真正成型且用于实战的次声武器尚未见公开报道。另外，军事上常用次声波接收装置进行目标探测和侦察。次声监测已被联合国列入全面核禁试条约的国际监测系统，可对大气层核爆炸，尤其是陆地上空的大气层爆炸进行检测和定位。

(崔 博)

jūnshì réngōng huánjìng diàncí fúshè

军事人工环境电磁辐射 （electromagnetic radiation in military artificial environment）

军事人工作业环境中存在和传播的工频和射频电磁辐射。主要来源于运行的动力电源、电器、电子设备和特殊军用设备等。

军事人工作业环境主要包括移动战斗舱室和大型军事工程，其中，移动战斗舱室包括舰艇舱室、战机舱室、陆上及两栖装甲车辆、通信车辆、雷达车辆和电子对抗车辆等战斗舱室；大型军事工程包括各类指挥、通信、屯兵坑道，常规与战略导弹阵地，洞库，军用物资仓库等地上或地下军事工程。因军事任务的特殊性，军事人工作业环境中普遍装备了动力电源、电器、电子设备及各种特殊军用设备，运行中的各类装备产生电磁辐射，其强度（或功率）与各类装备发射源的功率密切相关，设备的功率越大，电磁辐射强度就越高。军事人工作业环境电磁辐射主要包括工频（频率 $50 \sim 60Hz$）电磁辐射和射频（频率 $100kHz \sim 300GHz$）电磁辐射。工频电磁辐射主要来源于电力设备及线路、电子设备和各种电器；射频电磁辐射主要来源于通信设备、导航设备、雷达探测设备、广播电视、医疗设备和微波电器等。工频电磁辐射波长很长（频率 $50Hz$ 时的波长为 $6000km$），传播无方向性，几乎可穿透任何非金属，无法将其限制在某个空间，也无法与人群屏蔽隔离。工频电磁辐射的物理效应主要是电场效应和磁场效应。射频电磁辐射包括高频电磁辐射（频率 $100kHz \sim 300MHz$）和微波电磁辐射（频率 $300MHz \sim 300GHz$），其中，高频电磁辐射包括长波（频率为 $100 \sim 300kHz$，波长 $1000 \sim 3000m$）、中波（频率为 $0.3 \sim 3MHz$，波长 $100 \sim 1000m$）、短波（频率为 $3 \sim 30MHz$，波长 $10 \sim 100m$）和超短波（频率为 $30 \sim 300MHz$，波长 $1 \sim 10m$）。射频电磁辐射的传播有方向性，在距发射源较近的近场区中电场与磁场不成比例，两者单独发挥作用；在距发射源较远的远场区中两者成比例，应主要考虑电场效应。射频电磁辐射波长越短，其透射入导体的深度越浅，趋肤效应越强，可被屏蔽。工频电磁辐射和射频电磁辐射是影响人员健康的主要因素，加强军事人工作业环境电磁辐射健康危害控制对保护官兵健康具有重要意义，见军事人工环境电磁辐射危害、军事人工环境电磁辐射医学防护。

(马 强)

jūnshì réngōng huánjìng bùliáng zhàomíng

军事人工环境不良照明 （defective illumination in military artificial environment）

军事人工作业环境中可对官兵健康和工作效

表 军事人工作业环境中次声源及其物理参数

次声源	主要频率（Hz）	声级（dB）
轰声	$1 \sim 20$	$120 \sim 160$
爆炸	$1 \sim 20$	无界限
喷气发动机	$1 \sim 20$	135
直升机	$1 \sim 20$	115
大型火箭	$1 \sim 20$	150
柴油发动机	$10 \sim 20$	110
猛力关门	$1 \sim 20$	150
飞机舱内	<10	120
潜艇舱内	$5 \sim 20$	140
汽车内	$1 \sim 20$	120
直升机舱内	$5 \sim 20$	130

率产生不良影响的照明。包括光线不足或过强，或 24 小时持续光照等情况。军事人工作业环境多为各种密闭舱室、地下坑道和洞库，不论白天或夜晚均需采取人工照明的方法进行采光，可产生照明光线不足、光线过强、对比度差、眩光、照度的均匀度和稳定度差、24 小时持续人工白昼等情况，引发一系列的卫生学问题，对作业官兵健康和工作效率造成不良影响，甚至导致事故发生。具体内容见军事人工环境照明健康影响。

（马 强）

jūnshì réngōng huánjìng yǒuhài wēishēngwù

军事人工环境有害微生物

（harmful microorganisms in military artificial environment） 军事人工环境中存在的对官兵身体健康具有潜在危害的微生物。主要包括细菌、病毒、真菌、立克次体、支原体等。根据传播途径可分为介空气传播有害微生物、介水传播有害微生物、介食品传播有害微生物、介接触传播有害微生物等。

空气传播有害微生物 耐干燥、抵抗力强的微生物一般均可介空气进行传播。对于坑道、舰艇等相对密闭或密闭的环境而言，介空气传播的有害微生物有多种，其中，细菌类主要有甲型（α）溶血性链球菌、乙型（β）溶血性链球菌、肺炎链球菌、脑膜炎球菌、结核分枝杆菌、白喉棒状杆菌、军团菌属等，病毒类有流感病毒、麻疹病毒等，真菌类有葡萄穗霉菌、曲菌、灰黄青霉、镰刀菌、组织胞浆菌和隐球菌属等。此外，还有肺炎支原体和贝纳立克次体。空气中的微生物主要以 3 种形式存在：①附着于尘埃上。尘埃是介空气传播有害微生物的主要载体，微小尘埃可携带微生物长时间在空气中飘浮，且能进入呼吸道。②含于飞沫中。当人们打喷嚏、咳嗽、谈话时，由口、鼻喷出飞沫，分散并飘浮于空气中。③存在于飞沫核中。飞沫核是较小飞沫蒸发后剩下的核心，由蛋白质、黏液素、无机盐、微生物等组成，较尘埃和飞沫传播性更强。

在坑道、舰艇等环境中，可介空气传播的微生物来源较多。首先，来自植物、动物、生活与生产活动、污水污物、土壤、灰尘等的微生物，通过室内外空气交换进入坑道、舰艇等。其次，该环境中的人体及其活动，不仅是微生物的贮存体、繁殖体，也是巨大的散发源。据测定，每人每分钟即使是在静息状态下也可向空气散发 500～1500 个带菌粒子，每次咳嗽或者打喷嚏可排放多达 $10^4～10^6$ 个带菌粒子。第三，空调系统污染是导致空气微生物污染的重要原因之一，其过滤器、表冷器、冷凝水接水盘、排水装置、潮湿翅片和加湿器等都是容易滋生细菌、真菌等微生物的场所。另外，在坑道、舰艇等环境中，潮湿、结露或受水侵害处相对湿度高达 90%～100%，建筑材料和设备容易滋生细菌、真菌等微生物，特别是真菌。因此坑道、舰艇等环境中的真菌污染是一个普遍存在的问题。

水传播有害微生物 坑道、舰艇等相对密闭或密闭环境中，介水传播有害微生物有多种，其中，细菌类主要有大肠埃希菌、沙门菌、志贺菌、肠出血性大肠埃希菌等，病毒类主要有甲型肝炎病毒、诺如病毒、札幌病毒等，真菌类主要有青霉属、曲菌属、链格孢属、镰刀菌属、根霉属、毛霉属、酵母样菌、枝孢霉属、茎点霉属、木霉属、帚霉属、拟青霉属、盾壳霉菌等，坑道、舰艇等环境中可介水传播微生物的污染来源与坑道、舰艇中的水以储存为主要保存形式密切相关，也与坑道、舰艇环境中阴暗、潮湿、通风差的特点有关。其中，注水前未对储水池及运水工具严格消毒，注水时未加入消毒剂，是微生物污染的主要原因。同时，空气中微生物也是坑道、舰艇环境中水微生物污染的主要来源之一。空气中携带有害微生物的尘埃粒子通过沉降进入储水表面，从而导致水的微生物污染。另外，坑道、舰艇等环境中的储水池一般以水泥为建筑材料，容易导致有害微生物，尤其是真菌孳生，使得真菌污染成为坑道、舰艇中介水传播有害微生物污染的一个主要方面。

食品传播有害微生物 主要是导致食源性疾病的微生物。可在坑道、舰艇等相对密闭或密闭环境中介食品传播的有害微生物有多种，其中，细菌类主要有沙门菌、副溶血弧菌、葡萄球菌、变形杆菌、蜡样芽胞杆菌、致病性大肠埃希菌等；病毒类主要有甲型肝炎病毒、脊髓灰质炎病毒、诺如病毒、轮状病毒、札幌病毒等；真菌类主要有青霉属、曲菌属、链格孢属、镰刀菌属、长孺孢属、黑孢属等。坑道、舰艇等环境中可介食品传播的微生物的污染来源与坑道、舰艇中食物以储存为主要保存形式密切相关，也与坑道、舰艇等环境阴暗、潮湿、通风差等特点有关。①粮食、蔬菜、水果等植物性食品在经土壤培育过程中，经常会受到土壤中有害微生物污染，从而导致食品污染。②水不仅是重要的污染源，而且是微生物污染食品的重要途径。在很多情况下，食品被微生物污染是以水作为媒介的。③食品在采集、储存和加工过程中，不可避免地要与周围环境空气接触，而空气流动性大，很容易将带有害微生物的土壤、尘埃及飞沫播散到食品上，造成食品污染，空气微生物污染程度直接影响食品的微生物污染状况。④人的双手是将微生物传播于食品的媒介，特别是食品从业人员直接接触食品，更容易污染食品。仓库和厨房中的鼠类、蟑螂和苍蝇等动物、昆虫常携带大量微生物，也容易导致食品的微生物污染。⑤加工环境与食品用具不洁也是导致食品微生物污染的原因。加工环境卫生条件差，设备清洗、消毒不到位，常导致微生物滞留和滋生，造成食品微生物污染。各种食品用具，如食品原料的包装物、运输工具、加工设备和成品包装材料等均可能作为媒介散播微生物，导致食品微生物污染。

接触传播有害微生物 主要是可以附着在物体表面，并通过粪-手-口途径、体液传播或直接导致皮肤感染的微生物。细菌类主要有粪大肠菌群、金黄色葡萄球菌、溶血性链球菌、铜绿假单胞菌等，病毒类有甲型肝炎病毒、乙型肝炎病毒等，真菌类有青霉属、曲菌属等霉菌及其孢子。坑道、舰艇等环境阴暗、潮湿、通风差，空间小、人群密度高，通常卫生条件差、卫生设施简陋、用水量受限、公共接触部位较多，有害微生物易通过"粪-手-口"途径接触传播，从而引起胃肠道传染病的暴发与流行。另外，空气中有害微生物自然沉降也是造成物体表面微生物污染的原因。

人群走动及各种原因引起的灰尘飞扬、使用污染擦布擦拭物品、患者及病原微生物携带者在接触物体时均可造成病原微生物污染。

(尹 静)

jūnshì réngōng huánjìng yǒuhài yīnsù réntǐ xiàoyìng

军事人工环境有害因素人体效应 (effects of harmful factors in military artificial environment on human health)

军事人工环境有害因素暴露对人体健康及军事作业效率的影响。军事人工环境有害因素的复杂性及个体反应的差异，使得该影响十分复杂。军事人工作业环境中有害的物理因素、化学因素及生物因素对全身各系统的功能可造成严重影响，甚至引起损害。

对神经系统的影响 物理性有害因素，如高温、低温、噪声、电磁辐射，可导致疲劳、头痛、头晕、睡眠障碍、注意力不集中、抑郁、烦躁、记忆力减退等一系列神经衰弱症状。坦克驾驶员、工程兵等长期从事与振动相关的作业，可表现为手麻、头晕、疲劳虚弱、反应迟钝等。长期暴露于声级≥90dB（A）、主频≤500Hz的噪声可引起声振动病。长期接触电磁辐射的人患阿尔茨海默病和帕金森病的概率比一般人高。许多化学性有害因素，如一氧化碳（CO）、氮氧化物（NO_X）、二氧化硫、醛类化合物等，均影响神经系统，引起不同程度的头痛、记忆力减退、睡眠障碍等症状。有些挥发性有机溶剂，如二甲苯、三氯乙烯等可作用于中枢神经系统，引起认知能力、记忆力、反应能力、手足协调能力减弱；作用于外周神经系统，引起感觉异常、震颤等症状。重症一氧化碳中毒常遗留多种神经系统功能障

碍，如偏瘫、截瘫、痉挛性麻痹等，严重者还可并发球后视神经炎、双眼视力减弱或失明等。

对心血管系统的影响 长期接触物理性有害因素，可引起心血管系统异常的概率增高。如振动频率为 40~100Hz，振幅达到 0.05~1.3mm 即可引起末梢血管痉挛。高温作业时大量出汗，血液浓缩，血管扩张，末梢循环血量增加，加之劳动时肌肉血流量增加，均可使心率加快、加重心脏负担，长期暴露可使心肌肥大。化学性有害因素可引起血压升高、心律失常、血脂升高等，甚至可引起心肌炎、心肌梗死、心衰等。例如，暴露于较低浓度的乙醛时，可引起心动过速、心肌收缩力增强和高血压。心脏、大脑等需氧量高的器官对 CO 暴露非常敏感，CO 中毒可引起中毒性心肌炎、诱发心肌梗死等。生物性有害因素所致感染，可侵袭心血管系统，如引起病毒性心肌炎、败血症等。

对呼吸系统的影响 化学性有害因素可引起肺功能改变，呼吸道症状率增加，出现气管炎、哮喘及呼吸道炎症等，如甲醛、二氧化氮、可吸入颗粒物与支气管哮喘的发生有关。生物性有害因素可影响呼吸系统，表现为呼吸道感染性疾病和过敏性疾病。密闭空间中的致病性病毒（如流感病毒、副流感病毒）、细菌（如肺炎链球菌、军团菌、结核杆菌）、支原体（如肺炎支原体）等，可引起咽炎、支气管炎、肺炎，甚至危及生命。有些真菌（如霉菌）、细菌（如枯草芽胞杆菌、铜绿假单胞菌）本身或其代谢产物可作为变应原，引起变态反应如过敏性哮喘、过敏性鼻炎、过敏性肺泡炎等，严重时可致死。

对视觉系统的影响 物理性

有害因素，如不适宜的光照、振动、噪声和电磁辐射，可引起视力疲劳、眼痛、视物模糊、流泪等。短期处于过强或过暗的光源下，可引起视疲劳，甚至头痛；但长期处于强光源下，可引起光致角膜炎和光致结膜炎、白内障、视网膜灼伤、视网膜蓝光损害等。在频率30Hz的振动作用下，可使眼球发生共振，导致视物模糊，降低视力的敏锐性。化学性有害因素，如三硝基甲苯、萘、铊、二硝基苯酚可致中毒性白内障，该疾病属于职业性白内障范畴，表现为眼晶状体浑浊，伴有不同程度的视力障碍。

对听觉系统的影响　作业环境中的噪声是影响听觉系统的最主要的有害因素，其听力损害一般可分为：①听觉适应。脱离噪声环境后数分钟听力恢复到原水平。②听力疲劳或暂时性听力阈移。经过数小时、数天乃至更长时间听力才能恢复。③永久性听力阈移。噪声引起不可恢复的听力变化。长期暴露于职业噪声可致噪声聋，这是中国法定职业病。军事作业时，枪炮射击或爆炸等产生的强脉冲噪声或弱冲击波可造成急性听觉器官损伤，导致爆震聋，表现为鼓膜充血、出血甚至穿孔，严重时可致听骨链错位或断裂。低频振动（125~250Hz）也可造成听力损伤。

对泌尿系统的影响　高温环境作业时，大量水分经汗腺排出，肾血流量和肾小球滤过率下降，尿量减少有时达85%~90%。如不及时补充水分，最终可致肾功能不全，尿中出现蛋白、红细胞等。

对消化系统的影响　高温、高湿、低压、噪声、强光等作业环境可引起胃液分泌减少、胃蠕动减慢，造成食欲缺乏、消化不良；还可引起肠蠕动减慢，形成溃疡、胃肠炎等疾病。

对内分泌系统的影响　某些物理性因素如噪声、振动、电磁辐射等，某些化学性因素如苯、甲醛等可引起女性月经紊乱、不孕不育、流产等症状。国外曾对某个地区的孕妇普遍发生流产和早产进行调查，发现她们居住地附近机场内飞机起降所产生的巨大噪声是重要原因。长期接触低剂量甲醛可引起妇女月经紊乱。

致癌作用　已证实，化学性有害因素中的甲醛、氡、苯类物质可产生致癌作用。世界卫生组织已将苯类物质定位为强致癌物。苯可导致胎儿的先天性缺陷。苯并（a）芘可致皮肤癌、肺癌、胃癌。长期接触高浓度甲醛可引起鼻腔癌、口腔癌、消化系统癌、肺癌、皮肤癌和白血病，国际癌症研究机构于2004年将甲醛升为第一类致癌物质。世界卫生组织工作组曾规定了甲醛对嗅觉、眼刺激和呼吸道刺激潜在致癌力的阈值。物理性有害因素，如电磁辐射、光源中的紫外线辐射也有致癌作用，可致皮肤癌、脑癌等。

（佘晓俊）

jūnshì réngōng huánjìng yǒuhài qìtǐ réntǐ xiàoyìng

军事人工环境有害气体人体效应（effects of harmful gases on human in military artificial environment）军事人工作业环境中产生的各种有害气体对官兵健康和军事作业能力的影响或损伤。刺激性气体的作用常以局部损害为主，共同特点是对眼、呼吸道黏膜及皮肤产生不同程度的刺激作用，刺激作用过强时可引起全身反应。窒息性气体可分两类，一类毒性很低或属于惰性气体，可降低空气中氧含量，导致肺内氧分压下

降，造成机体缺氧窒息；另一类可与血液或组织发生反应，使血液携氧能力降低和（或）组织氧利用障碍，导致组织缺氧和（或）细胞内呼吸停止，造成窒息。有害气体还可引起神经系统损伤，产生毒性作用，以及致畸、致癌和致突变作用。

对皮肤黏膜的刺激　氨气（NH_3）、硫化氢（H_2S）、氮氧化物（NO_x）、二氧化硫（SO_2）、甲醛、乙醛、丙烯醛、苯系物等有害气体可刺激眼、上呼吸道黏膜，甚至可刺激终末气道和肺泡巨噬细胞，引起充血、水肿、分泌物增多，可出现恶心、头痛、胸闷等症状，重者可发生支气管炎、肺炎、肺水肿、呼吸道麻痹等，甚至危及生命。其刺激强度主要取决于有害气体的浓度和持续作用时间；有害气体的作用部位与其在水中的溶解度有关，如NH_3易溶于水，对组织蛋白有溶解作用，并可与脂肪组织起皂化反应引起中毒。可吸入颗粒物PM_{10}可使上呼吸道感染发病率增高，导致呼吸系统疾病如鼻炎、慢性咽炎、慢性支气管炎、支气管哮喘、肺气肿、肺尘埃沉着病（尘肺）等的病情加重。有害气体的复合作用的刺激更强，如在阳光的作用下空气中的NO_x还可与SO_2、一氧化碳（CO）、碳氢化合物等作用生成光化学烟雾，其刺激作用更强，甚至可致死。

呼吸窒息　引起窒息损害的常见气体有CO、二氧化碳（CO_2）、H_2S、一氧化氮（NO）等。

抑制血红蛋白携氧能力　如CO可与血红蛋白（Hb）结合生成碳氧血红蛋白（CO-Hb），NO可与Hb结合生成亚硝基血红蛋白和亚硝基高铁血红蛋白，均可使血液运氧能力下降，致使组织缺

氧，造成不同程度损伤，甚至引起死亡。

抑制细胞内呼吸 CO、H_2S 可与线粒体还原型细胞色素 a_3 结合，阻断电子传递给氧，导致细胞内呼吸停止，与此相关的细胞生命活动停止，引起人体死亡。

降低空气中氧含量 CO_2 本身的毒性很低，但空气中 CO_2 浓度的增高必然使氧含量降低，可导致肺内氧分压下降，造成机体缺氧，可使呼吸急促、心率加快、注意力不集中、作业能力下降，甚至窒息。

神经系统损伤 长期接触氮氧化物、甲醛可引起神经衰弱综合征，表现为失眠、头痛、食欲缺乏、体重减轻、记忆力减退、嗜睡等，重者可出现抑郁症。苯系物吸收后主要损害中枢神经系统。SO_2 影响大脑皮质功能，引起脑电波节律紊乱。

其他系统毒性 有害气体还可造成其他系统和器官的损害。如甲醛可引起荨麻疹、过敏性鼻炎、哮喘、哮喘性支气管炎、急性过敏性紫癜等过敏反应；苯系物吸收后可引起血液系统损害，急性中毒可致肺、肝、肾、脑损伤，慢性中毒可致神经系统损害；NO_2 对心、肝、造血器官有损害作用；丙烯醛对心血管系统、神经系统、生殖系统等造成多种危害。

致畸、致癌和致突变 诸多有害气体具有致畸、致癌和致突变作用。如挥发性有机物多环芳烃，其代表物苯并 (a) 芘 (BaP) 是最具致癌性的物质，能诱发皮肤癌、肺癌和胃癌。多环芳烃与臭氧 (O_3)、NO_X、硝酸 (HNO_3) 等反应，可转化成致癌或诱变作用更强的化合物。粉尘吸附挥发性有机物也可成为致癌诱因。肺癌是吸入二氧化硅 (SiO_2) 所致

肺尘埃沉着病的主要晚期合并症之一。醛类大多具有致畸、致癌和致突变作用。SO_2 不仅有促癌作用，加强苯并 (a) 芘的致癌作用，而且与颗粒物结合后在毒理方面有协同作用。

（杨丹凤）

jūnshì réngōng huánjìng zàoshēng wēihài

军事人工环境噪声危害 （noise harm in military artificial environment）

军事作业过程中，武器及其他军事装备噪声引起的听觉系统及非听觉系统或器官等的功能紊乱乃至病理变化。主要是听觉系统损伤。军事噪声的最大特点是噪声强度高，尤其高强度脉冲声更常见。随着武器装备的发展，军事噪声的危害日益严重。自 10 世纪火药应用于军事活动以来，军事噪声危害就开始有记载。在热兵器完全取代冷兵器后的第一次世界大战，英、法、德、意、日等国约有数十万爆震聋患者，而在第二次世界大战期间仅美军就有 25 万噪声聋患者。现在，军事噪声对非听觉系统的危害逐渐引起关注，如军事噪声可影响中枢神经系统，造成作业效率下降，影响战斗力。

损伤分类 军事噪声危害可分为听觉系统损伤和非听觉系统危害。噪声损伤最主要的靶器官是听觉器官，损伤的主要表现为听阈升高，听觉敏感度下降，语言接受和信号辨别能力降低。噪声引起的听力改变即听力阈移或听力损失，可分为暂时性 (temporary threshold shift, TTS) 和永久性 (permanent threshold shift, PTS) 两种。军事噪声对非听觉系统的效应主要是由于从外周听器至中枢听觉皮质的听觉传导通路与其他脑区之间存在广泛的神

经联系，听觉引发的上行神经冲动可扩散至听觉通路外的感觉、运动、行为等脑区以及自主神经系统，这是噪声非听觉效应的神经生理学基础。

听觉系统损伤 军事噪声对听觉系统的损伤与噪声的强度、频率、暴露时间和个体敏感性等有关。噪声强度越大，损伤也越强，所以军事噪声作业环境中听觉损伤出现早、发生率高；强度相同时频率高的噪声比频率低的噪声对听力的影响更大；另外，随着噪声暴露时间延长，其损伤加重。

暂时性听力阈移 指接触者脱离噪声环境后可以恢复的听力阈移。噪声强度增大，TTS 随之增大。TTS 的增长与稳态噪声暴露时间的对数呈正比趋势。当暴露时间达到某一界限时，这种线性关系就转变为渐近性的指数增长关系，再延长暴露时间 TTS 几乎不再增长。与稳态噪声不同，脉冲噪声暴露后 TTS 逐渐增大，6～10 小时达高峰，以后逐渐恢复。

永久性听力阈移 指噪声引起的不可恢复的听力变化。PTS 多由 TTS 发展而来，此过程往往需要数年或更长时间。PTS 几乎均首先发生在 3000～6000Hz 感音频率范围，形成"高频听谷"，这是职业性噪声性听力损失的典型特征，也是噪声聋的前期信号。长期噪声暴露，耳感受器发生了器质性病变，高频听力损失逐渐加重而不能恢复，受损频率向 2000Hz、1000Hz 和 500Hz 等语频区扩展，倾听日常交谈语言的能力受影响，即出现"耳聋"。中国实施的标准有《军事噪声性听力损失诊断标准及处理原则》（GJB 2121-1994）和《职业性噪声聋诊断标准》（GBZ 49-2007），可据此进行诊断分级。

爆震聋 枪炮射击或爆炸等军事作业使空气压力变化，产生强脉冲噪声或弱冲击波，瞬间强大的声能传入内耳，引起耳蜗淋巴液剧烈振荡，引发螺旋器损伤，造成爆震聋。强大的声压可使鼓膜充血、出血甚至穿孔，严重时可致听骨链错位或断裂，还可引起强大的液体涡流冲击蜗管，造成耳蜗基底膜外毛细胞机械性损伤和继发性氧自由基堆积引起的代谢性损伤。脉冲声暴露后即刻毛细胞死亡量很少，其损伤主要发生在暴露后 2~30 天。爆震性听觉损伤主要表现为听力障碍，出现耳鸣、耳胀、头晕、听力下降、胸闷、食欲缺乏等。其主要特点是不仅听力受损，及时检查可发现中耳亦有程度不等的损伤，但中耳与内耳伤情不一定平行，尤其在反复暴露时，因为已受损的中耳鼓膜或听骨链不能有效地将压力波传至内耳，在一定程度上减轻了内耳承受的声压。军事作业中脉冲噪声峰值声压级常可达 150~170 dB 甚至更高，远超过耳鼓膜抗张强度所能承受的限度，同时也超过听骨链正常的反应极限。大多数脉冲噪声声压级增长的时间（升压时间）都小于中耳保护肌起反应的"等待时间"（约 10 毫秒），开枪后在不到 10 微秒时间内，声压可急升至 168dB（约 6300N/m^2），即此过程是在 1‰的保护肌等待时间内完成的，此时机体的生理保护机制已经完全不起作用。

非听觉系统危害 长期在军事噪声环境中作业还可引发神经系统、心血管系统等非听觉效应，可影响神经、心理和作业效率，引起头痛、头晕、耳鸣、心悸及睡眠障碍等神经衰弱综合征。军事噪声接触者的神经衰弱综合征发生率明显增高，且与接触噪声声级及接触时间之间存在剂量-效应关系；脱离噪声作业后，神经衰弱综合征有可能恢复正常。噪声对记忆的识记和保持均有显著影响，降低长时记忆的识记和保持效果。在军事噪声作业环境中，噪声和其他因素的共同作用导致官兵神经系统亚健康综合征发生率更高。长期暴露于声级≥90dB、主频≤500Hz 的噪声可引起声振动病（VAD），其最早期症状是记忆力和注意力失调、情绪及行为异常，50%伤员中枢神经系统磁共振成像检查显示皮质萎缩、血管周围间隙增大，事件相关电位 P300 的振幅和潜伏期也发生改变。噪声影响脑功能的机制较为复杂，涉及神经、体液及中枢化学内环境、神经细胞及相关分子等多层次的病理生理变化。噪声对心血管系统的影响主要表现为血压、心率及心电图的异常变化，接噪人群心电图 S-T 段和 T 波异常率升高，且改变随声压级增高和工龄增长而增加，QRS 间期改变的阳性率也有随噪声强度增加而增加的趋势，还可见窦性心律不齐。长期强噪声接触者心血管异常发生率增高，高血压伤员比同年龄对照组明显增高。

噪声暴露可使视觉运动反应时延长，闪烁融合值降低，瞳孔散大，视敏度减低。强噪声也影响视野，如对蓝绿光的视野增大，对金黄色光的视野缩小，均可影响军事作业效率。噪声还可引发胃肠功能紊乱，表现为食欲缺乏、胃紧张度降低、蠕动无力、排空减慢、胃液分泌减少、胃液酸度降低等，但未见器质性病变。噪声是一种应激原，可通过下丘脑-垂体-肾上腺皮质及交感-肾上腺髓质系统引发机体应激反应，导致应激激素合成与分泌的异常改变。噪声还可影响免疫系统，引起免疫球蛋白含量降低。职业噪声暴露还能引起女性月经紊乱，高强度噪声可改变下丘脑促性腺激素释放，破坏受精卵着床所必需的子宫内分泌环境，影响受孕率、胎儿发育甚至子代发育。

军事作业噪声具有强度高、类型复杂、危害发生率高等特点，如中越边境自卫还击战参战官兵听力损失发生率达 11.6%，炮兵高频听力损失为 100%，语频听力损失大于 30dB 者占 31.9%，耳鸣发生率为 27.9%。中国人民解放军训练时步枪或冲锋枪射击导致听力损失发生率约为 19.1%，炮兵听力损失发生率约为 37.5%，高炮兵约为 48.3%，装甲兵约为 30.6%。职业性噪声聋是一种职业病，不但严重影响官兵健康和部队战斗力，还会极大增加财政负担。美军 20 世纪 80 年代退伍军人中，因耳聋退伍的占 20%；1985 财年，美陆军因噪声致聋赔偿支出 1.66 亿美元，目前每年超过 2 亿美元。另外，军事噪声对机体非听觉系统的危害可严重影响官兵军事作业效率，降低战斗力，因此，研究预防军事噪声危害具有重要意义。

（崔 博）

jūnshì réngōng huánjìng zhèndòng wēihài

军事人工环境振动危害（vibration harm in military artificial environment）

军事人工环境全身或局部振动对人体健康和工作效率的影响。全身振动如坦克、飞机、汽车的振动，振动能量通过足、臀、背或头传入机体；局部振动如手持电（风）动工具或被加工件的振动，振动能量通过手臂传入机体，两者对人体的危害、损伤的临床特征、预防治疗措施均有明显不同。

全身振动影响 振动对人体影响的机制主要是与组织、器官发生共振。影响的程度与振动的频率、强度、作用方向和接触时间等有关。引起全身振动的频率一般为 0.5~80Hz，人体对水平振动的敏感频率为 1~2Hz，对垂直振动的敏感频率为 4~8Hz。振动强度常用加速度或振幅表示，人体对全身振动的感觉阈在 $0.01 \sim 0.02 m/s^2$。以公共交通工具的综合振动总值表示与人体主观感觉的关系，见军事人工环境振动。

振动也可通过直接的机械干扰及对中枢神经系统的作用引起位置平衡和空间定向障碍，影响听力、发音、运动协调和注意力的集中，造成疲劳而导致作业能力下降。头部、眼球发生共振，或观察物体的振动使视网膜物象发生位移，导致视力下降和视野改变。装甲车辆的振动对乘员的工效影响非常明显。人体头部和车内观察仪表的振动，使视物模糊，对仪表的判读及精细的视分辨发生困难；1~10Hz 加速度为 $1m/s^2$ 时，人机界面的振动使动作不协调，操作误差增加；微小的振动可对精细工效产生影响。全身的颠簸使语言明显失真或间断，语言清晰度下降导致语言可懂度下降。神经系统的共振可引起头晕、脑功能降低如注意力分散，导致疲劳甚至误操作。

全身振动可通过神经内分泌系统引起各种不适，严重时使人感到疲劳、嗜睡、耳鸣、肌肉酸痛、恶心、呕吐、头晕、头痛等。$3.0 m/s^2$ 以上的全身振动可引起强烈不舒适以致不能忍受。振动使交感神经处于紧张状态，导致血压增高、脉率增快等。有人观察到，振动负荷 3 小时，被试者收缩压、舒张压有一些变化，尤其收缩压升高趋势明显；8~10Hz 的振动可使动脉血压升高，心电图改变以窦性心动过缓、S-T 段下移、心室高电压、右束支传导阻滞等为多见。还常引起足部周围神经和血管的改变，小腿及足部肌肉有触痛，足背动脉搏动减弱，趾甲床毛细血管痉挛，足部皮温降低等。

座椅低频振动主要作用于臀部和腰部，脊柱特别是腰椎接受振动应力最大，椎间盘受损明显，X 线检查可见腰椎退行性变。脊柱受到垂直及水平激振，其最大纵向振幅发生在 4~6Hz。在受弯曲及旋转振动负荷时，第 3 和第 4 腰椎的变形和应力最大。汽车驾驶员椎间盘突出症的发病率高于一般人群，背部疾病是一般人群的 3 倍。并随接振工龄的延长、接振强度的增加而增加。

振动的加速度能为前庭器官所感受，致使前庭功能异常，临床表现为协调障碍、眼球颤动等。前庭和内脏的反射可引起自主神经症状，如面色苍白、出冷汗、唾液分泌增加、恶心、呕吐、头痛、头晕、食欲缺乏、呼吸表浅而频数，还可能有体温降低等；旋转试验时反应强烈。晕船、晕车就是该作用的表现，0.1~0.5Hz 是晕动病的敏感频率。振动能损伤耳蜗听觉毛细胞，导致听力下降，尤以低频听力损伤为主。

全身振动可使胃肠蠕动增加，收缩加强，胃液分泌功能和消化能力改变，肝脏的解毒功能和代谢功能发生障碍。从事全身振动的作业工人，慢性胃炎、溃疡病、胆囊炎、胃下垂等消化道疾病的发病率较高，原因是神经系统尤其是自主神经系统功能失调。

全身振动对女性生理和生育功能影响较大，尤其是非周期性振动。常以月经异常最先出现，如经期延长、血量增多及痛经。还可发生子宫脱垂、生殖器官充血发炎及流产。

局部振动影响 局部振动又称手传振动，各国命名尚不一致，中国称手臂振动。局部振动的影响其实是全身性的，其病理机制至少涉及 3 个方面，即血液循环系统、神经系统和肌肉骨骼系统。外周循环及血流动力学的改变，是局部振动对人体影响的最明显和最主要的表现之一。表现为手指皮肤温度降低，冷水负荷试验后皮温恢复速度较慢、恢复时间延长，外周微循环观察发现，患者毛细血管形态和功能改变、血流减慢等。其病理基础是末梢小动脉管壁增厚，内径减小，血管周围纤维化，并伴有空泡、脂肪沉积和动脉硬化。局部振动往往首先引起末梢神经改变，表现为手的麻木、疼痛、僵硬、多汗、无力等症状，呈现"手套"型感觉障碍。这些症状与雷诺现象（发作性白指）共同成为局部振动病的主要症状。

局部振动病 见手臂振动病。
振动与其他因素复合作用 振动在作业环境中很少单独发挥作用，它与噪声几乎同时存在。振动可使耳蜗神经节细胞发生萎缩性病变，振动和噪声的复合作用可使职业性耳聋及耳蜗神经炎的发病率增高，加重噪声对听觉系统的损伤；噪声引起的听力损失以高频为主，而振动引起的听力损失以 125~250Hz 的低频为主。噪声也可以增加全身振动的生物学效应。寒冷、潮湿可明显增加振动的危害。全身振动与其他有害因素复合作用时将增强其危害，如振动可以促进铅、汞、一氧化碳等物质的毒性作用。

防治 主要从致病原因、致病条件和人体本身3个环节着手：①通过多种措施，降低军事人工环境的振动强度。②限制接触振动的时间和强度，改善作业环境和劳动条件，控制作业环境的寒冷、噪声等，对于防止振动的危害有一定作用。寒冷季节室外作业如坦克、装甲车训练，工程施工时，特别应注意防寒保温。③加强健康管理和个人防护，如使用减振垫、防振手套、防护腰带、束缚系统等；加强训练，提高体能素质，提高对振动的适应性。振动损伤的治疗尚无特效疗法，应采取综合治疗措施等。

(吴铭权)

jūnshì réngōng huánjìng cìshēng wēihài

军事人工环境次声危害 （infrasound harm in military artificial environment） 武器及军事装备次声造成的组织器官功能紊乱乃至病理损伤。次声影响官兵身体健康、降低军事作业效率。自然界的次声源，如海浪、雷电、地震等，由于作用时间短、强度低，很少引起重视；而军事作业环境中，如喷气式战斗机、核爆炸、坦克、装甲车辆、某些舰艇等所产生的次声作用时间长、强度大，对人体的危害较大。次声的生物学效应与其参数，如次声频率、声压强度、作用时间有关。次声的作用参数与效应的关系比较复杂，在一定作用强度范围内，损伤程度与作用频率明显有关；但高强度、大剂量作用时，频率特性常被严重损伤效应掩盖。

效应机制 次声对机体作用的原发性机制是引起器官、组织的共振反应。人体一些器官及其所在部位（如胸腔、腹腔等）的振动频率在次声频率范围内，次声引发的共振既可作用于机体各器官，又可作用于各种组织和细胞的细胞膜和线粒体膜，改变膜的通透性，影响能量代谢与合成，降低抗氧化系统的功能；次声还可导致微循环障碍。在次声对机体的作用机制中，细胞结构和功能的原发性损伤占有重要地位。次声作用引起的内脏器官的共振，还可刺激躯体的本体感受器和内脏器官的感受器，并通过中枢神经系统进一步反射性地引起生理反应；同时，次声作用时其机械能可转化为热能、生物化学能或生物电能，进而直接作用于内脏器官。

生物效应 可分为神经型和器官型，频率8～12Hz的次声与人类大脑的α波节律接近，能与中枢神经系统产生共振，影响神经功能；次声频率4～8Hz时可与人体内脏产生共振，破坏平衡感和方向感，产生恶心、呕吐等强烈不适感，严重时可损伤内脏器官，甚者可致死。

神经系统效应 次声作用后，首先引起神经系统功能障碍，表现为头痛、头晕、心悸、恐慌、烦躁、步履蹒跚、定向力下降、注意力减退、认知功能下降、精神错乱、甚至失去知觉。次声对中枢神经系统的损伤是非特异性的，一定强度的次声长时间作用，可导致神经系统形态、代谢和功能的改变，神经元、胶质细胞及突触结构和功能异常改变；有髓神经纤维广泛变性，神经元凋亡增多；软脑膜充血、蛛网膜下隙出血、皮质区点状出血、病变神经元神经纤维分解等。次声作用于神经系统可影响脑组织中琥珀酸脱氢酶活性，从而引起细胞的三羧酸循环异常；次声还可导致海马、颞叶皮质、纹状体等与认知功能密切相关脑区的神经递质系统，如5-羟色胺及其受体、谷氨酸及其受体及乙酰胆碱转移酶等的代谢及表达异常。

听觉系统效应 次声的声压达到一定强度时，人耳可以感受到其在中耳、内耳失真所造成的综合谐音。次声作用可使中耳传声系统超出正常活动范围，导致中耳产生压力感和痛感，这是判断次声强度的重要指标。次声对听阈的影响主要与其强度有关，如115dB的次声作用40分钟，未见暂时性听力阈移（TTS）；而次声声压超过137dB作用3分钟，即发生TTS现象。6Hz、135dB次声作用于豚鼠3小时，可见鼓膜、中耳黏膜及鼓膜张肌充血、出血，鼓膜不同程度的穿孔或破裂，镫骨脱位，鼓膜失去紧张感；电镜观察可见内耳毛细胞变形，内质网和线粒体肿胀、线粒体嵴变短；声压级小于120dB的次声暴露后，上述形态学改变可逆。

心脏效应 心脏是对次声敏感的器官之一。次声可抑制心肌细胞内的有氧代谢过程，引起琥珀酸脱氢酶、细胞色素氧化酶等关键酶活性下降，减少腺苷三磷酸（ATP）合成。次声剂量较低时，心肌表现为部分毛细血管收缩，管腔被致密的内容物充填，内皮水肿、线粒体肿胀；次声剂量增大时，心肌毛细血管狭窄、水肿，心肌细胞膜破坏，动脉管径变小、血液循环障碍，形成贫血区和局限性肌原纤维溶解，氧化还原酶活性降低，线粒体肿胀，内质网扩张。

肺脏效应 次声急性作用可引起胸膜下肺表面出血，主要是肺小血管管径扩大，导致渗出性出血和肺泡周围水肿，其病理改变主要局限在肺泡毛细血管网扭曲部及毛细血管后小静脉部位。>110dB的次声作用可引起大鼠肺泡毛细血管充盈、肺间质广泛出血以及小血管壁断裂；强度>140dB的次声暴露可引起较大肺血管破裂。次声作用强度不超过120dB时，作用停止后病理改变可逐渐消失。对肺损害最为严重的次声频率是8Hz和16Hz，这两个频率的次声可引发肺共振，造成肺泡壁破坏及较大血管破裂。

肝脏效应 频率8Hz或16Hz、110~120dB的次声作用可引发肝细胞膜受损，胞质部分溶解，线粒体肿胀，内质网小管扩张，肝细胞功能严重破坏。强度为140dB的次声作用时，首先损伤肝细胞核，导致部分肝细胞死亡，有单核巨噬细胞和库普弗细胞蓄积。

防护 次声的防护十分困难，需采取综合防控措施。①屏蔽、阻断次声的致伤作用。应采用消声、隔声措施，使用个人防护器材等。由于次声传播速度快、作用距离远，在空中、水下和地面传播时障碍物吸收效应很小，通常的隔声、吸声材料防护效果较差。②限制次声的作用时间。在相同频率和强度的次声作用下，随着作用时间的延长，对生物体的损害加重。对于必须在次声环境中完成的作业，要制订适宜的每次最长作业暴露时间；也可采用少量多次的暴露方法，既可减少对机体的损害又可使机体建立良好的习服机制。③制定次声的安全阈水平。次声暴露限值尚无统一的观察手段和评价指标。美国环境保护机构在"噪声的公众健康和福利标准"中提出，次声强度在130dB以下不会对公众构成危害。短时间（2~3分钟）次声暴露时，人体可耐受的界限是150dB。④医学防护措施。应用复合抗氧化剂能增强毛细血管和前毛细血管对次声的抵抗力，但不能完全防止次声对机体其他细胞的直接作用。机体全身代偿性习服反应也可减轻和消除次声对细胞结构的致伤作用，提示可通过习服锻炼提高机体对次声的耐受。

（崔博）

jūnshì réngōng huánjìng diàncí fúshè wēihài

军事人工环境电磁辐射危害

（electromagnetic hazards in military artificial environment） 军事人工作业环境电磁辐射产生的危害作业人员健康，降低军事作业效率的急性或慢性影响。电磁辐射的危害程度主要取决于电磁波强度、频率、调制方式，人体暴露面积、暴露距离和暴露时间等因素，暴露强度越强、时间越长，危害程度越大。军事人工环境电磁辐射危害可分为工频电磁辐射健康危害和射频电磁辐射健康危害。

效应机制 工频电磁辐射的电场和磁场使人体产生感应效应，出现感应电流，引起诸多生理效应，如肌肉收缩、呼吸困难、血压升高、心房颤动及心脏骤停等。1979年韦特海默（Wertheimer）等首次报道，居住在大电流电线附近的儿童白血病发病率超出一般儿童1~2倍。此后报道，工频电磁场与肿瘤和白血病的高发病率、与免疫功能下降等存在一定相关性，但其生物效应机制不清。工频电磁场是影响健康的主要因素，国际癌症研究机构已将其定为可疑致癌物。

依据波长不同，射频电磁辐射暴露可分为整体暴露和局部暴露。超短波的波长（1~10m）与人体身高相近，是人体整体暴露共振吸收的电磁波段，在共振情况下人体对电磁能量的吸收达到最大值。微波的波长（1mm~1m）小于成人的身高，微波只能照射到人体局部，所以人体的微波暴露为局部暴露。射频辐射的生物效应以微波最为明显。微波的生物效应包括热效应、非热效应和累积效应。热效应是微波作用于生物体使其温度升高，由此引起的生理和病理效应；非热效应是在温度无明显上升情况下，微波改变机体生理、生化过程的效应；累积效应是微波作用于人体后产生热效应和非热效应损伤人体结构与功能，在损伤尚未修复时，再次受到微波辐射，使损伤程度发生累积的效应。微波的生物效应强度主要取决于其调制方式（连续波、脉冲波）、频率、功率及作用时间。微波主要影响人体神经系统、心血管系统、生殖系统和眼，此外还影响内分泌系统、消化系统和血液系统等。

人体效应 微波对人体的影响可分为两类：①急性伤害。包括全身性和局部性伤害，是$1mW/cm^2$以上大强度微波热效应作用的结果。大强度微波对机体的作用有明显的量效关系，可在短时间内引发急性损伤，主要表现为皮肤痛热感、全身不适、头痛、眩晕、心脏传导阻滞、阵发性心动过速、精子产生和活动度降低、眼晶状体浑浊，以及热蓄积所致组织损伤等。②慢性全身性伤害。是$1mW/cm^2$以下低强度微波非热效应的作用结果。低强度微波非热效应的量效关系不明确，但长期作用可导致人体的慢性损伤，引起"慢性综合征"。神经系统对微波辐射较敏感，神经衰弱综合征是微波对人体早期损伤的重要敏感指征，主要表现如头痛、头晕、记忆力减退、注意力不集中、抑郁、烦躁、睡眠障碍（失眠、多梦或嗜睡）、乏力、多汗、脱发、自主神经功能紊乱等症状。对心血管系统的影响表现为心悸，心电图异常率增加，窦性心律不齐，多数呈现心动过缓、少数呈现心动过速，血压波动或血压偏低等症状。对生殖系统的影响表现为男子精子质量降低，性欲降低，孕妇发生自然流产和胎儿畸形等。对眼的影响表现为晶状体点状浑浊、颗粒增加，视觉疲劳，眼不适，眼干等症状。对血液和免疫系统的影响表现为血小板计数偏低，厘米波使白细胞总数升高、毫米波使其下降，抵抗力下降等。此外，耳鸣等也是微波长期影响的典型症状。

（马　强）

jūnshì réngōng huánjìng zhàomíng jiànkāng yǐngxiǎng

军事人工环境照明健康影响

（health effects of illumination in military artificial environment）　军事人工作业环境中照明光线不足、光线过强或持续光照等对官兵健康和军事作业效率产生的不良影响。密闭舱室、地下坑道和洞库等军事人工作业环境，不论白天或夜晚均需采用人工照明进行采光，可产生照明光线不足、光线过强、对比度差、眩光、照度的均匀度和稳定度差、24 小时持续人工白昼等不良照明现象，由此引发一系列医学问题，为保护官兵健康和军事作业效率需采取相应的医学防护措施。

对视觉功能的影响　在坑道等光线不足的人工作业环境中长期生活、工作的官兵，可发生视疲劳、视觉功能降低以及明暗反应迟钝等与照明有关的医学问题。

在军事人工作业环境中，官兵穿梭于照明光强分布不均匀的区域容易导致视疲劳，随着时间的延长，可引起视力下降；亮度分布不适当，或亮度的变化幅度太大，可引起眼不适，或降低视物能力，或产生眩光。眩光可降低视觉分辨能力，长时间连续承受眩光可导致眼紧张和视觉功能失调。总之，过高的亮度或亮度差过大，或者照度不足均可降低人员的视觉功能，容易出现视觉疲劳，长时间持续可引发视觉器官疾病，如眼震颤、视疲劳和近视眼等。卫生学标准规定，满足视力基本要求的照度是 50 勒克司（lx），最适宜的照度是100lx。中国《工业企业照明设计标准》（GB 50034−2004）对人工作业环境的照明方式、照明种类、照度、光源、照明质量、眩光程度等设计方面的要求都有具体规定，军事人工作业环境照明可参照该标准。对于已造成的视觉器官疾病应及时处置。

对皮肤的影响　光源中的紫外线可诱发多种皮肤损伤，包括光老化、皮肤癌（如基底细胞癌、鳞状细胞癌、恶性黑色素瘤）、光敏反应和光毒反应、光线性角化等。长期在有紫外线辐射光源照明的人工环境中作业的官兵，需涂抹防晒霜，穿防护服，并需多补充具有抗氧化功能的营养品，如绿茶、α-硫辛酸、叶黄素等。

对生物节律的影响　坑道等军事人工作业环境一般维持 24 小时照明，使其成为恒明环境，官兵长时间在密闭舱室内作业和生活，不见阳光、不分昼夜，使人体的"生物钟"及心理、生理过程的昼夜节律发生变化，对健康造成不良影响，导致作业效率下降，差错事故发生率增加。因原

先习惯的生物节律遭到破坏，进驻官兵需重建生理、心理功能昼夜节律。在此过程中，官兵感觉疲劳、乏力、反应迟钝、睡眠障碍等，官兵的体温、皮温、脉率、呼吸和血压也出现异常变化，整体功能受抑制，工作质量下降。为此，在制订官兵值班作业制度时，既要考虑军事上的要求，又要符合人体生物节律，应对值班、休息、活动、睡眠进行合理安排，每个人的值班时间与班次宜相对固定，使官兵较快适应，同时应注意劳逸结合。

（马　强）

kēngdào wēixiǎoqìhòu jiànkāng yǐngxiǎng

坑道微小气候健康影响（health effects of microclimates in tunnel）

坑道军事作业环境微小气候对官兵健康和军事作业能力产生的不良影响。坑道微小气候指坑道内温度、湿度、风速（气流）和热辐射等因素综合形成的局部气候环境。坑道工事一般深入地下十余米至数十米，坑道内微小气候的状况主要取决于坑道所处的地理位置、地质条件、构筑深度、密闭性、通风形式与通风量、设备情况、进驻人数等诸多因素，外界气候变化对坑道内微小气候的影响很小。应采取相关的医学防护措施应对坑道微小气候异常对官兵健康和军事作业能力的不利影响。

温度　坑道内部气温与进驻人数和通风量有直接关系。坑道内人数越多或通风量越小，气温上升就越高、越快，反之亦然。中国国家军用卫生标准《屯兵坑道环境卫生学要求》（GJB 3768−1999）规定，坑道内适宜温度为15～30℃，最低限值为13℃，最高限值为32℃。在有部队进驻而

坑道密闭不通风时，气温可超过30℃，加之二氧化碳（CO_2）的影响，可导致官兵头晕、头痛加剧。坑道内温度低于15℃，加之坑道壁的负辐射作用及风速、湿度的影响，官兵易患感冒，应注意保暖。长期进驻坑道的部队，应备有棉衣或夹衣，以备进出坑道时使用。

湿度 坑道内部湿度与进驻人数和通风量有直接关系。冬季中国北方的坑道，进驻前平均相对湿度为63%，进驻后以每人7m^3/h风量通风时，6小时后平均相对湿度基本稳定于85%~87%；夏季中国南方的坑道，进驻前平均相对湿度为96%，进驻后以每人7m^3/h风量通风时，相对湿度始终维持在95%左右；若进驻前坑道内湿度较低，进驻过程中湿度上升较显著；若进驻前坑道内湿度已经很高，则进驻后不会发生较大变化。中国国家军用卫生标准《屯兵坑道环境卫生学要求》（GJB 3768-1999）规定，坑道内适宜相对湿度为40%~80%，最低限值为35%，最高限值为90%。坑道内相对湿度过高，易使官兵发生上呼吸道感染、皮肤病、腰腿痛、关节炎和类风湿疾病，甚至发生冻伤及战壕足等。由于坑道内相对湿度过高，食品储存不当容易变质，可引起食物中毒等消化系统疾病。坑道防潮除湿的工程措施主要采取堵漏引流、冷却通风、隔潮吸湿、化学除湿、土法吸湿等方法。此外，应加强对进驻官兵的生活管理，冬季、初春和深秋季节坑道外气温低、空气干燥，在注意保温的前提下，可经常打开防护门，使外界干燥空气进入坑道，降低坑道内湿度；夏季坑道外部气温高、湿度大，除保证必需通风外，应尽量减少防护门开放。

风速 自然通风时，坑道口的多少及其几何位置对坑道内风速的形成影响很大。机械通风时，坑道内风速大小及分布与通风量及通风方式直接相关。以每人3m^3/h的风量有管道通风时，坑道内各点风速大体一致，为0.2~0.5m/s。以每人3m^3/h无管道进行通风时，坑道内平均风速不足0.15m/s，最高不超过0.53m/s。当通风量加大到每人7m^3/h时，坑道内风速分布很不均匀，距进风口1m处为2.26m/s，10m处为0.76m/s，30m处为0.14m/s。中国国家军用卫生标准《屯兵坑道环境卫生学要求》（GJB 3768-1999）规定坑道内适宜风速为0.2~0.5m/s，最高限值为0.6m/s。风速大于0.5m/s时，人体有不适感。人员不宜在风速较大的风口处停留和休息，以防受凉感冒。坑道通风量与风速密切相关。《屯兵坑道环境卫生学要求》（GJB 3768-1999）规定，采用清洁式通风时，屯兵坑道通风量适宜值为每人7~8m^3/d，最低值为6m^3/d；采用滤毒式通风时，通风量适宜值为每人4~5m^3/d，最低值为3m^3/d。当坑道内新风量不足时，空气污染加重，有害气体浓度增高，微生物和颗粒物增加，若超过卫生标准，将对进驻人员的健康造成不良影响。为此，应科学设计坑道通风，并严格按照标准规定的卫生学要求施行。

（马 强）

jūnshì réngōng huánjìng yǒuhài wēishēngwù réntǐ xiàoyìng

军事人工环境有害微生物人体效应（effects of harmful microorganisms on human body in military artificial environment）

军事人工作业环境有害微生物对部队官兵健康和作业能力产生的影响。在坑道、舰艇等密闭或相对密闭环境中，有害微生物可通过空气、水、食物和接触等方式对人体健康产生危害，因微生物传播途径不同，其产生的人体效应也存在一定差异。

空气传播有害微生物人体效应 介空气传播有害微生物直接作用的靶器官是呼吸系统，其进入人体的主要途径是呼吸过程，进入机体后直接引起呼吸道感染，或者定植在体内，当机体抵抗力降低时引起感染，诱发疾病。真菌孢子可引起肺氧自由基活性升高而导致肺损伤，造成免疫功能紊乱和组织器官缺血-再灌注损伤，诱发基因突变和癌变等。空气微生物也是重要的变应原，能直接或协同其他因素引起机体变态反应。过敏症状与真菌、细菌等生物性颗粒有关，这些变应原与变应性肺炎、鼻炎、哮喘等呼吸道的过敏症状和特异性过敏性皮炎有关。另外，空气传播有害微生物还可引起手术切口与烧伤创面感染，对地下医院内免疫功能低下的伤病员威胁极大。

水传播有害微生物人体效应 介水传播有害微生物可通过多种途径对人体产生危害：①影响日常饮水。直接饮用未经消毒或消毒不完全的污染水，可引起消化道感染，造成消化道疾病的暴发。长期饮用真菌严重污染的水，其中的真菌毒素会对人体健康构成严重威胁。②影响日常生活用水。生活用水包括个人清洗、漱口，蔬菜瓜果洗涤，环境卫生用水等。使用真菌污染水可使真菌孢子扩散，扩大污染范围。③引起伤病员感染。有害微生物污染水用于坑道医院、卫生坑道，可引起伤病员感染。广泛使用污染水，可导致坑道空气污染，造成恶性循环，严重影响伤病员健康、战储物资安全。

食品传播有害微生物人体效应　主要是导致食源性疾病的发生。细菌可引起细菌性食物中毒，即以胃肠炎为主要症状的疾病。根据中毒机制可分为感染型和毒素型，前者是细菌污染食品后大量繁殖，大量细菌与食品一起被人体摄入后引起消化道感染造成中毒；后者是细菌污染食品后大量繁殖并产生毒素，人体食入含大量毒素的食物引起中毒。真菌可通过污染食品、饮水、空气、物体表面等途径，直接或间接引起人体真菌感染或真菌毒素中毒。真菌的危害主要是引起食品变质和真菌毒素中毒。一般的烹调加热不能破坏真菌毒素以将其去除。真菌毒素中毒指真菌毒素引起的人体健康损害，大多通过污染食品引起，特别是粮食与油料作物等。真菌毒素中毒的表现多种多样，一次大量摄入真菌毒素可引起急性中毒，主要表现为恶心、呕吐、腹泻、腹痛等消化系统症状，严重者可嗜睡、昏迷甚至死亡。长期、少量持续摄入可引起慢性中毒，其主要毒性作用包括诱发癌症（致癌作用）、造成畸胎畸形（致畸作用）、引起机体遗传物质突变（致突作用）、中毒性肾损害、肝细胞毒性、生殖紊乱和免疫抑制。真菌毒素的共同毒性主要是致 DNA 损伤和细胞毒。真菌毒素除通过食物、饮水经消化道进入体内外，也可经呼吸道吸入、皮肤吸收进入体内。真菌毒素中最主要的是黄曲霉毒素，其中黄曲霉毒素 B1 最多见，毒性和致癌性最强，其毒性比氰化物大 10 倍。主要靶器官是肝脏。病毒只能在宿主细胞中复制，不能在食品中繁殖或复制，但很多种病毒性疾病确实是由食品传播的。介食品传播的病毒主要有甲型肝炎病毒、脊髓灰质炎病毒、诺如病毒、轮状病毒等。

接触传播有害微生物人体效应　该效应与有害微生物作用于人体的部位有关，主要危害是引起消化道疾病，尤其是肠道传染病的发生与流行。此外，也可以引起皮肤的细菌、真菌感染，甚至引起乙型肝炎病毒感染。

（尹　静）

jūnshì zàoshēnglóng

军事噪声聋（military noise-induced deafness）

长期暴露于军事噪声引起的达到诊断标准的噪声性听力损失。分为爆震聋和噪声聋。军事噪声的特点是强度较高，听觉器官是噪声损伤最主要的靶器官，噪声强度越大危害也越大，所以在军事噪声作业环境中听觉损伤出现早，发病率高。

病因和发病机制　见军事人工环境噪声危害。

诊断　中国军事噪声聋的诊断主要依据《军事噪声性听力损失诊断标准及处理原则》（GJB 2121-1994）。该标准规定，军事噪声性听力损失程度的分级以经过年龄修正后的单耳语频平均听阈为评价依据。单耳语频平均听阈按下式计算：

$$语频平均听阈 = (HL0.5kHz + HL1kHz + HL2kHz + HL3kHz)/4$$

式中语频平均听阈的单位为 dB（HL）；HL 为听力级，按数值修约规则取整数结果。

《军事噪声性听力损失诊断标准及处理原则》（GJB 2121-1994）具体分级标准见表。该标准还规定，若 6kHz、4kHz 或 3kHz 任一频率的听阈 ≥35dB，为军事噪声聋的预警诊断标准。尚无爆震聋诊断标准。

表　听力损失分级标准

听力损失分级	语频平均听阈 （dB HL）
正常	≤25
轻度听力损失	26~40
中度听力损失	41~55
中重度听力损失	56~70
重度听力损失	71~90
极重度听力损失	>90

鉴别诊断　应与下述疾病鉴别：①传导性聋。指由于外耳和（或）中耳疾病，传抵内耳的声能减弱，引起听觉减退。通过耳科检查和影像学检查可进行鉴别诊断。②先天性聋。系出生时或出生后不久就已存在的听力障碍，多为遗传性因素或产妇妊娠期疾病或分娩异常造成的新生儿听觉异常。③老年性聋。是人体老化过程中听觉系统的表现，听觉器官的退行性变涉及听觉系统的所有部分，以内耳最明显。临床表现的特点是由高频向语频缓慢进行的双侧对称性聋，伴高调持续耳鸣。多数有响度重振及言语识别率与纯音测听结果不成比例等。④耳毒性聋。指滥用某些药物或长期接触某些化学制品所致的耳聋，受损部位多在蜗后，常同时累及前庭功能，临床均有耳鸣、耳聋与眩晕的表现，一般为暂时性，少数为永久性。

防治措施　见军事人工环境噪声医学防护。

（崔　博）

shǒu-bì zhèndòngbìng

手臂振动病（hand-arm vibration disease）

长期使用振动工具引起的以末梢循环障碍为主的疾病。

为中国的法定职业病。2002 年修订的《职业性局部振动病诊断标准和处理原则》（GBZ 7-2002），将该病描述为："是长期从事手传振动作业而引起的以手部末梢循环和（或）手臂神经功能障碍为主的疾病，并能引起手臂骨关节-肌肉的损伤。其典型表现为振动性白指。"自从意大利医生洛里加（Loriga）在 1911 年第一次报道罗马工人由于使用风动工具而出现雷诺形象的手指苍白病例以来，对于该病的命名至今尚不一致，英国工业损伤咨询委员会采用"振动性白指"，苏联及东欧各国多称为"振动病"，欧美等国多用"振动综合征"，日本则称为"振动性障碍"，中国命名为"手臂振动病"。

发病机制 振动作为致病因素、寒冷作为诱发因素使手指血管扩张功能减退、收缩功能增强，导致血管痉挛，发生白指。发病机制主要包括：①长期接触手持振动工具，局部组织受压增加，可影响血管内皮功能，致使内皮细胞释放收缩因子增加，引起局部血管收缩；内皮细胞损伤可致血管内膜增厚、管腔狭窄甚至堵塞。②振动可通过躯体感觉-交感神经反射使手指血管运动神经元兴奋性增强，还可使血管平滑肌细胞对去甲肾上腺素反应增强，导致血管舒张功能减退。③动-静脉吻合中的血管舒张机制受损，使血管对寒冷的扩张反应降低。④关节变形、肿胀、肥大等，可压迫神经，甚至引起神经麻痹，出现手部肌肉萎缩。

临床表现 以末梢循环障碍为主，同时可累及肢体神经及运动功能，典型表现为发作性手指变白。

振动性白指 或称雷诺现象，是末梢循环障碍最典型的表现，为血管痉挛性疾病，是临床诊断振动病的主要依据之一。其特点是发作性手指变白，一般由指尖向近端发展，进而波及全指，严重者可扩展至手掌、手背，故又有"死手"之称。好发部位为中指，其次为无名指和示指，拇指及小指少见。双手可对称出现，或先发生于受振动作用较大的一侧，或双手累及的手指不完全对称。手部受冷特别是全身受冷时易于发作。春秋季节出现白指多见于气温 12~13℃的阴雨或冷风天气。发作时常伴有手麻木、发僵等症状，加温可缓解。每次发作时间不等，轻者 5~10 分钟，重者 20~30 分钟。随病情加重发作次数逐渐增多。

手麻、手痛 局部振动病的主要症状之一，往往先于振动性白指出现。中国东北某地调查，凿岩工白指患者手麻症状出现率大于 80%，手痛出现率达 50%以上；非白指患者主诉手麻、手痛者也为数不少。手麻、手痛往往影响整个上肢，夜晚痛麻更明显，常影响睡眠。寒冷可促使手麻、手痛发生，工作、活动或加温后常可稍感缓解。

骨关节、肌肉系统症状 指关节可见变形、肿胀、肥大等。肘关节骨刺形成可压迫尺神经，甚至引起尺神经麻痹，出现手部肌肉萎缩。出现手胀、发僵、无力，持物易掉，影响书写、系纽扣、做针线等细微动作，手上举困难，肘关节屈伸障碍等。自觉腰背痛及腕、肘、肩关节疼痛也较常见。肌肉萎缩首先发生在手部骨间肌，进而累及大、小鱼际肌，甚至前臂肌肉。

其他症状 神经衰弱综合征较多见。头痛、头重感可随病程进展加重，睡眠障碍可能是大脑边缘系统睡眠中枢的功能异常所致。常自觉耳鸣，夜间尤为明显，有时可伴听力损失，这与噪声的协同作用有关。手掌多汗是常见症状，出现率高达 70%~80%，系自主神经功能紊乱所致。尚可有心悸、胸闷、心律不齐、血压升高、胃肠功能紊乱等。

诊断 有长期从事手传振动作业的职业史，出现手臂振动病的主要症状和体征，结合末梢循环功能、周围神经功能检查，参考作业环境的劳动卫生学调查资料，进行综合分析，并排除其他病因所致类似疾病，方可诊断。

常用检查方法 其具体内容如下。

一般临床检查 除内科、神经科、耳科、放射科等的一般检查外，应特别注意手和上肢的检查。注意有无指甲变形及异常、指纹磨损、皮肤增厚、手指肿胀、指关节变形、指端粗大，手指挛缩和不全麻痹；有无肌肉萎缩和硬结，有无指、腕、肘、肩关节运动功能障碍；有无尺神经肥厚、叩击痛、放射痛等。神经科检查应注意有无手颤、睑颤、舌颤，有无手掌发汗，神经肌肉反射、平衡、协调反应是否正常等。

手部皮肤温度测量和冷水复温试验 振动病患者可表现为手指皮温降低。测定时，使用半导体温度计（或热电偶温度计）测定受试者无名指中间指节背面中点的皮肤温度（即基础皮温），随即将双手腕以下浸入 10±0.5℃的冷水中，手指自然分开勿接触盛水容器壁，浸泡 10 分钟，出水后迅速用干毛巾轻轻拭干，立即测定上述部位的温度（即刻皮温）。测量时两手自然放松，平心脏高度放在桌上，每 5 分钟测量和记录一次，观察指温恢复至基础皮温的时间（分钟）。出冷水后30分钟仍未恢复者，视为异常。也可根据公式计算5分钟和10分钟复温率。复温时间延长，或5分钟复温率小于30%，或10分钟复温率小于60%为异常。

振动觉阈值检查 用振动觉测定仪检查，振动频率以125Hz为主，条件许可时应同时包括63Hz和250Hz。检查部位以示指为主，必要时检查中指和无名指。用上升法反复检查2~3次，以刚感到振动时的强度作为该频率的振动觉阈值。测定结果以分贝（dB）表示（0dB相当于0.308m/s²）。在上述条件下，示指振动觉阈值正常参考值一般为7.5~15.5dB；17.5dB为上限值参考。

痛觉阈值检查 采用注射针管重量法。即用2ml注射器作套管，将6号注射针头分别制成重量为1g、2g、3g、4g…15g的痛觉刺针。检查时令受试者闭目静坐，双手平伸，置于桌上，集中注意检查时的感觉。检查者将刺针置于套管内，手持套管，让针尖垂直接触受试者的皮肤，采用上升法即重量由小到大地检查左手无名指中间指节背面皮肤痛觉，受试者刚开始感到刺痛的重量，即为痛觉阈值（g）。成年人痛觉阈值正常参考值为6g以下。

诊断及分级 分为观察对象，轻度、中度和重度手臂振动病。

观察对象 有长期从事手传振动作业的职业史，出现手麻、手胀、手痛、手掌多汗、手臂无力和关节疼痛等症状，并有下列情况之一者，列为观察对象：①手部冷水复温试验复温时间延长或复温率降低。②指端振动觉和手指痛觉减退。

轻度手臂振动病 有下列表现之一者可诊断为轻度手臂振动病：①白指发作累及手指的指尖部位，未超出远端指节的范围，遇冷时偶尔发作。②手部痛觉、振动觉明显减退或手指关节肿胀、变形，神经-肌电图检查出现神经传导速度减慢或远端潜伏时延长。

中度手臂振动病 有下列表现之一者可诊断为中度手臂振动病：①白指发作累及手指的远端指节和中间指节（偶见近端指节），常在冬季发作。②手部肌肉轻度萎缩，神经-肌电图检查可见神经源性损害。

重度手臂振动病 有下列表现之一者可诊断为重度手臂振动病：①白指发作累及多数手指的所有指节，甚至累及全手，经常发作，严重者可出现指端坏疽。②手部肌肉明显萎缩或出现"鹰爪样"手部畸形，严重影响手功能。

治疗 尚无满意的疗法，多采用综合措施，以增强体质，改善、恢复神经和循环功能及减轻疼痛症状，如：①运动疗法和物理疗法。是振动病的基本疗法，包括徒手体操、持棒体操、太极拳、球类运动、温水（温泉）浴及红外线照射、超短波治疗、蒸气加压局部喷射疗法、石蜡疗法等。②药物疗法。常用药物有末梢血管扩张剂、维生素、α肾上腺素受体拮抗药及能量合剂等。③外科疗法。如交感神经节阻断疗法、颈椎牵引、颈椎封闭等，对重症的骨关节症，还可考虑进行关节固定手术疗法等。④中医中药治疗。可用活血化瘀、舒筋活络、镇静镇痛类药物，或用中药洗剂局部温热浸泡双手。

预防 从致病原因、致病条件和人体本身几个环节着手。按《工作场所有害因素职业接触限值 第2部分：物理因素》（GBZ 2.2-2007）要求，控制接振时间和强度。此外，应控制振动源；加强健康管理和个人防护，作业时使用防护手套、防护支架等；加强训练，提高对振动的适应性；改善作业环境，寒冷季节户外作业时，如坦克装甲车训练、工程施工等，尤应注意防寒保温。

（吴铭权）

jūnshì réngōng huánjìng yǒuhài yīnsù yīxué fánghù

军事人工环境有害因素医学防护（medical protection against hazard factors in military artificial environment） 为减少或消除军事人工环境有害因素对军人健康的危害作用，保持与提高军事作业能力，从医学角度提出的预防措施。军事人工环境有害因素比较复杂，可对机体各个系统产生影响，需采取综合措施进行医学防护。

控制"源头" 对于物理性有害因素的预防，加强"源"的控制十分重要，如对辐射源、声源和热源进行屏蔽。对于噪声，可通过安装吸声材料、消声器及隔声的方法降噪，也可通过减少零件摩擦、调节机械运转速度控制声源。对于振动，可通过隔振、吸振、阻振、消振及结构修改等方法使之衰减，如改进振动设备的设计、提高加工精度，是最有效的控制振源的方法；也可通过安装弹性隔振器、使用阻尼物质、加装防振沟、减小共振面积等消除或减少振动。对于电磁辐射，可通过建立电磁屏蔽室、安装吸波材料、加装接地铜线和滤波设备等方法减少电磁辐射的危害。化学性有害因素的预防，可采用以无毒物质代替有毒物质或以低毒物质代替高毒物质的工艺技术措施；改变工艺流程，消除或减少有害物质的散发；采用密闭的生产设备防止有毒气体和有害粉尘外逸；增设通风、捕集、净化设备以消除或降低作业环境中有害物质含量。生物性有害因素的预防，可采用增加通风换气以有效降低室内生物污染物浓度的方法；采用空气过滤、静电沉积、紫外线照射、光催化灭菌、负离子灭菌等改进空气净化及消毒方法；装饰材料或仪器设备可采用新型的抗菌防霉材料，如抗菌防霉功能木质装饰板、塑料、涂料等；注意室内及个人卫生，尤其要定期对中央空调、管道系统、通风口进行清洁、消毒。

限制作业时间 在采取技术措施无法有效改善有害因素污染状况的情况下，可通过限制作业时间减轻对机体的损伤；如在强噪声环境中，规定每天在 85dB（A）条件下作业时间不超过 8 小时；在 88dB（A）条件下作业时间不超过 4 小时。对于其他物理、化学有害因素，可根据量效关系，严格控制作业时间。

加强个人防护 若军事作业环境有害因素超过卫生限值，经采用现代工程技术手段治理仍无法达到卫生限值范围内，可采用有效的个人防护措施。如在高噪声作业环境中，可佩戴防护耳塞、防护耳罩、头盔等，其隔声效果可高达 20~40dB。在寒冷或高温环境下，应做好防寒保暖防冻伤或降温散热防中暑的有关措施。在含化学性有毒物质的作业环境中，常用的人体防护器有防尘（毒）口罩、防尘（毒）面具、空（氧）气呼吸器等。对于高湿及通风不良的环境，可穿戴有抗菌功能的服装。

完善和执行职业卫生法规 制定军队职业病防治法，完善配套的法规和标准，是防控军队职业性危害的重要保证。如中国《军事作业噪声容许限值及测量》（GJB 50A-2011）规定操作人员每天连续接触噪声 8 小时，噪声声级卫生限值为 85dB（A）。对于操作人员每天接触噪声不足 8 小时的作业场合，可根据实际接触噪声时间按接触时间减半、噪声声级卫生限值增加 3dB（A）的原则，重新确定其噪声声级限值，但最高限值不得超过 115dB（A）。对于屯兵坑道，环境卫生学也设置了通风量、微小气候、二氧化硫容许浓度、空气污染物限值等参数。对于高温作业环境，规定了接触时间率 100%，体力劳动强度为 IV 级，三球温度（WBGT）限值为 25℃；劳动强度分级每下降一级，WBGT 限值增加 1~2℃；接触时间率每减少 25%，WBGT 限值增加 1~2℃。

采取营养保健措施 通常军事作业环境恶劣、作业强度大，因此需要保障部队官兵的营养摄入，保证充足的蛋白质、维生素、微量元素摄入。在高温、高湿环境中，每天还应增加水分和盐分的摄入，如气温在 36.7℃ 以上时，环境温度每升高 0.1℃，每天应补氯化钠 1g。针对不同的作业环境，可配发相应的功能食品。对于接触日光、紫外线、蓝光较多的军人，还需补充一些具有抗氧化功能的营养品，如茶多酚、α-硫辛酸、叶黄素等，预防及治疗光损伤。

加强习服训练及敏感人群筛查 对于高温高湿以及寒冷环境作业的军人，可有针对性地进行习服训练，以提高军人对作业环境的耐受能力。对军人进行体格检查，如检出听觉系统疾病、中枢神经系统疾病、心血管系统疾病等某些军事禁忌证，可调换作业岗位。定期进行体检，以早期发现疾病，调离作业岗位。

（余晓俊）

jūnshì réngōng huánjìng yǒuhài qìtǐ yīxué fánghù

军事人工环境有害气体医学防护

（medical protection against harmful gases in military artificial environment） 预防军事作业人工环境有害气体对官兵健康和作业能力的不利影响，救治有害气体所致疾病的措施。

有害气体中毒预防 加强宣传、严格执行卫生标准、加强有害气体监测和作业现场通风，使军事作业环境中有害气体浓度达到卫生学标准的要求，必要时使用个人防护器具。

加强宣传、普及有关知识 普及有害气体来源、危害、中毒（或损伤）的临床表现，做到人人皆知，防患于未然。

严格执行卫生标准 工程部门在设计坑道、舰艇、飞机、坦克、军用车辆等时，除考虑其作战性能外，还应满足有关的卫生标准。一旦超过有关卫生标准，就应采取相应防护措施。改善军事设备性能，合理使用，定期维修，以减少有害气体排放量及泄漏量。使用特殊试剂消除有害气体，如使用除臭净消除氨的毒性作用，采用洒水降尘、湿式打眼及干式捕尘器等措施降低空气中可吸入颗粒物浓度。

加强有害气体监测 监测作业环境中有害气体浓度。如有害气体浓度超过卫生标准，应采取相应措施处理达标后，作业人员再进入现场。

加强通风换气 在能自然通风的条件下，加强自然通风；自然通风达不到卫生学要求时，可加装排风管道，实施电动排风，手摇排风等。必要时可在现场使用空气净化器。

使用个人防护器具　如使用防毒面具、防毒口罩、防尘口罩、化学供氧器、氧气呼吸器等减少个体接触有害气体，防止中毒。

救治原则　①立即使中毒者脱离中毒现场，将其移至通风良好处，减少有害气体接触量。②保持呼吸道通畅，及早建立有效的气体交换，吸氧（或高压氧），加速有害气体排出。③采取全身支持疗法，针对特定有害气体所致损害，采取相应的措施对症治疗。④避免或减少并发症。

（林本成）

jūnshì réngōng huánjìng zàoshēng yīxué fánghù

军事人工环境噪声医学防护

（medical prevention and protection against noise in military artificial environment）消除或减轻军事作业环境噪声对官兵健康的损害，维护军事作业能力的防护措施。军事作业环境的噪声普遍超过安全标准的限值，而依据目前技术水平和经济条件，尚难以将噪声降至无害化水平，因此加强军事作业环境噪声医学防护具有重要的意义。

噪声控制　根本途径是有效控制噪声源，可从设备的设计、材料的选择、结构的优化、工艺的改进等方面有效消除或降低噪声。当治理噪声源难以达到标准要求时，可采取阻断或屏蔽噪声传播的措施，如吸声、隔声、隔振、阻尼、安装消声器等，衰减传播中的噪声能量。以上措施均为被动消声，而有源消声的主动消声措施是研究热点之一。有源消声是利用声场或声波干扰的原理，通过引入二次声源建立一个相消干涉模式，从而衰减或消除指定区域的噪声。对于高频噪声，被动消声的效果良好；而对于低频噪声，主动消声更有效。

个体防护　主要包括执行听力保护方案、使用护耳器、开展噪声习服训练及必要的药物防护措施。

军人听力保护方案　在强噪声环境中作业的官兵，上岗前要按有关标准检查听力，建立听力档案，由卫生部门保管。上岗后定期检查听力，记入听力档案。在医务人员的指导下正确使用护耳器，加强个体防护。根据有关标准，限制官兵在强噪声环境中的作业或停留时间。医务人员要对官兵进行听力保护的宣传教育，提高官兵自我保护意识，坚持使用护耳器；医务人员和基层干部要了解本部门军事装备和作业环境的噪声状况。对超过安全限值的作业场所，应设警示标志。进入超安全限值作业场所的官兵，应佩戴护耳器。对于发生职业性或爆震性听力损失的官兵，应进行医学处理。根据定期检查结果及作业性质，不适合作业的官兵应调离岗位。总之，在军事噪声尚未降至安全界限时，应执行听力保护方案等相关法规，通过监督、监测、定期检查、个体防护、早期处理等措施保护官兵的健康和作业安全。

护耳器　是个体防护的主要措施。对护耳器的基本要求是：有足够的隔声值，佩戴舒适，对皮肤无毒、无刺激，重量适宜，方便耐用，价格便宜等。护耳器主要包括耳塞、耳罩、头盔和通信头戴等类型。常用的耳塞有模压型、捏制型以及耳模型等，结构形式包括单凹缘、双凸缘、三凸缘、伞形、柱形及中空形等。主要制作材料有橡胶、泡沫塑料、浸蜡棉花等。耳塞具有隔声值较大、成本较低、携带方便等优点，但初戴时常有耳胀等不适感。耳罩包括无源隔声耳罩、限幅耳罩及有源消声耳罩等，其中限幅耳罩和有源消声耳罩是结合物理隔声与电声技术，有针对性地消除或阻断目标声音，但相关技术尚未成熟，且成本较高，不易普及推广。另外，飞行员、装甲车辆作业官兵等常佩戴具有听力保护作用的头盔，其隔声值大，还可减少声音骨传导，对头部有防振及保护作用，缺点是体积重量大、透气性差、携带不方便，仅限于特定作业人员使用。

噪声习服训练　噪声习服是指耳蜗经过非创伤性噪声预暴露，可减轻或缓冲噪声对人体的损害作用的现象，对于噪声聋的防治具有重要的理论意义。噪声习服效应的产生，依赖于噪声预暴露的强度、频率及时程等多种因素。动物实验表明，最佳噪声预暴露的强度是 $85\sim100dB$，在此范围内习服效应与噪声强度成正比。在不损害听力的前提下，给予尽可能强的噪声进行预暴露，方能达到满意的效果。噪声习服的机制尚未阐明，可能包括 4 方面：①中耳肌系统和声反射的保护作用。②耳蜗传出神经纤维的激活。③耳蜗代谢能的增加。④毛细胞的变化，使其后损伤性噪声暴露时的应激保护性反应增强。

药物防治　噪声损害药物防治比较困难，临床的防治原则是改善内耳微循环、促进耳蜗有氧代谢与能量生成、加强神经营养等，及早用药效果较好。常用药物有烟酸、654-2（是用人工合成方法制得的山莨菪碱）、低分子右旋糖酐、B 族维生素、腺苷三磷酸（ATP）、辅酶 Q，中药如刺五加、丹参等。高压氧、常压氧、纯氧、混合氧等吸入对噪声损伤有明显的预防作用。苯异丙基腺苷（PIA）可提高外淋巴中谷胱甘肽含量和超氧化物歧化酶活性水平，增强耳蜗抗氧化能力，有效降低噪声性听力损失和毛细胞缺失；别嘌呤醇、聚乙烯乙二醇、甘露醇、N-乙酰半胱氨酸、乙酰左旋肉碱、水杨酸盐等通过清除氧自由基或抑制其产生，也可有效防治噪声性听力损失，脂质过氧化抑制剂以及乌司他丁、α-硫辛酸、银杏多糖等抗氧化剂也被证实有效。另外，钙通道阻滞药尼莫地平、地卓西平等可通过改善钙离子失衡起到防治作用。

（崔博）

jūnshì réngōng huánjìng diàncí fúshè yīxué fánghù

军事人工环境电磁辐射医学防护

（medical protection against electromagnetic radiation in military artificial environment）针对军事人工环境电磁辐射危害，为维护官兵健康、保持并提高军事作业能力制订的防护措施。包括作业环境限值卫生标准、发射源泄漏控制措施和作业官兵个体防护等。

作业环境职业接触限值　中国标准《工作场所有害因素职业接触限值 第 2 部分：物理因素》（GBZ 2.2-2007）规定，8 小时工作场所 50Hz 工频电场职业接触限值为 5kV/m。国际辐射防护协会和国际非电离辐射防护委员会规定，职业接触 50Hz 电场的限值分别为 10kV/m（整工作日内）和 30kV/m（6 分钟内）；接触磁场的限值分别是 0.5mT（24 小时）和 5mT（2 小时内）；对于公众而言，24 小时内的电场和磁场的接触限值分别是 5kV/m 和 0.1mT。

对于射频电磁辐射连续波暴露人员的限值标准，中国标准《工作场所有害因素职业接触限值 第 2 部分：物理因素》（GBZ 2.2-2007）进行了规定：$0.05mW/cm^2$ 为 8 小时职业暴露的容许限值，短时间（6 分钟）全身和局部暴露限值为 $5mW/cm^2$；中国国家军用标准《电磁辐射暴露限值和测量方法》（GJB 5313-2004）规定，作业区一日连续暴露 8 小时的平均容许限值应为 0.06（300MHz～3GHz）～0.2（10～300GHz）mW/cm^2，短时间（6 分钟）暴露的最高容许限值为 1～$5mW/cm^2$（400MHz～300GHz）。射频电磁辐射脉冲波的暴露限值是连续波的 1/2。

发射源泄露控制措施　工频电磁辐射主要源于电力设备及线路、电子设备和各种电器；高频电磁辐射源于功率发射设备、行波天线，以及设备和天线周围的金属物体反射；微波设备工作时通过波导管接口（法兰）、抛物面天线的辐射旁瓣泄漏电磁波，微波功率发射机屏蔽不良，也发生漏能现象。对于上述电磁辐射泄漏，一般采用导电性能良好的金属网或板屏蔽泄漏源，并采取导电性能良好的金属线接地等措施，防止电磁辐射向外泄漏。

个体防护措施　一般采取穿防护服和戴防护眼镜、远离辐射源、减少暴露时间、避免或减少微波直射等措施。作业官兵应定期体检，避免对电磁辐射敏感的神经、心脏、生殖和眼等部位疾病患者现场作业。还可采取必要的药物和营养干预措施，预防微波损伤。针对微波所致的症状尚无特效治疗方法。神经衰弱综合征原则上可按神经科和内科治疗方法处理，症状严重时可考虑暂

时脱离接触，经适当时间的休息或治疗后可恢复健康。微波引起视力损害的患者，应脱离接触，及时给予眼科治疗和处理。在电磁辐射对心脏损伤的防治方面，氟伐他汀能够减轻辐射对心脏的损伤程度。此外，建议多吃富含维生素 A、维生素 C 和维生素 E，富含微量元素锌（Zn）和蛋白质的食物，以利于调整机体受电磁辐射影响的紊乱状态，提高机体抵抗电磁辐射危害的能力。

（马强）

jūnshì réngōng huánjìng yǒuhài wēishēngwù yīxué fánghù

军事人工环境有害微生物医学防护

（medical protection against harmful microorganisms in military artificial environment）采取物理、化学等方法消除、控制军事人工作业环境有害微生物对官兵身体健康产生危害的措施。目的是消除军事人工作业环境中有害微生物对官兵身体健康的不利影响，保持与提高军事作业能力。根据有害微生物传播途径的不同，采取不同的医学防护措施。

空气传播有害微生物医学防护　主要有综合性措施、物理方法和化学方法。

综合性措施　控制微生物污染来源，定期检测，保持坑道、舰艇内清洁，尽量用湿布擦拭坑道、舰艇内部地面和物体表面。将坑道、舰艇内的腐殖质消毒后运出并妥善处理，对必要的木制品表面涂刷防腐漆，延缓或防止其霉烂变质。卫生坑道内医疗处置过程中产生的医疗垃圾、废弃敷料、带菌排泄物等，要及时消毒、处理，健全手术室、换药室及病房等特殊环境的消毒制度，预防、控制空气污染引发的感染和传染病。

物理方法 ①自然通风。采用自然通风的方法排除坑道、舰艇内介空气传播有害微生物简单易行，但效果有限，尤其是对密闭坑道和舰艇。②机械通风。在坑道、舰艇等中安装通风系统，增加进入坑道、舰艇特别是房间的新风量，有利于空气污染物的稀释与排出。③紫外线照射。该法可显著降低有害微生物介空气传播能力。紫外线杀菌消毒一般采用200~275nm波长的紫外线。但有研究表明，生物个体越大或体内核酸含量越多，对紫外线的敏感性越低，不同微生物对紫外线的耐受力可相差100~200倍，孢子、孢囊和病毒比细菌更耐受紫外线。紫外线无持续消毒能力，并存在微生物光复活问题。紫外线穿透能力有限，必须直接辐射携带微生物的颗粒，应注意合理使用、定期检测紫外光强度，并做好个人防护。④负离子发生器。通过自身形成的电场吸附空气中感应带电的尘埃或悬浮的微生物粒子，达到清洁空气、消毒的作用。⑤光催化技术。由催化氧化技术发展而来，光源一般采用黑光灯、高压汞灯、荧光灯，甚至太阳光。催化剂是一类在一定波长光线照射下具有很高光活性的化学物质，主要是半导体光催化剂，可在常温下将有机物完全氧化为二氧化碳和水，并具有很好的消毒能力。

化学方法 这是室内空气消毒的传统方法，有快速、高效等优点，特别适合于终末消毒和大规模预防性消毒。某些化学消毒剂可气化或喷雾进行空气消毒。化学消毒剂用于灭活介空气传播有害微生物的一般特征是：①必须具备高度杀菌力。②容易分散成气溶胶，并保持较长时间的杀菌活性。③在常温常湿下有效。④常用浓度对人畜无毒性、无刺激性。⑤不具有染色性、褪色性或其他损害。

常用化学消毒剂有：①臭氧。对空气中微生物具有很强的杀灭作用，可杀灭细菌繁殖体和芽胞、病毒、真菌，可破坏肉毒杆菌毒素。臭氧可氧化有机物、橡胶、塑料制品及电子元件，对人体有一定危害。②甲醛。作为高效消毒剂已应用多年，但因消毒后遗留强烈的刺激性气味，对眼、鼻的刺激常使人难以忍受，使应用受到限制。③过氧乙酸。是一种高效消毒剂，对各种微生物均有杀灭作用，消毒后无毒性残留。④二氧化氯。美国食品药品管理局和环保局经长期试验确定作为安全广谱高效杀菌剂使用，无致癌、致畸性，刺激气味小，因此世界卫生组织将其列为A1级高效安全消毒剂。

水传播有害微生物医学防护

主要有综合性措施、物理方法和化学方法。

综合性措施 控制污染源：①从源头控制污染，必须保证储水水质合格，并确保贮水前彻底清洗、消毒储水池。专人管理，定期检测，严禁个人用品接触公共水源。②开展饮水食品卫生知识宣传教育，禁止饮用生水。③保持坑道、舰艇内清洁，及时处理垃圾、腐烂变质物品并密封保存，健全严格消毒制度，预防和控制空气污染引发的水微生物污染。④宣传介水传播有害微生物防治知识，发现患者及时报告、及时处置，防止扩散。

物理方法 采用超声波、辐射、热效应等物理方法干扰或破坏微生物的生命过程，达到消毒目的。常用水处理物理消毒方法有：①加热。简捷、有效地杀灭介水传播有害微生物的一种防护措施，煮沸15~20分钟的水可安全饮用。该法能量消耗较大，缺少持续消毒能力，故通常仅限于临时、简易和小规模供水。②紫外线消毒。具体介绍见空气传播有害微生物医学防护。紫外线无持续消毒能力，且可能有微生物光复活，因此，紫外线消毒最好用在处理水即刻使用、管路无二次污染、原水生物稳定性较好的情况下。③光催化技术。具体见空气传播有害微生物医学防护。

化学方法 是传统的水消毒方法，特点是快速、高效，特别适宜于终末消毒和大规模预防性消毒。化学消毒剂主要有氧化型消毒剂，如氯、臭氧、二氧化氯、高锰酸钾等；非氧化型消毒剂，为一类特殊的高分子有机化合物和表面活性剂等。化学消毒剂用于灭活介水传播有害微生物的一般特征是：①对人体无毒、无刺激，对水质无不良影响。②迅速溶解、并释放出杀菌有效成分。③在短时间内杀灭致病菌。④对所有类型的肠道致病微生物、在各种天然水内都有较强的杀菌效果。⑤不与水中物质发生化学反应而降低或破坏其杀菌效果，或产生有害的化合物。⑥耐储存、便于运输。⑦操作、使用简单方便。⑧价格低廉、能普及使用。

常用化学消毒剂有：①氯消毒剂。19世纪末开始用于饮水消毒，目前氯化消毒饮用水已达到自动化程度。20世纪70年代发现氯可与水中某些碳氢化合物反应产生致癌物质，因此氯消毒饮水的安全性遭到质疑。由于尚未找到更好的饮水消毒剂，世界各国大多仍采用氯消毒饮用水。氯消毒剂主要有液氯、漂白粉、漂白粉精、次氯酸钠、氯胺 T、清水龙、二氯异氰尿酸钠、三氯异氰尿酸等。氯消毒剂化学性能、存在状态和水质情况不同，其消毒效果差别较大。自由氯的消毒效果比结合氯好，酸性条件下比碱性条件下的消毒作用强。②碘消毒剂。应用广泛，在饮水消毒中的应用仅次于氯。主要用于个人或小型给水系统的饮水消毒，受温度影响比较小。元素碘可用于小规模水消毒，碘酒也可用于饮水消毒。有些有机碘化物的水溶性好、储存稳定，也可用于饮水消毒。将碘栽在非溶解性的强碱性阴离子树脂上形成性能稳定、消毒效果好的三碘化季铵盐树脂消毒剂，可作为过滤消毒饮水用。③二氧化氯。是一种黄绿色气体，其氧化能力和杀菌能力均比氯强，易溶于水，但在水中不稳定。二氧化氯不能压缩、不能储存，容易引起爆炸，适合现场制备使用。可通过化学法（还原法和氧化法）和电化学法（电解法）制备二氧化氯。目前已有稳定的二氧化氯固体和液体产品，产品中的二氧化氯与稳定剂构成相对稳定的缓冲体系，可较长时间储藏及运输，以满足不同场合的使用要求。④臭氧。是一种淡蓝色、有刺激性气味的不稳定气体，对尾蚴、贾第鞭毛虫孢囊、隐孢子虫卵囊和病毒的灭活能力均比氯高，还能杀灭乳酸菌、炭疽杆菌、放线菌、肝炎病毒等。⑤接触消毒剂。是把消毒物质吸附在非溶解性载体上制备的一种不溶于水的消毒剂，当水中微生物与接触消毒剂接触时，载体上的消毒物质就直接转移到微生物上将微生物杀灭。接触消毒剂的优点是消毒水无色、无味，失效后可再生，故可反复使用。接触消毒剂的消毒物质主要有三碘化物、聚溴化物、银盐、季铵盐等，载体有离子交换树脂、活性炭、人造纤维、羊毛织物等。⑥过锰酸钾和高铁酸钾。过锰酸钾为黑色晶体，氧化能力强，直接加热可释放出新生态氧，主要用于饮水消毒的预处理。高铁酸钾为黑紫色结晶体，具有较强的氧化能力。⑦过氧乙酸。是一种无色液体，易溶于水，高浓度过氧乙酸有爆炸性。⑧银和铜。微量银对微生物有杀灭作用，制剂有硝酸银、电解银、胶态银和烧结氧化银等。阿波罗宇宙飞船上使用电解银消毒饮水。铜主要用于储水消毒，铜容器上的微量银能自行释放到水中，使微生物中毒死亡。

食品接触传播有害微生物医学防护 主要有综合性措施、物理方法和化学方法。

综合性措施 控制污染源：①控制污染源头，严把食物采购关，确保食物来源可靠。清洗食品原料所带泥土和污物，减少或除去大部分微生物。②加强坑道、舰艇等相对密闭或密闭环境的通风换气，保持环境干燥使之不适于微生物生长繁殖。③开展介食品传播有害微生物的卫生知识宣传教育，加强监测，改变不良饮食习惯。在食品加工、运输、储存过程中，严格控制卫生，避免加工过程中的微生物污染。④宣传介食品传播有害微生物防治知识，发现患者及时报告、及时处置，防止扩散。

物理方法 ①紫外线照射。具体注意事项见空气传播有害微生物医学防护。②辐射。使用 X 射线、γ 射线、电子射线等照射食品，使食品上附生的微生物的生命活动受到抑制或破坏，导致其死亡。射线穿透力强，还可杀死食品内部的各种有害微生物。

化学方法 指采用化学消毒剂消毒食物储存环境，防止食物微生物污染的方法。常用化学消毒剂有：①化学消毒剂喷洒灭菌。过氧乙酸、甲醛等对微生物有较强的杀灭作用，成本低廉。由于其强烈的气化作用、刺激性很强，所以仅适合静态（无人）条件下使用。化学药物残留在食品中可导致残留量超标，极易造成二次污染。化学消毒剂在杀菌的同时，易与其他有机物发生反应，形成难以降解的致癌物质，对操作人员的皮肤、神经系统、肠胃及呼吸道造成不良影响。②臭氧。对有害微生物的杀灭有特效，使用面比较广，其消毒效果取决于空间的湿度及臭氧浓度，一般均在静态（无人）条件下使用。臭氧释放过多对人体健康有害，过量臭氧对加工器具、设备也产生强氧化和腐蚀作用。

接触传播有害微生物医学防护 主要有综合性措施、物理方法和化学方法。

综合性措施 控制污染源：①控制源头污染，加强坑道、舰艇等相对密闭或密闭环境的通风换气，保持清洁卫生，尽量用湿布擦拭物体表面和地面。②开展介接触传播有害微生物的卫生知识宣传教育，注意个人卫生，加强手部清洁卫生宣传教育，要求用肥皂和流水洗手。③广泛宣传介接触传播有害微生物防治知识，发现患者及时报告、及时处置，防止扩散。

物理方法 ①湿布擦拭。用洗衣粉水、肥皂水等清洗擦布，然后用擦布擦拭物体表面，尤其是经常接触的部位，如门把手、开关等。②紫外线照射。具体注意事项见空气传播有害微生物医学防护。

化学方法 采用化学消毒剂对坑道、舰艇等人工作业环境中的物体表面进行消毒，从而防治介接触传播有害微生物的污染。常用化学消毒剂有：①二氧化氯。具体介绍见水传播有害微生物医学防护。②过氧乙酸。可采用擦拭或喷雾方法对环境、非金属物体表面进行消毒。预防性消毒使用 ≤1000mg/L 过氧乙酸作用 10~20 分钟。一般传染病污染消毒用 1000~2000mg/L 过氧乙酸作用 20~30 分钟。肝炎、手足口病、结核、炭疽等传染病污染消毒用 2000~5000mg/L 过氧乙酸作用 30~60 分钟。也可采用雾化熏蒸法消毒，无人存在和密闭环境中，采用加热、超声或微粒子喷雾等方法产生过氧乙酸气溶胶，进行室内空气与污染物品（如洁净室、实验室、设备、衣被、书籍等）表面的消毒。雾化熏蒸消毒时，应关闭门窗使其尽量密封，过氧乙酸用量约 1g/m³，作用时间 30~120 分钟，视环境条件和使用方法而定。③氯消毒剂。④过氧化氢。可采用擦拭或喷雾方法对环境、非金属物体表面、诊疗用品、食品、隐形眼镜等进行消毒。预防性消毒以及一般传染病消毒用 ≤30g/L 过氧化氢作用 10~30 分钟；肝炎、手足口病、结核、细菌芽胞等污染消毒用 30~60g/L 过氧化氢作用 30~60 分钟。也可采用雾化熏蒸法进行消毒，无人和密闭环境中，采用加热、超声或喷雾等方法产生过氧化氢气溶胶，进行室内空气与污染物品表面消毒。室内污染物品表面消毒

用浓度 100g/L 过氧化氢，雾化熏蒸法消毒用 200~400ml/m³，作用 30~60 分钟。

（尹 静）

tèshū huánjìng dìqū zìrányìyuánxìng jíbìng

特殊环境地区自然疫源性疾病

（natural focus disease in special environment） 高原、寒区、热区、沙漠及岛礁等特殊环境地区的常见自然疫源性疾病。引起以动物为主或人与动物并重的人畜共患病的病原体，不依赖于人类感染和流行即可在自然界中长期保存，其所致疾病即自然疫源性疾病。自然疫源性疾病与宿主动物（即动物传染源）、媒介生物紧密相关，相应病原体可通过直接接触、媒介生物或气溶胶传播，具有地区性（特定的自然生态环境，即自然疫源地）、季节性及人群易感性特征，还受人类经济活动的影响。①地区性。高原、寒区、热区、沙漠、岛礁的自然生态环境不同，相应地区的草原、森林等自然生态环境有不同的生物群落，存在某（些）种自然疫源性疾病的动物传染源、传染媒介和病原体生存、传播的环境条件，即形成不同的自然疫源地，导致不同的自然疫源性疾病流行。②季节性。传播自然疫源性疾病的动物种类不同，相应自然疫源性疾病的发病季节也就不同。例如，恙螨幼虫是恙虫病的传播媒介，降雨季节关系到恙螨的成熟排卵过程，可引起恙螨的扩散，因而恙虫病 5~11 月多发，其中 6~7 月为流行高峰，降雨结束后恙虫病的流行趋于停止。③人群

易感性。人进入自然疫源地可感染某（些）种自然疫源性疾病，导致其在人群中流行，人类对自然疫源性疾病普遍易感。④人类经济活动的影响。人类占地建厂建房、垦荒、水利建设等经济活动，改变了原有的自然生态环境，使得病原体赖以生存、循环的传染源、传染媒介发生改变，导致原有自然疫源地的消亡和新自然疫源地的出现，从而影响自然疫源性疾病的流行。据不完全统计，自然疫源性疾病有 178 种。按致病病原体的不同，可分为病毒病、立克次体病、衣原体病、细菌病、真菌病、螺旋体病和寄生虫病 7 类。其中，中国寒区重要的自然疫源性疾病有森林脑炎、肾综合征出血热、流行性斑疹伤寒、恙虫病、莱姆病、黑热病等；中国热区重要的自然疫源性疾病有登革热、疟疾、日本血吸虫病、丝虫病、流行性乙型脑炎、恙虫病、钩端螺旋体病、黑热病等；中国高原地区重要的自然疫源性疾病有鼠疫、布鲁菌病、包虫病、土拉菌病、蜱媒出血热、黑热病、莱姆病等；中国大陆沿海与南海岛礁地区的自然疫源性疾病有副溶血性弧菌病、流行性乙型脑炎、肾综合征出血热、钩端螺旋体病、恙虫病等。部队通过或进驻特殊环境地区前，应做好卫生流行病学侦察，及时了解和掌握当地疾病尤其是重要传染病流行情况，开展预防自然疫源性疾病教育并采取有效防治措施。一旦疏忽或失误，就可能引起疾病流行，造成重于战争伤亡的严重损失。

（刘嘉瀛）

索　引

条 目 标 题 汉 字 笔 画 索 引

说　明

一、本索引供读者按条目标题的汉字笔画查检条目。

二、条目标题按第一字的笔画由少到多的顺序排列，按画数和起笔笔形横（一）、竖（丨）、撇（丿）、点（丶）、折（乛，包括丁乚く等）的顺序排列。笔画数和起笔笔形相同的字，按字形结构排列，先左右形字，再上下形字，后整体字。第一字相同的，依次按后面各字的笔画数和起笔笔形顺序排列。

三、以拉丁字母、希腊字母和阿拉伯数字、罗马数字开头的条目标题，依次排在汉字条目标题的后面。

条 目 外 文 标 题 索 引

本卷主要编辑、出版人员

执行总编　谢　阳

编　　审　孙　海

责任编辑　左　谦　刘　婷

文字编辑　陈　佩

索引编辑　张　安　王　莹

名词术语编辑　于　岚

汉语拼音编辑　王　颖

外文编辑　顾良军

参见编辑　沈冰冰

绘图公司　北京心合文化有限公司

责任校对　李爱平

责任印制　陈　楠

装帧设计　雅昌设计中心·北京